走出书斋探本草 ④

中振话纲目

赵中振 著

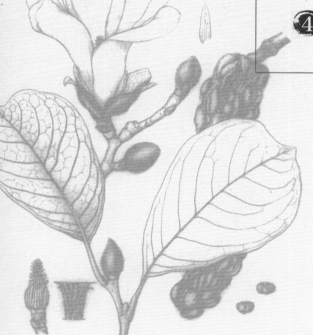

中国人口出版社
China Population Publishing House
全国百佳出版单位

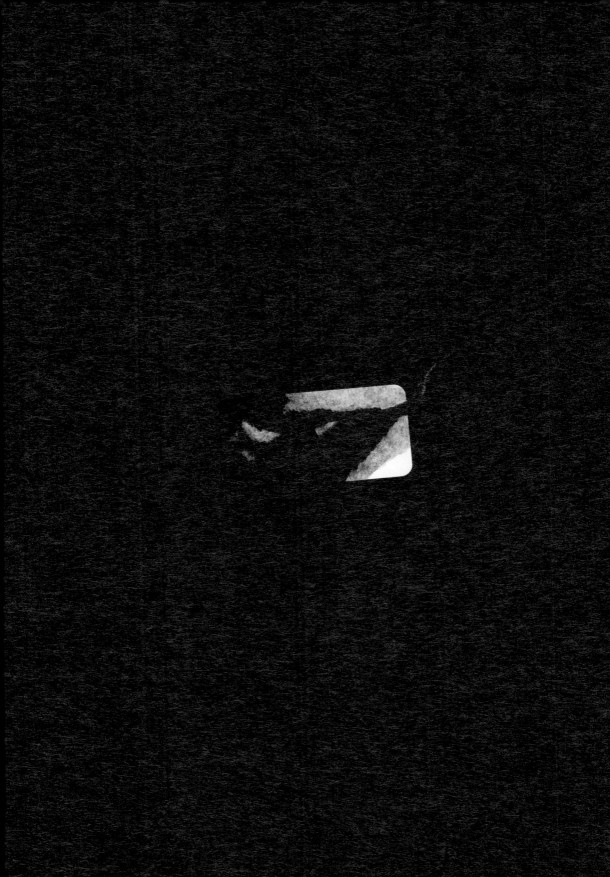

目 录

沉香
——亦香亦药亦雕材

运香之港

沉香一物跨三界，可以熏香，可以入药，可以雕刻，身价不菲，举世瞩目。

中国香港，"香港"二字与沉香渊源颇深。香、港，运香之港，运的就是沉香。

早在明代，东莞一带盛产莞香，莞香专指广东省东莞县所产之沉香，香港充当了转运东莞之香的主要港口。久而久之，运香之港就成了香港。

孙中山的故乡广东省中山县，原名香山县，那里广种沉香。对此问题，我专门有篇考证文章发表于《中国文化通志——香港卷》。

1997年，为纪念香港回归祖国，深圳市仙湖植物园栽种了1997棵沉香树（白木香），在园内的一座山上组成了中国地图的形状，展示了香港与祖国及香港与中药的渊源。

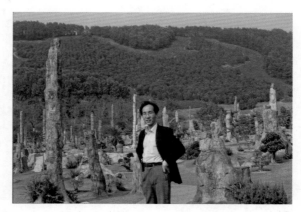

1997年为纪念香港回归，深圳仙湖植物园用1997棵沉香树（白木香）组成了中国地图的形状

价若黄金

香港岛上的高升街是一条药材街，特别以名贵药材著名，我经常带学生们到那里见习考察。每次我都要去拜访一位老掌柜李震熊先生，他会把一些珍贵沉香拿出来让学生们参观，了解正品沉香的鉴别特点。沉香价格昂贵，主要因为数量稀少，不是每一棵沉香树都能取到沉香。

宋代本草著作《本草衍义》的作者寇宗奭，兼通医药，药材鉴别经验丰富，曾任职宋代惠民局，专门负责管理药材市场、鉴别药材。寇宗奭在《本草衍义》中有这样的记载："沉香木，大者合数人抱……有香者百无一二。"

健康的沉香树并不分泌起主要药效的物质成分，只有当树体受到伤害，比如，发生被雷劈或被虫咬等情况后，伤口处被真菌感染，植物出于自我防御机制才会产生分泌物，从而形成沉香，"沉香"就是"生病的木头"，可遇不可求，正如不是每一头牛都有牛黄，不是每个蚌壳里面都有珍珠一样。

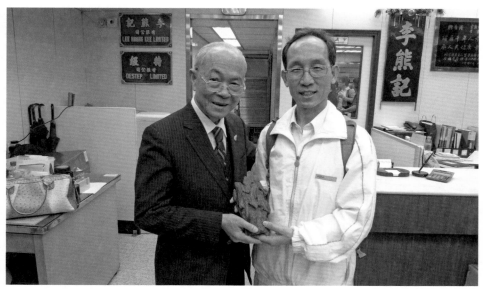

笔者与李震熊先生共鉴沉香

沉香用途

沉香的用途之一是入药。沉香入药最早见于《名医别录》，书中将沉香列为上品。

沉香，味辛、苦，性微温，有行气止痛，温中止呕，纳气平喘的功效。经典的中成药紫雪丹、四磨汤、苏合香丸里都用到沉香。

《本草纲目》里一共收载了十几首含沉香的复方，其中有七首方剂是李时珍新增加的。现代研究表明，沉香具有镇静、镇痛和抗菌的药理活性。

沉香的用途之二是制香，它是高级香料制品的重要原料。我国有悠久的用香历史，在庙宇内礼佛打坐时，在祠堂内供奉时，在家中品香时，香都是关键的必需品。清末女官裕德龄写的《御香缥缈录》中记载了慈禧太后爱用沉香，以愉悦身心。几乎每座皇宫的殿阁里都有香炉，香烟缭绕，日日不绝。

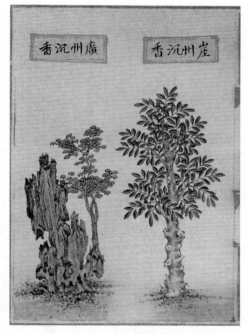

崖州沉香和广州沉香图（摘自《本草品汇精要》弘治本）

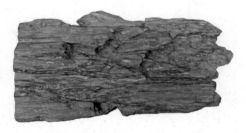

伽楠沉香亦称迦楠香、奇楠香

香道中用沉香，不仅在我国如是，在日本、韩国、越南亦如是。人们认为闻香能清除秽浊之气，清净身心。

沉香的用途之三是作为雕塑、工艺品的原料，与入药和熏香相比，沉香作为工艺品的附加值特别高，为珍贵的收藏品。

宫廷展览中常见用沉香制的把玩物件,在沉香器物上,金银只是陪衬。沉香有自然的纹理、静谧的幽香、天然的造型,不加雕饰已成大器。很多药材店铺、古玩店铺都会将沉香陈列于橱窗内,作为镇店之宝。用沉香制成的手串、把件是当下最火的木器文玩之一。

资源分布

沉香来源于瑞香科多种树木,主要分布于热带与亚热带地区,有国产的和进口的。

国产沉香来源于瑞香科植物白木香 *Aquilaria sinensis* (Lour.) Gilg 含有树脂的木材。白木香也是2020年版《中国药典》收载的中药沉香的唯一法定植物来源,主产于广东、广西、海南和福建等省区。

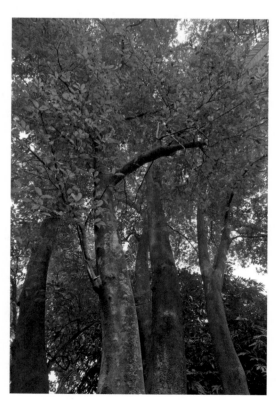

于孟加拉国寻到沉香树 *Aquilaria agallocha* Roxb.

未能形成树脂、没能结香的沉香木,称为"女儿香",不能入药。沉香树的繁殖生长其实不太难,难在自然结香。

由于白木香自然结香率低,先人发明了一种人工结香方法,即定向培育沉香的技术。民国时期《东莞县志》记载了用人工的方法让沉香树木结香,人为砍伤树木,促使树生病,形成沉香,称为"开香门"。这种方法一直沿用至今。

结香的过程十分漫长,想要香好,10~20年都算短的。尽管在海南等地已大面积种植

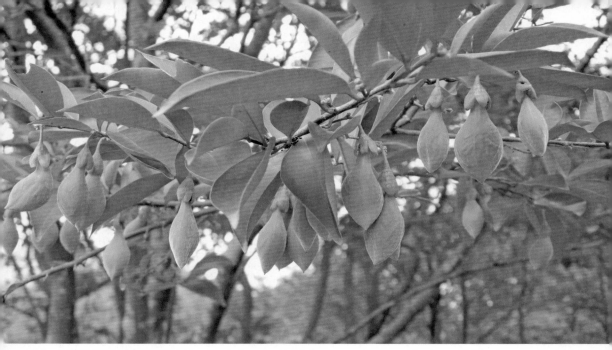

国产沉香原植物白木香

沉香，然而要等到自然结香，尚需时日。从事沉香行业，急功近利是做不成的。

进口沉香是来源于瑞香科的另外一种植物 *Aquilaria agallocha* Roxb. 含有树脂的木材，主产于印度尼西亚、马来西亚、缅甸、泰国、越南、老挝、柬埔寨、孟加拉国等地。

如今，野生沉香树木在我国已经基本看不到了。在越南，上等的沉香产量也很有限，濒临灭绝。目前所有产沉香的野生物种，均被列入了濒危野生动植物种国际贸易公约（CITES）（Convention on International Trade in Endangered Species of Wild Fauna and Flora，缩写 CITES，因这份公约是在美国的华盛顿市签署的，所以也简称《华盛顿公约》）。

真伪鉴别

由于沉香用途广泛，资源有限，市场需求越来越大，沉香的价格不断飙升，伪品充斥市场。

顾名思义，沉香，入水而沉。李时珍在《本草纲目》中就记载了："木之心节置水则沉，故名沉水，亦曰水沉。"好的沉香树脂含量高、比重偏大，这些特点也是传统经验评定沉香质量的标准之一。但现在市场中出现人为增重、压缩增重的情况，所以"入水而沉"不是唯一的标准了。

好的沉香，香气若隐若现，而且十分持久。如遇到香味刺鼻者，往往是添加了香料或其他化学制品的次品。

优质的沉香手感细腻，不腻手，即所谓"不走油"。接触后手上有油痕，好像抹了润肤霜，则多为伪品。

沉香点燃后，应有强烈的香气，烟色发白，并伴随有褐色的树脂渗出。好的沉香在不同的温度、燃烧的不同阶段，会缓释出不同的香气。好似一杯茶，用不同的水温、泡不同的时间，味道是不一样的。

除了上述的经验鉴别法，用仪器、显微鉴别等试验方法也是快速有效的。不仅可用于鉴定沉香，也可用于鉴定其他贵重木材。我曾对沉香进行过显微鉴别研究，也对其中草酸钙柱晶等重要显微特征进行过观察，沉香的

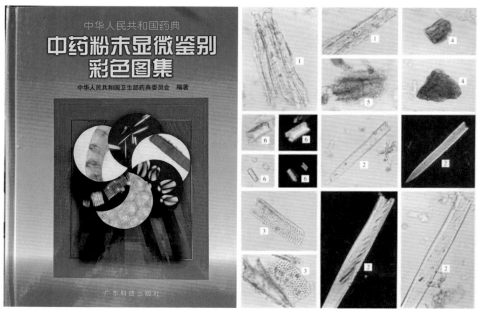

《中药粉末显微鉴别彩色图集》　　　　沉香粉末的显微特征

"油线"是纤维管胞、导管、树脂团块和含有黄棕色分泌物的薄壁细胞。这些研究结果，已被收入《中华人民共和国药典——中药粉末显微鉴别彩色图集》当中。

福建泉州有一件20世纪70年代打捞出水的大型文物——700年前的宋代古沉船。古船长24米，宽9米，造型优美，在当时属于中等规模的航船。在船体里发现了瓷器、丝绸、香料等货物，其中有沉香、檀香、降香、乳香、胡椒等香料。如今那艘历经沧桑的古船，静静地陈列在博物馆内，作为历史的见证者，默默地向来访者诉说着海上丝绸之路传香万里的故事。

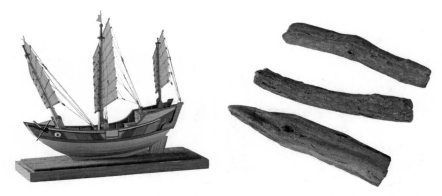

泉州宋代古沉船模型和沉香残木（香港浸会大学中药标本中心藏）

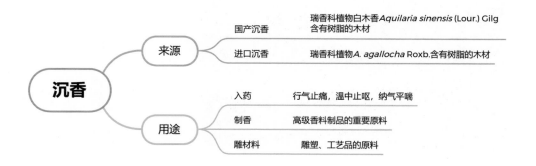

来源	国产沉香	瑞香科植物白木香 *Aquilaria sinensis* (Lour.) Gilg 含有树脂的木材
	进口沉香	瑞香科植物 *A. agallocha* Roxb. 含有树脂的木材
用途	入药	行气止痛，温中止呕，纳气平喘
	制香	高级香料制品的重要原料
	雕材料	雕塑、工艺品的原料

沉香

乳香
——荒漠千年乳香浓

神圣之香

本草文献记载过的香，既包括辛香料（Spice），如胡椒、豆蔻、八角、小茴香等；也包括香道香薰用的香（Incense），多来自动物或植物的分泌物，生活及工作中多种场合都会用到。

《清明上河图》里画了几家香料铺，其中一家店前挂着一个醒目的招牌，上面写着"刘家上色沉檀拣香"。拣香指的是乳香。《本草纲目》记载乳香又名薰陆香，且有不同的等级，薰陆香为总名，上品为乳香，最高级的为拣香。

古人相信通过祈祷、焚香，可到达一种至高无上的境界，在西方的宗教活动中，乳香通常作为祭拜神灵的熏香料。《圣经》中有记载，耶稣诞生时有东方三博士前来朝拜，献出了黄金、乳香和没药。各大宗教的重要活动中都会使用乳香熏香，体现出它是一种神圣之香。

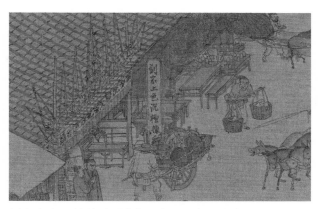

刘家上色沉檀拣香（《清明上河图》局部）

寻香之路

阿拉伯的民间故事集《一千零一夜》又名《天方夜谭》，其中有一段辛巴达的故事。辛巴达的原型是阿曼著名的航海家阿布·奥贝德。据史料记载，阿布·奥贝德曾经在公元 8 世纪，即中国唐朝时，从阿曼的首都马斯喀特出发，远航到达中国。

往事越千年，1990 年，应阿曼卫生部的邀请，中国医药专家组到阿曼进行了一次学术考察，考察小组一共 3 人，我也有幸参与其中。中西医结合学科有很多先学西医后学中医的大家，考察组组长薛崇成教授是先学中医后学西医的大家，他的学术涉及针灸、心理、中医体质等多领域，赴阿曼考察那一年他 71 岁。在杏林整整耕耘了 80 年后，2015 年薛老师 96 岁时离开了人世。考察组的第二位成员是当时卫生部的阿拉伯语翻译邢汉平先生。考察组成员里我最年轻，我负责的工作是对当地的药物资源进行考察。

在地图上看阿曼是个小国，国土面积只有 30 多万平方公里，1990 年的人口约有 150 万人，现在人口有 460 多万人。但阿曼的历史并不短。阿曼古称马干，早在《后汉书》中已记载了这个国家。

在对外交流的历史上，阿曼是一个举足轻重的国家。公元 7 世纪，被古代中国称为大食的阿拉伯帝国在西亚兴起，逐渐形成了一个地跨亚、非、欧三大洲的大帝国。阿曼地处海湾地区咽喉要道，是阿拉伯帝国的一部分，那里的人们自古擅长航海与造船。我在阿曼首都马斯喀特的公路旁见到了一艘远航中国的巨型古船模型。

中国古代对外的贸易交流大致有三条路线，一条是陆上的丝绸之路，一条是茶马古道，还有一条是海上丝绸之路。历史上的阿拉伯文化和中华文化相互影响。唐宋时期，我国从阿拉伯半岛大量进口香料，所以由阿拉伯到中国南方的海路也被称为香料之路。根据《明史》记载，郑和下西洋曾经到达过阿曼，当地人拿出乳香、没药、苏合香、安息香等香料同中国人进行交易。后来他们的国王还派出使臣来到中国，带来乳香、鸵鸟等当时罕见的植

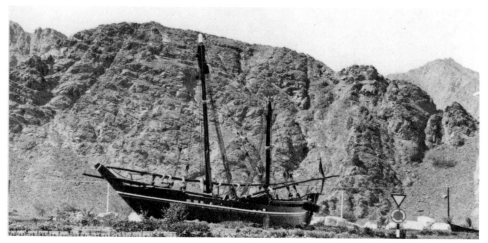

阿曼首都马斯喀特街头的千年古船模型

物、动物作为国礼。

～～ 秘香真容 ～～

乳香来自橄榄科植物乳香树 *Boswellia carterii* Birdw. 及同属植物 *Boswellia bhaw-dajiana* Birdw.，以其皮部渗出的油胶树脂入药，其气味在空气中能够持续挥发，缥缈弥散。

全世界乳香属（*Boswellia*）的植物大约有 24 种，主要分布在非洲热带干旱地区，如索马里、埃塞俄比亚、阿拉伯半岛南部等地。

在阿拉伯语里，乳香被称为 Al-lubán，意为奶、乳汁。乳香的英文为 Frankincense，意为优质的香。

世界上最优质的乳香产于阿曼南部。我在阿曼见到了乳香树，树木貌不惊人，低矮多刺，枝丫扭曲，叶片褶皱，给人一种自来旧的感觉。采集乳香的方法很简单，有些类似于采橡胶，只要割开乳香树皮外层，切口的地方便能渗出滴滴白色的树脂。乳香的贸易曾经是阿曼的经济支柱，由于产量少，不易运输，多种因素导致乳香价若黄金，使之成为统治者权力和财富的象征。

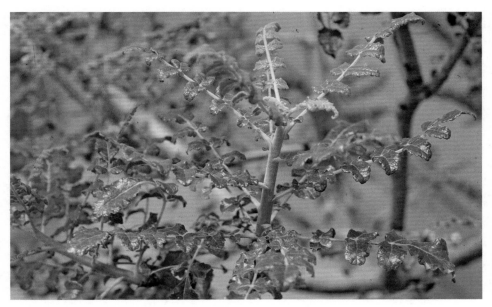

乳香树原植物其貌不扬，却香气四溢

佩香习俗

　　阿曼的民族装束很有特色。阿曼男子在正式外交场合赤着脚，头巾包头，腰间佩刀，身着大白袍迪史达什，胸前戴着一束摇曳的白色缨穗，像飘带一样。缨穗不是一般的装饰物，而是蘸过乳香精油的，散发着神秘幽香。阿曼男子的佩刀也是一种身份的象征，贵族所佩腰刀的刀鞘是白银的，刀柄是犀角的。我们在行程中受到了当地官员的热情接见，他们也身着同样的民族装束。

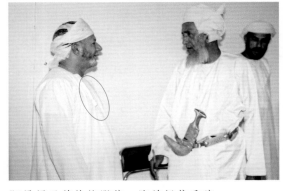

阿曼男子着传统服装，胸前佩戴香穗

　　在阿曼考察期间，时任阿曼卫生部长的阿里·穆罕默德接见了我们。在那次访问

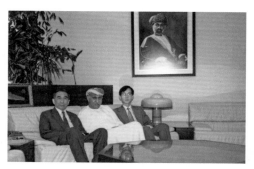

笔者（右）与阿曼卫生部长（中）、薛崇成老师（左）在阿曼留影

中，我将我和我的导师谢宗万教授编写的、由世界卫生组织出版的图书《中国药用植物（*Medicinal Plants in China*）》送给了阿曼卫生部长，并且得到了阿曼回赠的国礼——乳香。

我带回来的两盒特大的乳香，一盒交予中国中医科学院中药所的标本室；另一盒一直带在身边，最后捐赠给香港浸会大学的中药标本中心。

阿曼的乳香，呈乳白色半透明状，形状类似牛乳头。做实验时，通常需要把它放在乳钵里加冰研磨，即可变成如牛奶一般的形态。如果用火将其点燃，会产生一种清香之气，久久不会消散，口尝的味道是苦涩的，且粘牙。

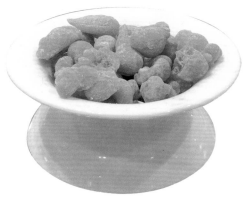

来自阿曼的礼物，乳香药材（香港浸会大学中药标本中心藏）

乳香功效

在中国，乳香的记载最早见于《名医别录》。乳香的功效是活血止痛，舒经活络。中医临床经常用乳香治疗风湿性关节炎、跌打损伤等。

乳香在印度的阿育吠陀医学中也广为应用，顺势疗法中也常用其缓解焦虑，净化心灵。

古埃及有一部重要的医药文献《埃伯斯伯比书》（*Ebers Papyrus*），其中提到乳香可以治疗哮喘、出血、咽喉感染和呕吐等。

有一次，我出差到黎巴嫩，早上起得比较早，天蒙蒙亮时，我看见酒店

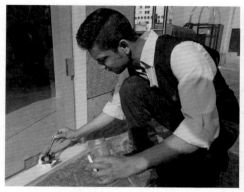

黎巴嫩酒店服务员在薰乳香

的服务员蹲在大堂不显眼的角落里点乳香。伴随着太阳的升起，大堂里逐渐弥漫起乳香的香气，香烟袅袅确实让我感觉到身心愉悦。

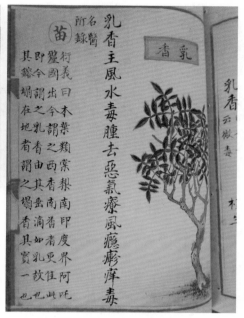

乳香（摘自《本草品汇精要》罗马本）

没药

没药和乳香一样，都是源自橄榄科植物的树脂，但在植物分类学上，它们来自不同的属，没药来自没药属（*Commiphora*）的地丁树 *Commiphora myrrha* Engl. 或哈地丁树 *C. molmol* Engl. 的干燥树脂。

没药的英文 Myrrh 来自于阿拉伯语 Mur，意为苦的。古人认为，没药具有杀菌、消炎、止痛和修复肌肤的功能。古代将士在上战场时，一般都会携带一些没药，用于临时处理伤口。

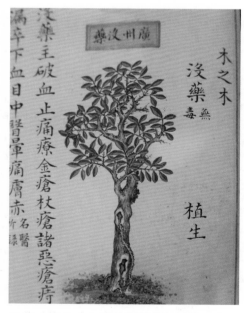

没药（摘自《本草品汇精要》罗马本）

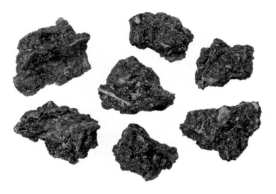

没药药材

在中医临床上，乳香和没药是形影不离的一副药对。著名的经典方剂小活络丹、大活络丹、仙方活命饮当中都用到了乳香和没药。常用小方海浮散，又名生肌散，其组方就是乳香和没药各等分，它有祛腐生肌、收敛疮口的功效，可以治疗疮疡。

乳香、没药、苏合香、安息香都来自中国疆域之外，到香药的原产地考察好似走了一遍《西游记》的历程。乳香历来被认为是神秘的香，不仅是宗教用香，还是传统的药材。

我国使用的没药都是进口的，现在市场上的没药来源比较混乱，容易被掺假。中国药材市场如此，海外的香料市场也如此。我在墨西哥的香料市场见到的没药是连着树皮一起卖的，当地药商索性就以树皮来证明它的来源正宗。没药的考察也是一个值得深入探讨的课题。

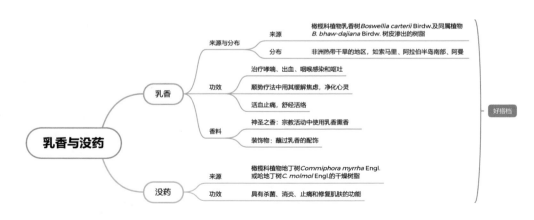

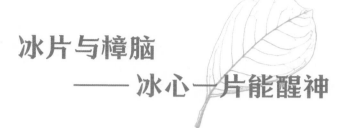

冰片与樟脑
——冰心一片能醒神

冰片的来源

冰片与樟脑都收录在《本草纲目》第 34 卷木部。冰片，物如其名，像冰一样透明，闻起来有丝丝清凉之感。冰片既有天然的，也有人工合成的。《中国药典》中收载了三种不同的冰片，天然冰片、艾片和冰片。

自唐代起，冰片被记载入本草典籍，来自婆律国，即今东南亚加里曼丹岛一带。最早的天然冰片是从龙脑香科植物龙脑香 *Dryobalanops aromatic* Gaertn. f. 的树脂中提取的一种结晶，所以又被称为龙脑冰片，它的主要成分为右旋龙脑 (+)–borneol。

冰片药材

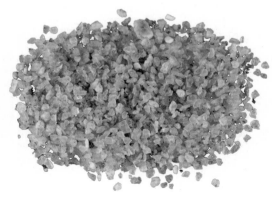

梅花冰片（龙脑冰片）药材

李时珍记载："龙脑者因其状，加贵重之称也。"它因形状似脑，品质贵重而称龙脑。又因白莹如冰，状若梅花，而俗称冰片脑（冰片）、梅花脑（梅花冰片）。梅花冰片为其中质量最好的，白而透明，略泛淡灰棕色，气清香，取一点点放在舌尖上有清凉感；用火烧时会出现轻微黑烟。本草古籍中记作龙脑香的都是天然冰片。

龙脑冰片

唐代时，龙脑香被认为是帝王之香。晚唐文学家黄滔在《马嵬二首》中写道："龙脑移香凤辇留，可能千古永悠悠。夜台若使香魂在，应作烟花出陇头。"诗里描写的是杨贵妃与唐明皇的悲剧。这从侧面表示出龙脑香是帝王、贵胄的心爱之物。

《证类本草》记载，唐天宝年间交趾向唐宫廷进贡龙脑香（交趾即今越南一带），宫中称为瑞龙脑，佩戴在身上。

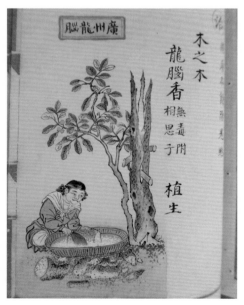

广州龙脑（摘自《本草品汇精要》罗马本）
图中人的面容服饰，一看便知是来自异域他乡

唐宋两代，龙脑不但被应用于国家的祭祀、皇家的赏赐，而且在食品、医药中广为应用。

《本草纲目》记载，南番诸国（今东南亚地区），皆有之；并且引用了北宋叶廷珪《香录》（《名香谱》）中的记载，它是深山穷谷中的千年老杉树，其枝干不曾损坏或动过的树内会有香。

参考以上描述，产天然冰片的龙脑香生长在东南亚一带，树似杉木，应是高大的乔木。

从我刚学中药时就听说过冰片，且基原植物难以寻觅，我便一

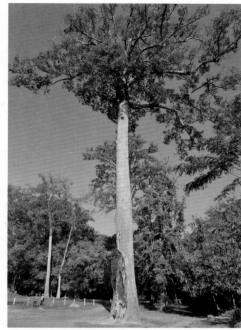
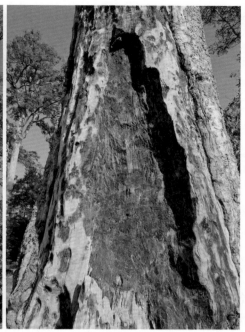

柬埔寨的"杨那树"　　　　　　　　　"杨那树"上采收过龙脑冰片的痕迹

直留意着。直到 2019 年，我到柬埔寨考察，才亲眼见到了它的基原植物。

东南亚国家柬埔寨地处低纬度地区，属于热带气候，三面环山，北邻老挝，东邻越南，西邻泰国，南部靠海，版图形似一只玉兔。湄公河和巴萨河两条河穿流而过，境内还有东南亚最大的淡水湖——洞里萨湖。柬埔寨很少发生自然灾害，土地肥沃、物产丰富、珍稀物种保存甚多。

龙脑香的大树有 20 多米高，树干笔直，直插云霄，树干上留下了一道道割取树脂的刀痕。据记载，这棵树种植于 1899 年，至今有 100 多岁了。当地称这种树为"杨那树"（Yang Na）。又因树内含的树脂凝固后会变黑，当地也称其为黑橡胶树。

冰片具有开窍醒神，清热止痛和生肌的功效，既可内服，也能外用。

由于冰片的需求量大，天然冰片早已供不应求。现在《中国药典》中收载的天然冰片是从樟科植物樟 *Cinnamomum camphora* (L.) Presl 中提取的，成分和原龙脑香出的冰片一样，都是右旋龙脑。

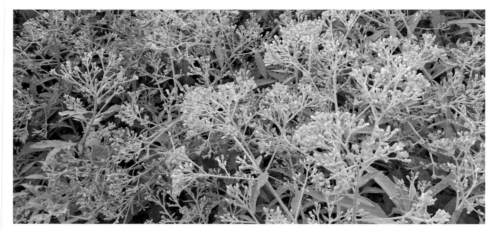

艾纳香原植物

艾纳香与艾片

菊科草本植物艾纳香 *Blumea balsamifera* (L.) DC.，是一年生草本植物，含有天然的左旋龙脑，也可作为冰片的来源。根据现行《中国药典》的记录，艾片是从艾纳香新鲜叶中提取加工制成的结晶。左旋龙脑是右旋龙脑的光学异构体，它们似左右手，化学结构式呈镜像。

海南出产的艾纳香质量极好。香港浸会大学中医药学院的中药标本中心收藏了一块重902克的艾片，由中国农业科学院资源研究所捐赠，这块大艾片晶莹剔透，属于罕见的珍品。

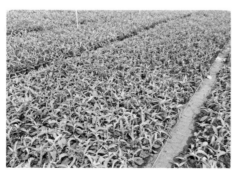

艾纳香种植基地

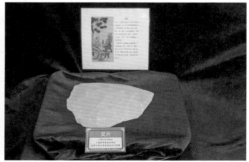

艾片（香港浸会大学中药标本中心藏）

人工冰片

目前《中国药典》收录的冰片，除了上述天然的冰片之外，还有一种人工合成的冰片，又叫机制冰片。

与天然冰片不同的是，人工合成的冰片是右旋龙脑和左旋龙脑的混合物。由于化学合成冰片的成本较低，人工冰片目前已成为市场上的主流产品。

樟树与樟脑

樟树可一树出二药：天然冰片和樟脑，不过樟脑可从樟科多种植物中提取制得。经常放在衣柜里防虫的樟脑丸就是樟脑的一种应用。樟脑和天然冰片不同，含有不同的化合物，它们的临床功效也不同。

李时珍第一次将樟脑收入本草书籍，记录在《本草纲目》第 34 卷木部，还记录了从樟树中提炼出樟脑的方法。

樟脑多产于南方各省，《本草纲目》记载樟脑出韶州、漳州，即今广东韶关一带以及福建漳州一带。但天然的樟树资源也是有限的。

樟脑主要功能是除湿杀虫，多为外用。李时珍还记载，把樟脑放在鞋中可去脚气，用樟脑烧烟熏衣服、箩筐、竹席等，能防止壁虱等虫蛀。

直至现在，图书馆里收藏珍贵善本的书柜大多是樟木做的，可以起到天然的防虫效果。

关于樟脑的制取方法，李时珍记载，将新砍下的樟木切片，放在井水里浸泡三日三夜，再放到锅里煎煮，用柳木频频搅拌。等到锅里的液体剩

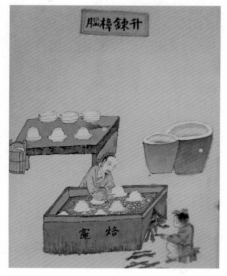

升炼樟脑图（摘自《本草品汇精要》罗马本）

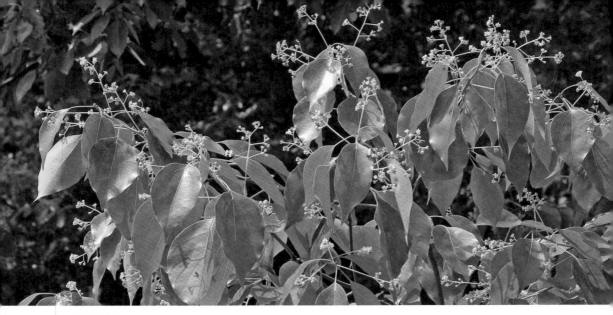

樟原植物

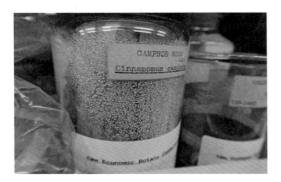

好的樟木片，放置久了就会在容器壁上形成
结晶（樟脑）（摄于英国皇家植物园标本室）

下一半，柳木开始挂上白霜时，滤去渣滓，倒入容器中放置一夜，便可得到樟脑块。

南药都江西樟树市以樟树命名，但现在已很少能见到大型的樟树了。中国台湾因日本占领时期过度采伐樟树提炼樟脑，现在当地大型的樟树也很少见了。

古今传奇

冰片能开窍醒神，许多中成药里都用得到。但冰片特别容易挥发，所以不宜入汤剂煎煮。

有关冰片的安全性，《本草纲目》记载这样一个历史故事。南宋政治家、文学家、民族英雄文天祥和权相贾似道都曾尝试服冰片自杀，但都未能如愿。只有贾似道的幕僚廖莹中，用热酒配着冰片服下，当场九窍流血暴毙而亡。李时珍做出解释，这并非冰片有毒，冰片本身无毒，而是热酒引导其辛香，散溢经络，气血沸乱才导致流血死亡。这也说明冰片开窍发散的作用特别强，即使用舌尖尝一点冰片是安全的，也不要轻易尝试。

历史上很多医家善用冰片。唐代经典温开名方苏合香丸，其中有冰片、麝香等十几味药材，几乎都是芳香的开窍药，主要用于治疗寒邪导致的突然昏倒、不省人事、牙关紧闭等。

因为方子里的药物太多了，现代研究者就从中精选了最核心的药物，只用苏合香、冰片等六味，命名为冠心苏合丸，这是对名方的二次开发。

家喻户晓的丹参滴丸由丹参、三七、冰片三味药组成。丹参活血祛瘀，三七化瘀通络止痛，冰片芳香开窍。三味药协同作用，有活血化瘀、理气止痛的卓越疗效。

天然冰片的制取最早利用的是高大乔木，因资源有限，后来人们发现从草本植物艾纳香中也可获取同样的艾片，这就扩大了资源。人们又进一步发现了人工合成的机制冰片，降低了成本，缓解了天然药源的需求压力。

我们现在所处的是中药与西药分科的时代，中医与西医、中药与西药，都是相对而言的。我认为未来的医学发展应当不分中西，好的药物也同样不应分中西。但这会是一段相当漫长的路程，需要进行理论的探讨，更需要在实践当中不断探索。

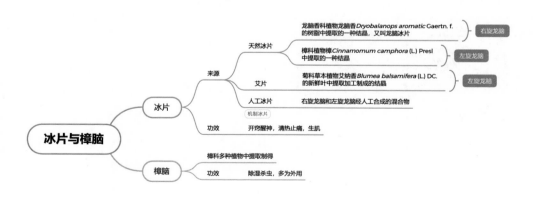

冰片与樟脑

- 冰片
  - 来源
    - 天然冰片
      - 龙脑香科植物龙脑香 *Dryobalanops aromatic* Gaertn. f. 的树脂中提取的一种结晶，又叫龙脑冰片 【右旋龙脑】
      - 樟科植物樟 *Cinnamomum camphora* (L) Presl 中提取的一种结晶 【左旋龙脑】
    - 艾片
      - 菊科草本植物艾纳香 *Blumea balsamifera* (L.) DC. 的新鲜叶中提取加工制成的结晶 【左旋龙脑】
    - 人工冰片
      - 右旋龙脑和左旋龙脑经人工合成的混合物
      - 机制冰片
  - 功效：开窍醒神，清热止痛，生肌
- 樟脑
  - 樟科多种植物中提取制得
  - 功效：除湿杀虫，多为外用

丁香
——形似鸡舌味香浓

此丁香非彼丁香

常言道：秀才学医，笼里抓鸡。学文的人，再学中医药很容易入门。的确，中医药好像是文理兼备的学科。中药中有文学，文学中有中药。

我和一群喜欢文学的中医药好友自发聚到了一起，以文会友，组建了一个本草诗社。大家探讨中药的同时也创作诗词，在创作诗词中学习中药。有时也谈论到一些名联，尤其是与中药相关的名联。

丁香花有一副对联，上下句工整对仗：

冰冷酒一点两点三点，丁香花百头千头万头。

我国北方的丁香花，来自木犀科丁香属（*Syringa*），为一种小乔木或灌木。紫色、粉色、白色丁香花，在春季开放。由于丁香花的花梗很短，一簇簇花朵挤在一起，煞是艳丽。丁香花圆柱形的花冠呈管状，像高脚酒杯一样，花冠管上有向外放射的4个

丁香（摘自《本草品汇精要》罗马本）

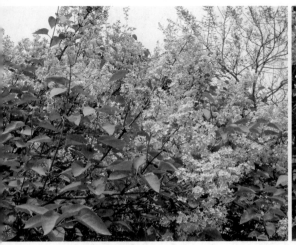

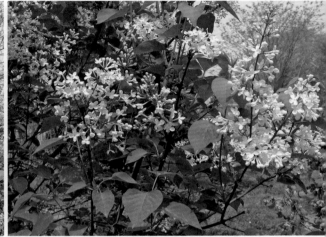

木犀科紫丁香　　　　　　　　　木犀科白丁香

花瓣裂片。因为同是木犀科的植物，丁香有着与茉莉花相似的清香。丁香花在我国的分布越往南边越少，越往北边越多。我国长江流域以北普遍栽培丁香花；黑龙江省会哈尔滨将丁香花定为市花。

　　然而，北方常见的观赏植物丁香花，与药用的丁香不是一种植物。

　　中药丁香原是进口的中药，也叫洋丁香，来源是桃金娘科植物丁香 *Eugenia caryophyllata* Thunb. 的干燥花蕾，又称公丁香。药材中的母丁香也来自桃金娘科丁香，入药部位是其干燥的果实。

　　古代本草将丁香的花蕾和果实分开记载，到了李时珍时代，他在《本草纲目》中将两者合二为一。

　　当丁香的花蕾由绿转红时，就到了可以采收的时候。丁香，形如其字，呈短棒状，上部稍圆下部略尖，充满了香气。抓一把丁香泡在水杯里，一个个丁香整齐地竖立在水中。把丁香果实从中

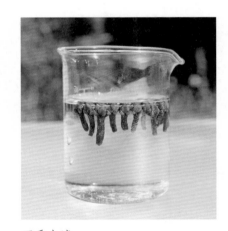

丁香水试

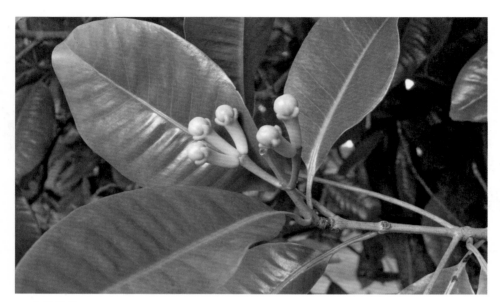

丁香原植物

间纵向剖开，形状就像鸡的舌头一样，所以又名鸡舌香。

中国本来不产丁香，丁香原产于印度尼西亚的马鲁古群岛，也就是古代传说中的"香料群岛"。18 世纪时，丁香传入东非坦桑尼亚境内的小岛桑给巴尔，那里的气候、土壤很适合丁香的生长。现在，全球 80% 的丁香都产自那里。20 世纪 70 年代末，我国终于在海南等地成功引种了丁香。

三大用途

丁香可入药、可餐食、可制香。

丁香的花蕾，公丁香，是常用的温中祛寒药，能温中降逆，补肾助阳。中医认为脾胃喜暖恶凉，寒凉食物容易损伤阳气，造成脾胃寒凝。丁香主要用于胃部受寒引起的诸多不适。

张仲景的理中丸（干姜、人参、白术、炙甘草）是治疗中焦虚寒的名方。主治脾胃虚寒，呕吐泄泻，胸满腹痛，消化不良。脾胃不适伴随呃逆呕吐等症，可在理中丸的基础上加入丁香和豆蔻，组成经典的中成药丁蔻理中丸。

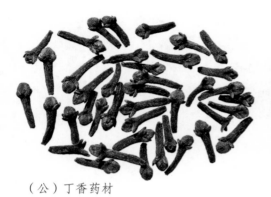

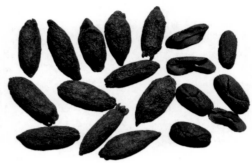

（公）丁香药材   母丁香药材

丁香和柿蒂搭配是温中降逆的药对，丁香柿蒂汤是治疗呃逆的经典方。

卤水是卤味的关键因素。卤味是把香料食材放入卤水中烹煮而成的，各地的卤水配方不一、风味不同，很多卤水老字号都是独家风味。卤水一大特点就是香味很厚重，腌咸菜讲究老汤，卤味讲究的也是老汤。出现频率比较高的一种香料就是五香料，五香包括八角、小茴香、桂皮、花椒和丁香，合称"五香"。由此制成的美食，有五香瓜子、五香花生、五香牛肉干、五香豆腐干，等等。五香中的前四种都是我国本土出产的，只有丁香是外来的洋香料。丁香在五香中的贡献很大，为味道增添了更多层次。

西方人的餐饮中也有丁香，尤其是以肉食为主的国家。古代的冷藏条件有限，鲜肉不易保存，将肉制成肉干、腌肉、腊肉是很多人的选择。在制作肉干、腊肉的时候需要天然的防腐剂——香料，丁香、胡椒、肉桂都是必不可少的。丁香的气味之强烈，不用凑近，隔着一段距离都能闻到它带着辛辣的香气。

现代研究表明，丁香含有丰富的挥发油，特别含有大量的丁香

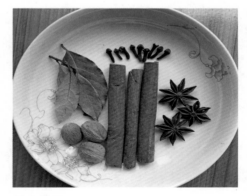

卤味调料

酚，可以起到防腐的作用。常见的含挥发油的中药，如同样是花蕾入药的辛夷，优质的辛夷挥发油含量为3%～4%，而好的丁香挥发油含量可达20%，是热带含有挥发油最丰富的类群，用指甲在丁香表面划一下，可以看见油状物质渗出。《中国药典》规定，公丁香中丁香酚含量 >11.0%，母丁香中丁香酚含量 >0.65%，母丁香中母丁香酚含量 >0.8%。这也说明公丁香药效远高于母丁香。

古代的口气清新剂

丁香可以用于治疗牙痛，历史上它还有一种特殊的作用，就是充当口气清新剂。

东汉恒帝年间，有一位老臣刁存，有口臭的症状。皇帝听他说话时都能闻到，于是赐了一样东西给他，让他含在嘴里。他只得听皇帝的话，但觉入口之后，味道辛辣刺激，他以为皇帝要用毒药赐死他。下朝以后，他慌忙回家与家人诀别。幸好此时有同僚来看他，让刁存把"毒药"吐出来看看。这一看才明白，皇帝御赐的不是毒药，而是珍贵的贡品鸡舌香。刁存心中的一块大石头总算落了地，意外的惊喜是他的口臭也治好了。自此以后，朝廷官员面见皇帝时，口含鸡舌香成了一时的风气。慢慢地，"口衔丁香"一词也含蓄地指在朝为官的意思。

《魏武帝集》里有一篇《与诸葛亮书》，曹操写了11个字："今奉鸡舌香五斤，以表微意。"记载的是曹操送给诸葛亮5斤鸡舌香。曹操欲通过丁香向诸葛亮传递信息、示好，希望诸葛亮能来加盟自己一方，但后来曹操的希望还是落空了。

到明清时期，口含丁香不仅是朝臣和士大夫的日常习惯，丁香还成了文人雅士相互赠送的一种礼物。

西方生药学里也有丁香以及提取的丁香的挥发油。现在，丁香已经从古代的"口香糖"，发展到了很多日用化妆品、香水、精油原料中，牙膏、肥皂和香烟当中常常都能找到丁香的身影。

丁香同名两兄弟，一南一北，一个浓香、一个清雅。亲缘虽远，共同的名字把它们联系在了一起。

　　历史上，人们对香料的需求为大航海时代的到来起了推波助澜的作用，客观上也促进了东西方贸易的往来和文化的交流。如今，丁香无论是在东方还是在西方，都已不再陌生。

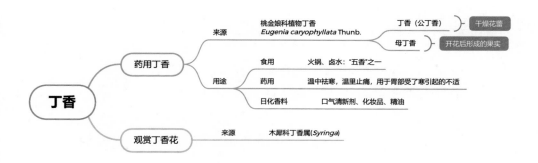

红木
——花梨药属降真香

红木制品一直是市场中炙手可热的收藏品，其实在《本草纲目》中也记载了一些红木类的药材，它们都是本草大家庭中的成员。

红木家具是家具中的佼佼者，明式家具是人们追逐的热点。明代天启皇帝，不务正业，不理朝政，只有一个嗜好，就是喜欢做木工活，可能"偶像"是"鲁班爷"。朝中大权被号称九千岁的大太监魏忠贤把持。接班的崇祯皇帝想收拾好这个烂摊子，可无论再怎么励精图治，也挽回不了大明朝灭亡的命运。天启皇帝的家具作品虽然没留存下来，但自明朝起，红木家具一直备受推崇。

红木的红是自然的颜色，与修饰过的颜色不一样。在红木行业有句话："好木不漆，好材不雕。"红木多数是有香气的，同红木的生长周期一样，需要时间的沉淀。有些新下来的红木有的闻起来可能带有腐臭气，有人称为"臭酸枝""臭红木"。随

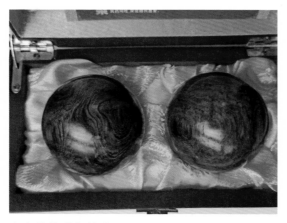

海南黄花梨保健球

着时间的推移，变化在默默地发生，最终会沉淀出古色古香。

色与香都与木材中所含的树脂相关。红木的质地会以颜色和闻到的气味为主要衡量标准。从入药的角度来看，主要的评价标准是它的药性、寒热温凉以及入药时的口感。

现代药物分析表明，红木的有效成分主要是挥发性的萜类化合物，其多种成分被现代的药理和临床研究证实具有切实功效。

黄花梨与降香

制定中药材标准很难，界定木材标准同样也是一件艰难的事。好在现在国家名贵家具行业已经有了自己现行的行业标准，并且明确列出了五属八类29种红木。在目前红木家具中最出名的、价格最高的，恐怕就是海南黄花梨了。《本草纲目》也将可入药的"黄花梨"载入其中，名为"降真香"。

现在《中国药典》规定，海南黄花梨来源于豆科黄檀属的植物降香檀 *Dalbergia odorifera* T. Chen，因为它主产于海南，俗称"海黄"，也有人把它比作"木中黄金"。药用部位是树干和根的心材，药名为降香。降香檀的生长极为缓慢，成材的木料也十分稀少。现在野生的降香檀已被定为国家二级保护植物，树龄高的大树已很难找到。

黄花梨做家具、工艺品用的是好材料，但做药材降香的饮片基本是不规则的木块，药

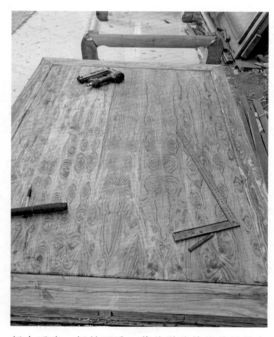

好木不漆，好材不雕，黄花梨独特的花纹是它天然的标志之一

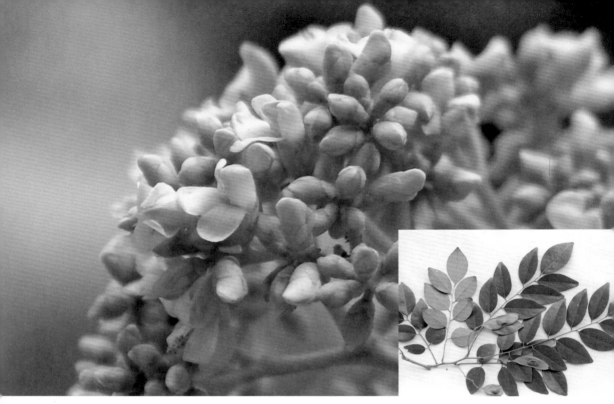

降香檀原植物

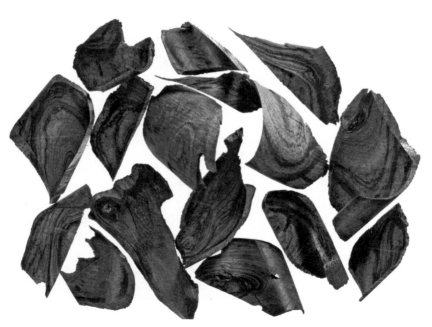

降香药材

用的都是木材的下脚料，树干和根的干燥心材。降香药材表面的颜色呈黄红色或黄棕色，有致密的纹理，质地非常硬而且显油性。降香味辛，性温，具有行气活血、止痛、止血的功效。

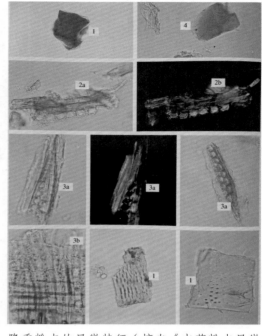

降香粉末的显微特征（摘自《中药粉末显微鉴别彩色图集》）

李时珍指出，唐代的本草尚未收录降香，北宋唐慎微的《证类本草》虽然收载了降香，但是并没有记载其具体功效。李时珍在《本草纲目》中记载了其来源、性味、功效、主治，他认为降香可治疗金疮，可以代替没药、血竭这两种外来药。

治疗冠心病、心绞痛的现代中成药冠心二号，最初的组方中就有降香。在推向日本市场的过程中改名为冠元颗粒，因考虑到降香的来源，专家对处方重新进行了调整改良，最终冠元颗粒中去掉了降香这味药。

紫檀与中药

紫檀在红木家具行业里特有所指，专指名贵的小叶紫檀（檀香紫檀）*Pterocarpus santalinus* L. f.，它的珍贵与海南黄花梨不相上下。

小叶紫檀是顶级的工艺品原材料。小叶紫檀成材也很慢，需要数百年时间，它的心材更加致密，以致拿在手里根本无法分辨出年轮。断面呈深紫色或黑紫色，放的时间越久，颜色越深，手感越细腻平滑。

小叶紫檀的表面可以看到"牛毛纹""棕眼""金星"。这些都是对小叶紫檀从宏观角度进行观察得到的性状特点表述，从微观的植物解剖学角度来

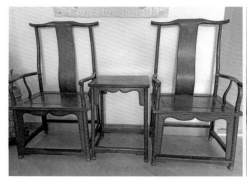

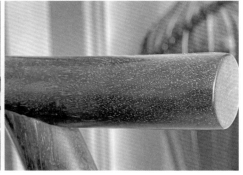

小叶紫檀明式家具 　　　　　　　　　近距离观察可见"牛毛纹"与"金星"

看，"牛毛纹"其实是一条条细细的植物导管和木纤维，集中成一束呈现出绞丝状纹理，致密均匀，看上去就像牛毛一样。

"棕眼"是导管的横断面，导管是空心的，胞腔在红木的断面则呈现为一个个非常微细的凹陷点。

植物导管的功能是负责运输水分和无机盐，相当于人体的血管。导管的结构用肉眼是看不清的，需要放在显微镜下观察。红木导管的直径，粗的约1/4毫米，管腔内充满红棕色的树脂。树脂是脂溶性的，不溶于水，但可以溶在酒精等有机溶剂中。

小叶紫檀在生长过程中会分泌出大量红棕色树脂，并堆积在导管中，经过长期的氧化反应，颜色会越来越深，且分泌物会慢慢形成银白色的斑点，出现在小叶紫檀表面，视觉上呈现出金属的质感，好似夜空中闪烁的点点星光，被形象地称为"金星"。

《本草纲目》中也记载了紫檀的特征，新砍伐的紫檀表面可以画出紫色的痕迹。树龄老一些的老料仍要观察"牛毛纹""棕眼""金星"，综合利用这些鉴别特点来鉴别。

木材入药一般药用部位为心材。当树木生长到一定年龄后，树干会形成色泽不同的两个部分。中心的部位是树脂比较集中的部分，颜色深，呈橘红色到紫黑色，被称为心材。外层靠近树皮，由形成层长出新的部位，色泽比较浅，被称为边材。心材是不再生长的死细胞，边材是还可以生长的活细胞。红木和其他名贵的硬木都是用木材的心材，不用边材。

李时珍记载："紫檀咸寒，血分之药也。"紫檀可以治疗金疮，也就是刀箭等金属器械导致的伤口。古代战争频仍的时候，金疮药是必备的。现在的和平年代，金疮很少，也有了更多、更好的外伤用药，紫檀在这方面渐渐退出了历史舞台。

生命的气息

我从很久以前就关注红木，每次到北京故宫博物院参观时，都会在各宫的紫檀家具前多停留一会儿，想多呼吸一下沉浸在古典文化中的气息。

我喜欢运动，平时经常打坐、爬山、游泳、打太极拳，尤其打坐使我获益良多。我收藏了一对小叶紫檀的官帽椅，木头是有生命气息的，打坐时闻着那缓缓释放的清香是一种享受。

> 红木和香木一直是热门的收藏品，也是本草大家庭中的成员。
>
> 红木的红是自然的红，是时间积淀的红；红木的香，是天然的香，能使人宁心静气，与之相处可以感受到人与自然的交流。

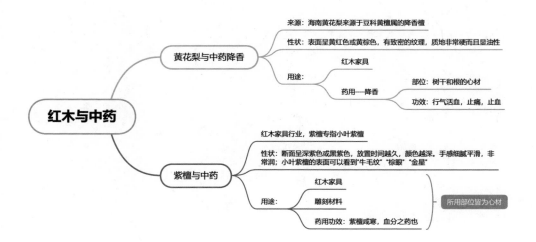

檀香
——金凤相伴生妙香

传统四大香为：沉、檀、龙、麝——沉香、檀香、龙涎香、麝香。中药的香，有闻的、有吃的、有戴的、有用的。论一种中药珍贵与否，我认为由两大影响因素决定，一是资源的稀缺程度，二是药用以外的其他用途。

檀香集两大要素于一身，资源难得，一物多用。檀香的来源是进口的，身世扑朔迷离，多种因素综合起来，它成为了珍贵的木材、珍贵的中药。

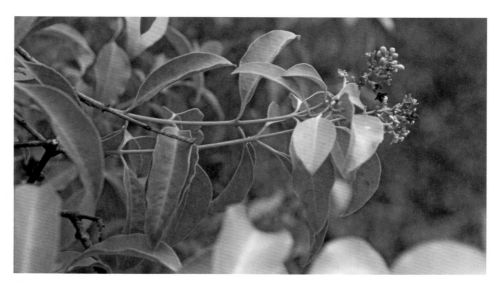

檀香花

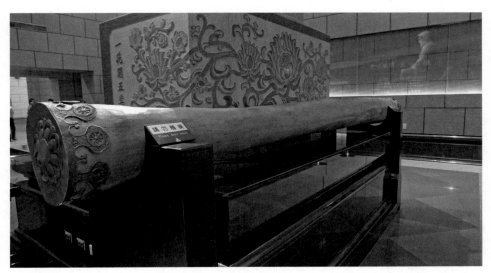

檀香木古建筑组件，木材来自印度，甚为珍贵

檀香 *Santalum album* L. 是来自檀香科檀香属的植物。

世界上有一个地方以檀香命名，那就是美国夏威夷州的首府檀香山。夏威夷清澈的蓝天、洁白的云彩、金色的海滩，美不胜收。夏威夷群岛本身就是火山岛，现在还有活火山在不断喷出烟尘。那里最吸引我的是漫山遍野的植物和规模宏大的植物园。

在 19 世纪初期，中国人用夏威夷产的檀香木制作檀香扇。由此，夏威夷的首府就被叫成了檀香山。如今，夏威夷的檀香树被砍伐殆尽，植物园以外别的地方很难找到檀香。但我也非常理解，200 年前的人们是缺乏植物保护意识的，曾经高大的木材随处可见，当地人巴不得把这些檀香树都砍

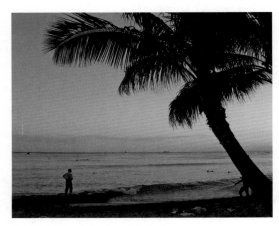

夏威夷檀香山，宁静的海滩

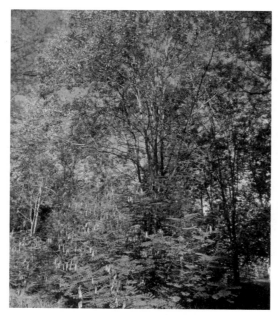

檀香原植物（摄于檀香山植物园）

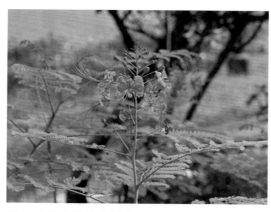

洋金凤花，为檀香提供养分，终生相伴

伐出售，从而增加收益。

檀香木最初是作为敬佛的香料传入中国的，后来逐步用于工艺品和中医药等方面。中国人用檀香1000多年，一直依靠进口资源，栽种檀香面临很多困难。直到20世纪60年代，在我国海南、云南引种栽培檀香，终于获得了成功。

与檀香同属的药用植物，世界上有15个种和13个变种，主要分布在印度、印度尼西亚、澳大利亚及太平洋的一些群岛上。目前看来，在短时期内很难解决檀香资源短缺的问题。

沉香和檀香来源都很难得。沉香是原植物的病理产物；而檀香是半寄生植物，檀香树的须根上会长出千千万万个"吸盘"，从别的植物那里"窃取"营养。檀香选择寄主非常挑剔苛刻，主要选择洋

金凤、凤凰树这些豆科的植物做寄主，从它们的根中吸取营养。在野外看到的檀香树是高大的乔木，有时树干还会形成许多分支。单看檀香叶子没有什么特别，但它身边的寄主洋金凤 *Caesalpina pulcherrima* (L.) Sw. 却色彩夺目。一株株灌木洋金凤排列在侧，有着橙红色的花瓣，花瓣中长长的雄蕊跃出花

序，衬托了依偎在一旁的檀香树的素雅。

"圣树"

檀香是佛教的圣树。每当我路过北京雍和宫时，最先看到的是远远高出朱红院墙、覆盖着明黄琉璃瓦的万福阁。万福阁建造得最高是因为里面供奉着一尊檀香大佛。据讲解员介绍，那是一尊用巨型檀香木雕刻而成的弥勒佛像，高 26 米，地上 18 米，地下 8 米，直径 3 米。精湛的雕刻工艺暂且不表，所用的材料是稀世珍品，所以，这尊檀香大佛是独一无二的镇殿之宝。原材料采自尼泊尔一株巨大的檀香树。乾隆十五年（1750），西藏七世达赖喇嘛为感谢乾隆帝帮助他平定了叛乱，将大佛作为感谢的礼物送到了北京。

李时珍也记载过，檀是善木。佛家弟子称其为旃（zhān）檀，它能给人带来欢乐，令人愉悦。檀香与宗教信仰相结合，用檀香木雕刻的佛像和用品非常多，檀香树自然也就成为"神圣之树"。

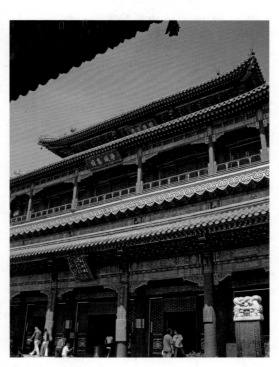

雍和宫万福阁

雕材

约 2500 年前，佛教在印度兴起，后又慢慢衰落，但千百年来，印度出产的檀香却长盛不衰。2010 年，我和郭平博士、吴孟华博士到印度考察，实地感受到了檀香在当地的经济地位，以及檀香在旅游经济当中所发挥的作

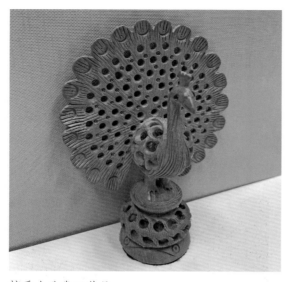

檀香小孔雀工艺品

用。檀香树被当地人看作"摇钱树"。路边店铺里摆满了以檀香木为材料雕刻的佛像、天神、大象、孔雀等工艺品。檀香木具有很强的耐腐蚀性，其木质部的心材出油率可达10%，这是自带的天然防腐剂，不用担心生白蚁或蛀虫。

鉴别檀香在檀香涉及的各个相关领域都是重要环节。檀香以质地细腻坚实、油迹明显、香气浓郁者为佳。每个人的喜好不同，个人体会不同，藏家与文玩产生共鸣的方式也不同。从檀香木中提取的檀香精油是可作为配制各种高档的香水、香精、化妆品的重要原料。

药用

檀香在唐代的《本草拾遗》中已有收载。但檀香与其他中药相比，尚算不得中药王国的元老。在《本草纲目》里，李时珍记载了檀香的功效主治，可用于消风热肿毒、噎膈吐食等症。《中国药典》收载，檀香可行气温中，开胃止痛。

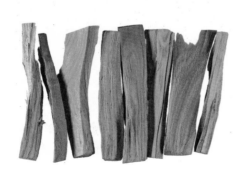

檀香药材

檀香的药材形状不规则，一般呈卷曲或破碎的刨片，表面呈灰黄色或黄褐色，纹理顺直，有的边缘比较粗糙。文玩工艺品的下脚料，甚至檀香的锯末也可以用作药材。

檀香是中药芳香开窍药的一员大将。对于寒邪导致的神昏窍闭，需要用"温开一宝"——苏合香丸；檀香是苏合香丸的重要组成之一。苏合香丸出自宋代的《太平惠民和剂局方》，现代主要用于治疗冠状动脉病变引起的心绞痛、心肌梗死和胸闷。

香有物质基础，也有精神内涵，有值得深入研究的地方。

香是大自然的珍稀之物，需要保护，不可滥用。我曾在香港渔农自然护理署担任保护稀有动植物咨询委员会的委员，接触过不少被没收的走私物品，红木和香木是其中的两大类。经过多方的努力，部分没收的稀有木材已经捐赠给北京故宫博物院等一些博物馆，用于文物的修复和古建筑修缮。天物不可再生，被没收的走私木材得到善用是一件值得欣慰的事。

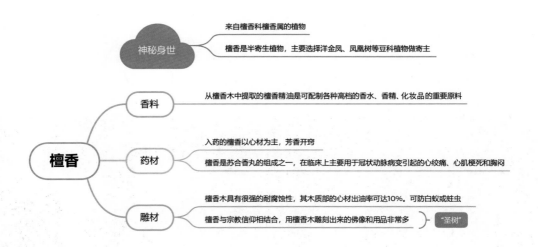

神秘身世
- 来自檀香科檀香属的植物
- 檀香是半寄生植物，主要选择洋金凤、凤凰树等豆科植物做寄主

檀香

香料
- 从檀香木中提取的檀香精油是可配制各种高档的香水、香精、化妆品的重要原料

药材
- 入药的檀香以心材为主，芳香开窍
- 檀香是苏合香丸的组成之一，在临床上主要用于冠状动脉病变引起的心绞痛、心肌梗死和胸闷

雕材
- 檀香木具有很强的耐腐蚀性，其木质部的心材出油率可达10%。可防白蚁或蛀虫
- 檀香与宗教信仰相结合，用檀香木雕刻出来的佛像和用品非常多 "圣树"

皂角
——除垢荡污清秽浊

皂角与猪牙皂

　　古人非常重视环境卫生和个人卫生。现代人的清洁剂，如肥皂、香皂、洗衣粉等用品，而古人用得最多的就是皂荚，一种来自豆科植物皂荚 *Gleditsia sinensis* Lam. 的荚果果实，又称皂角。

　　《本草纲目》中记载皂荚树很高大，叶如槐叶，瘦长而尖，枝间多刺，夏天开黄色的花。结出的果实有三种，第一种果实小如猪牙，荚果又小又弯，长得像野猪的獠牙，为猪牙皂。第二种果实长而肥厚，多脂而黏，大皂荚健壮饱满，洗衣服最常用，为大皂角。第三种果实长而瘦薄，枯燥不黏，

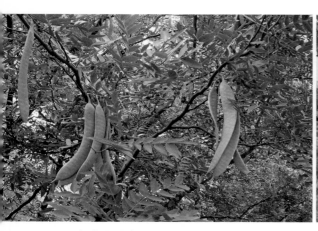

皂荚的果实，长而肥厚

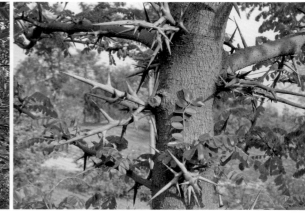

皂荚的枝刺

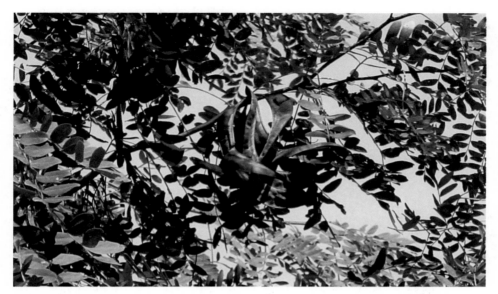

皂荚原植物

长瘦形，不饱满，不做应用。

皂角的原植物像一个浑身披挂铠甲的勇士，出于植物的自我保护，树上生有许多枝条变成的硬刺，可以御敌。

1892年，一位英国的植物学家赫姆斯利（William Botting Hemsley）看到了皂荚树，但他并没有近距离长时间地系统观察，而是乱点鸳鸯谱式地把一种植物记录成了"兄弟"两个。早期的《中国药典》参照了这位英国学者的错误结论。

澄清植物分类学家的错误概念，推翻原来白纸黑字的结论是非常不容易的事情。

我的师兄邬家林教授，为正本清源，用了二十多年的时间，收集了大江南北不同的皂荚标本。最后发现，有的皂荚植株上满树都是雄花，不结果实；有的植株上两性花发育正常，可以长出长而直的皂角；有的植株上则结出不育果实猪牙皂。此外，还有多种果实同时生长在同一棵树上的情况。基于翔实的第一手调查数据，邬教授证明了皂荚是一种杂性花的植物。他的这项研究结果也被《中国药典》和《中国植物志》采纳了。现在的《中国药典》收载入药的皂荚是前两种，猪牙皂和大皂角。

药用

把捣碎的皂角放在水里能产生泡沫，除了有日常洗涤的功能之外，皂角还有非常高的药用价值，其中引嚏的功效甚至可以起死回生。

《中国药典》里记载了一种中成药通关散，组方有三味药，猪牙皂、鹅不食草和细辛，制成粉末使用。唐代孙思邈的《备急千金要方》记载，治自缢死方的其中一种组方即皂荚和细辛两味药。书中记载，遇到有人自缢已经昏厥的紧急情况，要马上取少许皂荚与细辛的粉末或皂荚末，从鼻子吹入，假如病患还能被药粉刺激到，接连打出几个喷嚏来，那么就能被抢救过来。

据其他文献记载，通关散还可以用于抢救溺水、中暑或中风等引起的昏厥者。

皂角和猪牙皂功效类似，主要用来治疗顽痰喘咳，大皂角偏于湿痰，猪牙皂偏于风痰。

皂荚树上的锋利棘刺也可入药，药名为皂角刺。主要用于治疗各种疮疡肿毒。仙方活命饮的组方中用到了皂角刺，对疮疡肿毒及现在医学上的乳腺炎、化脓性扁桃体炎等热毒实证者疗效显著。

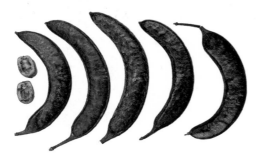

猪牙皂药材，小而弯，状似野猪獠牙

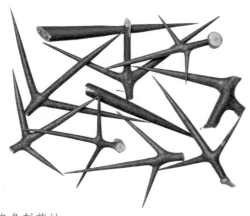

皂角刺药材

无患子

与皂荚洗涤功能相似的还有中药无患子。无患子 *Sapindus saponaria* L. 是无患子科的一种落叶乔木，果实入药，它有木患子、油患子、洗手果等别称。

古时候，人们家中常存一些无患子，古人认为无患子可以驱走邪魔，故取名为"无患"，寻求精神上的安宁和安慰。

沿用至今，无患子被广泛应用在日常生活与医疗上，尤其在清洗衣物方面有"万用清洁剂"之美称。

无患子属的拉丁名是 *Sapindus*，是由 sap 与 indus 组成的，这两个词分别是肥皂和印度，字面意思就是印度肥皂。无患子的种加词 *saponaria* 是肥皂水的意思。

无患子外形与龙眼较为相似，果皮比较厚，含有丰富的皂素，含量可达

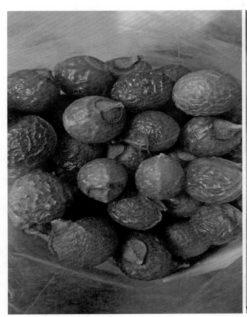

无患子

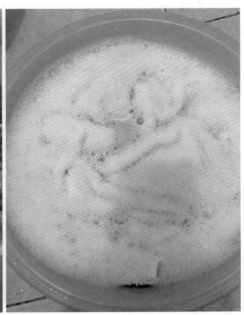

无患子浸泡产生的泡沫

28%，这是目前已知皂素含量最高的一种木本植物。

《本草纲目》中记载可以用无患子洗头发，用来洗脸，还可增白去斑，这方面也是现代人关心的。使用无患子的方法很简单，和肥皂一样，把它泡进水里，用手揉搓一下就会产生泡沫，可以直接用于清洗物品。

还可以用一个小布袋装四五个无患子的果子，放进洗衣机里来洗衣服。现在生活条件好了，很多人会佩戴首饰，清洁首饰时如果怕化学清洁剂会损伤首饰，不妨用无患子来试一试。

猪胰子

在 20 世纪五六十年代，人们常把肥皂、香皂叫成胰子、香胰子。这是起因于肥皂的上一代产品——猪胰子，就是猪的胰脏。

刚取出的新鲜猪胰脏是不能用的，使用前必须要经过一些处理加工。首先要把猪胰脏的污血洗净并除去脂肪，再研磨成糊状，加入豆粉和各种香料，最后制成一个乒乓球大小的圆球，就可以用来洗手了。猪胰腺当中含有多种消化酶，不但能够分解脂肪、蛋白质，而且非碱性，刺激性比肥皂小。李时珍在《本草纲目》里记载了一些猪胰子的小方子，猪胰子对于皮肤粗糙、手脚皲裂、嘴唇干裂等情况都有养护作用。

猪胰子最早加入清洁用品澡豆的配方，出自唐代孙思邈的《备急千金要方》，其中有四个用澡豆来命名的方子，每一个都离不开猪胰子。澡豆不是植物的种子，而是豆子状的清洁剂，属于一个复方制剂。孙思邈的《千金翼方》里也有用到猪胰子的美容方，看来药王非常善用猪胰子。

我在南极旅行途中结识了一位朋友，他向我倾诉了他的一段烦恼。大约在 15 年前，他患上了一种麻烦的病疾——毛囊炎，中医辨证为湿邪入侵。此病发作时，微疼略痒，皮肤呈红肿状，偶现脓点，不但有碍个人仪表，还很影响心理情绪。十几年间，他曾去北京、上海等地寻医问药，尝试了多种不同的治疗方法。结果此病症周而复始，循环发作，无奈之下，他选择了放弃治疗。

听到他的倾诉，我想起了皂角，建议他暂停所有的中药、西药，停用所有的化学洗涤剂，到药店买一斤皂角回来洗洗试试。此后每隔两个星期，他向我报告一次，并发来照片，持续了45天后，困扰他十多年的顽固症状消失了。目前我还不敢妄称根治，但他使用了这个方法的确见到了前所未有的疗效。

> 人们生活中每天都需要清洁、保持个人卫生。清洁是做减法，梳妆打扮是做加法。通过《本草纲目》的记载，我们可以了解古人是如何做清洁的。《本草纲目》中还有很多如此精巧的小方子、小妙招，值得人们继续挖掘，使之在临床方面发挥更好的作用。

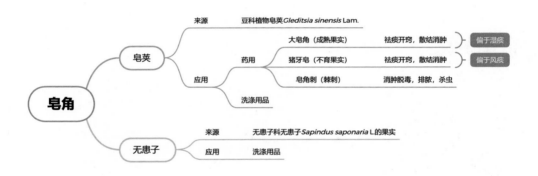

白芷
——内外兼修气自华

岸芷汀兰

白芷是最常用的有美容功效的中药之一。白芷植株通常有一人多高。很多女孩子起名字都喜欢用"芷"字。这是一个形声字，草字头代表植物。它的本意指有香气的草，人们走到这种植物旁都会止步不前，不忍离去。

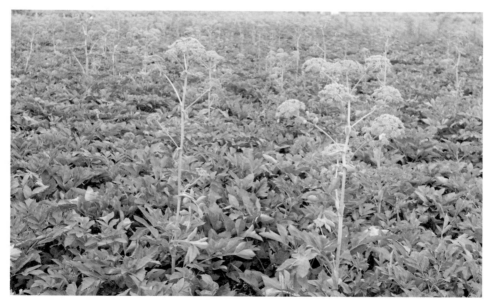

祁白芷栽培基地

北宋范仲淹《岳阳楼记》里有一句："岸芷汀兰，郁郁青青。"描绘了岸边的芳草和小洲上的兰花葱郁茂盛的景色。后人用"岸芷汀兰"来形容品德如芳草兰花一般的谦谦君子。除了气味芳香，白芷的形态也有一种清新淡雅的美。

在自然界中，自带芳香的中药不少，姜科植物、唇形科植物中都有许多芳香中药。白芷来自伞形科，这一科中也包含许多气味芬芳的药用植物。小茴香、当归、川芎都是伞形科植物。伞形科植物的特点是复伞形花序，

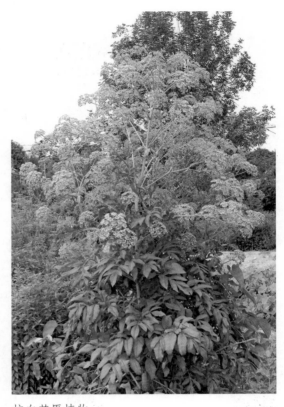

杭白芷原植物

一朵朵白色的小花组成一把把"小伞"，再叠在一起组成一把"大伞"。

～～ 白芷药用 ～～

白芷入药的部位是干燥的根。根的气味更加芳香，能通九窍，在临床上被广泛应用于风寒感冒、头痛、鼻渊等疾病及日常保健。

白芷是治疗阳明头痛必不可少的一味中药，特别擅长治疗前额及眉棱骨部位的疼痛。白芷能开毛窍，使气血上达头面，气血通了，也就有了滋润皮肤的作用。

《本草纲目》里记载了一个方剂都梁丸，由一味白芷制成，是治疗头痛的大蜜丸。宋代《是斋百一选方》里记载了都梁丸名字的由来。一位南宋画

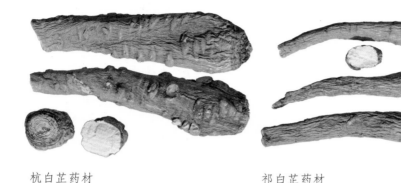

杭白芷药材　　　　　　　　　祁白芷药材

家王定国，受了冷风导致头痛，他赶到都梁（今江苏盱眙县一带）求访名医杨介，大夫给了他三粒丸药，服药后立即病愈。他恳求大夫药方后得知，此丸药只有白芷一味药，每嚼一丸，以清茶或荆芥汤化下。当时这个丸药还没有正式的名字，既然它出自都梁名医之手，于是取名"都梁丸"。

白芷美容

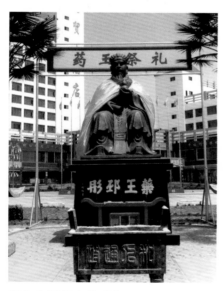

河北安国药市药王像

　　白芷美容的用法可以追溯到《神农本草经》，《本草纲目》引用其中记载："长肌肤，润泽颜色，可作面脂。"在后来的历代本草书中也都记载白芷有"润颜色"的功效。

　　唐代孙思邈的《备急千金要方》里有一个耐老方，清朝慈禧太后用过一个美容秘方——玉容散，清代名医叶天士有艳容膏，这几首方都用到了白芷。艳容膏的用法和今天的睡眠面膜差不多，晚上睡觉前抹在脸上，早上再把脸洗干净，以此来防皱祛斑。

白芷美容有一个特色，那就是它既可内服，也可外用。其用法也说明了一个道理，调理肌肤要注意内外结合。

祁州药志

现在市场上有禹白芷、祁白芷、川白芷、亳白芷四大主流商品，在白芷名字之前，加上的地名表明了白芷主要的四大道地产区。

禹白芷产自河南的禹州；亳白芷产自安徽的亳州，也是华佗的故乡；川白芷产自四川的遂宁；祁白芷产自河北的安国。

我实地考察过不少药材市场，其中去过次数最多的地方就是安国。河北省安国市古名祁州，是中国重要的中药材集散地之

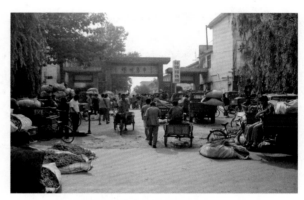
20 世纪 80 年代的安国药材市场

一，与江西省樟树市并称南北两大药都。

我国生药学泰斗赵燏黄先生，在 20 世纪 30 年代编写过一部《祁州药志》，开创了我国现代本草学研究的先河，其中就记载了祁白芷。

我第一次到"药都"安国还是在 1985 年，跟随赵燏黄先生的大弟子谢海州教授以及我的导师谢宗万教授等一起去考察。在那里我深深感受了药都文化，后来我自己又去过十几次。

安国不仅以药材集散地闻名全国，当地的药材种植业也很兴旺，因为那里的土壤和气候很适合北方药材的生长。安国的药材种植业始自明代，所种植的药材品种不下 150 种。其中以祁花粉、祁菊花、祁紫菀、祁荆芥穗、祁薏米、祁沙参、祁山药、祁白芷为代表，合称"八大祁药"。

取类比象

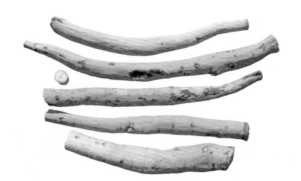

白芍药材

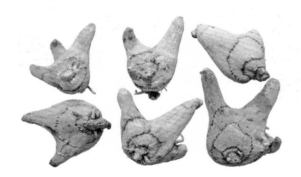

白及药材

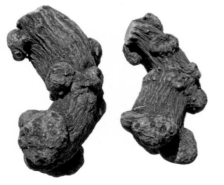

白术药材

有美容功效的中药还有很多，不仅有植物药，还有矿物药和动物类药。当然以白字开头的药居多，这容易让人联想到美白的功效。有"白"字的药不一而足，白芍、白术、白及、白蔹、白茯苓、白扁豆、白僵蚕、白牵牛、白丁香、白附子、白头翁、白花蛇舌草……是不是每一种白字开头的中药都能美白？答案是：未必。有些能，有些不能。

古人推测药物功效时有一种思维方法——法象药理，又称取类比象或取象比类。取类比象法在中医药认识的过程中是一种古代朴素的思维模式。将自然界、人身、药物的"法象"结合在一起，用于推导药物的功能主治，对一部分药材功效推演的过程中能对应上，但是在有些药材上又行不通。这种方法绝非放之四海而皆准的真理。

我觉得此法可作为趣味学习、记忆参考的辅助，但是必须以实际的临床效果为准。如果简单地认为红色的都能补血，黑色的都能补肾，白色的或者名字中有白字的都能美白，那就会出问题了。

在植物中除了带有白字的中药，其实人参、当归、杏仁、桃仁、菊花、百合、丹参、川芎、薏苡仁、枸杞子等都是常用的有美白作用的中药。可以看出，这些中药多具有补益气血、活血化瘀的功效，可以使人体气血充盈，血行通畅。

❦ 洗尽铅华 ❦

洗尽铅华这个成语与矿物质有关系。矿物药铅华也叫铅粉、铅白，俗称胡粉，有消积、杀虫、解毒、生肌的功效，在古代也作为化妆品和颜料的原料。古代将铅粉化成糊状制成化妆品，所谓面如敷粉，多数时候敷的就是铅粉。

铅华的主要成分是一种碱式碳酸铅。十几年前还有不法商人将铅粉加入美白化妆品中，以起到廉价美白的效果。铅对人体毒害比较大，现在有关部门已经明令禁止过量使用含铅成分，严格限制铅的用量。

李时珍已注意到铅粉的危险，《本草纲目》中记载制造铅粉时，铅蒸气的毒性可使人致病，甚至死亡。

用珍珠的蚌壳加工而成的蚌粉、用滑石研磨成的石粉等也是古人的化妆用粉。滑石粉比较细滑，化妆品级的滑石粉现在仍然是粉饼、粉底等化妆品的主要基质。

李时珍记载了以珍珠粉涂面，令人润泽，好颜色。现代研究表明，珍珠粉含有多种氨基酸，生肌作用比较好。

《本草纲目》里也记载了很多动物药的美容功效。动物的脂肪油和多种脂类物质，包括猪胰子、鸡蛋清都有滋润肌肤、软化皮肤角质的作用，也经常用在美容方剂中。

爱美之心，人皆有之，古今中外，无一例外。现代医学在日化用品方面的研发可说是日新月异；中医药在美容等日化用品方面的研发内容也非常丰富，不落人后，护肤、美发等都包含在内。

　　关于美容，有的人可能会觉得美容就是美白。事实是美容不等于美白，白也不一定都是美，苍白、惨白与"美"相去甚远。

　　有诸内必形于外，治外本于内。中药美白不仅要做表面功夫，更主要的是要修内功，从调理身体的内部做起。

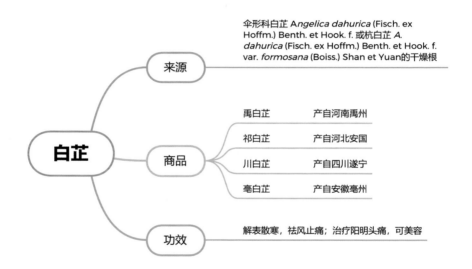

来源　　伞形科白芷 Angelica dahurica (Fisch. ex Hoffm.) Benth. et Hook. f. 或杭白芷 A. dahurica (Fisch. ex Hoffm.) Benth. et Hook. f. var. formosana (Boiss.) Shan et Yuan的干燥根

白芷

商品
　　禹白芷　　产自河南禹州
　　祁白芷　　产自河北安国
　　川白芷　　产自四川遂宁
　　亳白芷　　产自安徽亳州

功效　　解表散寒，祛风止痛；治疗阳明头痛，可美容

漆

——力猛功盛审慎加

我们生活在五彩缤纷的世界里，染料、涂料给现代生活带来了丰富的色彩，而且人人都会接触到。漆作为涂料，分为天然漆和人工合成漆。早期的涂料大多以植物油为主要原料，因此叫油漆。

在我国，传统天然漆又被称为大漆，大漆与多方面文化息息相关，和中医药也有紧密的关系。天然的大漆很珍贵，"百里千刀一斤漆"，因此漆又被称为液体黄金。

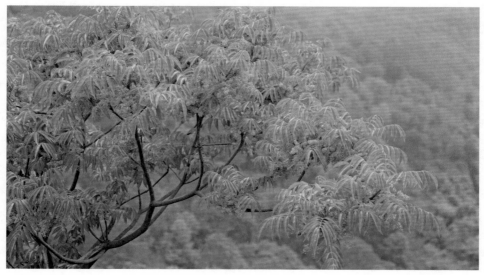

漆树原植物

"会咬人"的漆树

大漆是漂亮的，也是可怕的。

记得在 1983 年初春的四川江油，我进入深山寻找当地辛夷药材的来源之一——武当玉兰，预计要赶 50 多里山路。天刚蒙蒙亮，我就和护林员兼向导老张动身了。

老张曾在野战部队当过兵，上过战场，走起山路来健步如飞。我几乎一路小跑跟着他。他不时回头问我跟得上吗，我说可以，没有问题。我不怕吃苦，但我怕蛇。老张告诉我，我们这里蛇不多，但有一个比蛇更厉害的，那就是"会咬人"的漆树。

春暖花开时，正是采漆的好时节。果然没走多远，我眼前就出现了一棵高高挺立的漆树。只见树干上伤痕累累，布满一条一条斜向的有规律的刀痕，一看就是被割过漆的。我想到近处去看个仔细，老张一把拉住了我，告诉我这种漆树绝对不能碰，搞不好中了毒，今天就别想下山了。

漆树内有一种毒性的致敏成分——漆酚，可引起皮肤红肿甚至溃烂，严重者还会晕倒。当然，个人的体质不同，也有人天生对漆就不过敏，保险起见一

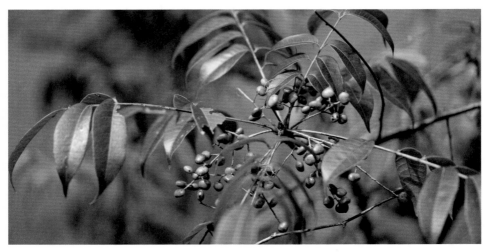

野漆树

般情况下不要冒险靠近。

漆来自漆树科植物漆 *Toxicodendron vernicifluum* (Stokes) F. A. Barkley 的树脂，平时储存于其树皮的分泌道中。

采漆就和割橡胶一样，需要在树干上斜着划开一道口子，漆就会一滴一滴地慢慢流出来，像白

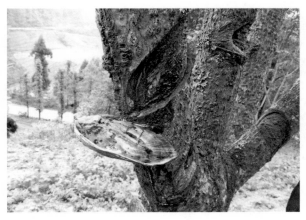

割漆的切口下方用一片贝壳接漆

色乳汁一样。一般在切口下方绑上一个小木碗或一个贝壳接住流出来的漆。原本呈乳白色的漆在接触空气后会逐渐氧化，先变成琥珀色，后变成黑色，漆黑一团。

割漆的工作十分辛苦，割漆人在半夜就开始工作了，那个时间段的漆液分泌最旺盛。每棵漆树上只能收到一点生漆，割漆人满山转，忙碌一天，把收集的漆凑在一起，最多得到两三斤。

漆的药用

大漆是一味中药，虽然可能使人中毒、过敏，但有相对应的解救方法。晚清江南儒医陆以湉的《医须周察》书中有这样一段记载。

清道光年间，安徽有位名医崔默庵，有一天，他遇到一位患者，是位新郎官，身上生了很多痘疮，全身肿胀，特别是头部，头大如瓮。患者看过很多大夫，却都束手无策。

崔大夫直接来到患者的病榻前，进屋之后，他感觉到屋里漆气熏人，找到了病因，原来新郎官婚房屋内的桌子、椅子都是新上了漆的。崔大夫连忙让患者搬到另外一间屋子住，远离新漆。同时崔大夫找来了几只活螃蟹，捣碎之后涂满患者的全身。一两天的工夫，患者的痘疮就消失了，肿也消了。

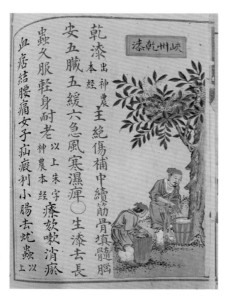

峡州干漆（摘自《本草品汇精要》罗马本）

用鲜螃蟹听来似乎不着边际，其实这种方法早在《神农本草经》中的"蟹"条目下就有记载：鲜螃蟹败漆，指出鲜螃蟹可用来治疗漆导致的病症，包括漆疮。《神农本草经》既收载了大漆，也收载了漆中毒的解药。后来的《名医别录》进一步记录了螃蟹明确的功效——蟹能愈漆疮。

《三国志·华佗传》记载，华佗的弟子樊阿曾向华佗求教补益之方。华佗教了他一首漆叶青黏散。

《本草纲目》中，李时珍记载干漆有破瘀血、消积、杀虫的功效，还记载了漆叶、漆子、漆花。但由于漆的药性很峻烈，鲜少单用。有一个常用的经方大黄䗪（zhè）虫丸，这首方用于虚劳血瘀证，方中用到了干漆。

干漆在《神农本草经》中被列为上品："主绝伤补中，续筋骨……久服轻身耐老。"把干漆列为滋补的上品药，似乎有点不可思议。不过在我国民间确实有吃漆油、喝漆蜡酒、喝漆蜡茶的习俗。漆油是漆树籽榨的油，呈白色或浅黄色蜡状固体，可以食用。漆蜡是从漆树果皮中榨出的油脂，在常温下呈固体。我国云南的傈僳族，他们把漆蜡当作产妇和做绝育手术后的滋补保健品。我在云南边境怒江地区，见到当地有种习俗，用干漆炖鸡给产妇进补。

漆的文化

中国是漆文化的发源地，单是漆器一类的器具就一直沿用至今。浙江杭州萧山的跨湖桥遗址出土了一件漆弓，距今已有约8000年历史。在长沙马王堆汉墓出土的漆器当中有餐具、酒器，虽然时间过去了2000年，但是保存得当的文物看上去还像新的一样。1986年，在湖北江陵雨台山出土了多件战国时期的彩漆木雕单头镇墓兽。它们由真鹿角和木制兽身组成，兽身与基座以黑漆为底，在兽的颈部有红漆描绘的龙纹等。1993年春天，在四川省绵阳市汉墓中发现了一件木胎黑漆人体经脉模型，表面用红色的漆线描绘出了经脉，又名涪水经脉木人。这是我国目前已知最早的人体经脉模型。

我们的祖先已经掌握了漆的调色技术。成语"如胶似漆"形容的是漆的黏度。"漆黑一片"说的是漆自然干燥以后的颜色。杜甫

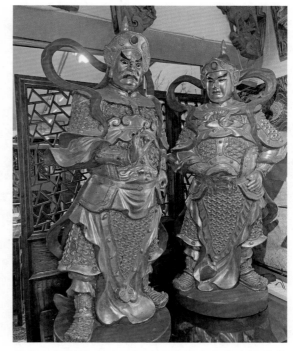

清朝中期脱胎漆天神像（香港浸会大学中医药博物馆藏 龙的文化慈善基金会捐赠）

的诗句中有："朱门酒肉臭，路有冻死骨。"朱漆代表着地位，古代王公贵族的住宅大门都漆成红色，被称为朱门。

漆器与丝绸、陶瓷、景泰蓝并称为我国古代的四大手工艺品。北宋张择端的《清明上河图》中也出现了漆器的店铺。福州三宝之一的脱胎漆驰名海内外。

漆器既有日用品，也有奢侈品，还可以与描金、彩绘、镶嵌等工艺结合，相得益彰。漆器有黑色的，奢侈如黑漆描金器物；有红色的，如剔红器物；还有多种彩漆，黄、白、金、灰、绿等不同颜色。

漆树可能"咬人"，但生漆干透了以后是十分安全的。漆是一种非常优质的防腐、防锈涂料，性质特别稳定，耐酸、耐碱，防潮、防尘，外表温润有光泽。

日本与漆器

我收藏了两个精美的漆器物件，一个来自扬州，另一个来自日本。

早在汉代，扬州的彩绘漆器就很发达，有漆柜、屏风、漆画等多种器物。

唐代鉴真大和尚就是从扬州出发，东渡日本，他把佛教、中医药等中华文化带到了日本，其中也包括漆器。日本人对漆器情有独钟，把它奉为国宝。

如今的日本，漆器的使用比中国更普遍。日本人日常餐具的碗筷、盘子、碟子有不少都是漆器制品。此外，漆器也经常作为朋友间的互赠礼品。

全世界漆属植物有近 20 种。日本漆器所用的生漆来源与中国稍有不同，它是同属不同种的另一植物，主要来自野漆 *Toxicodendron succedaneum* (L.) O. Kuntze。

中国的英文是 China，瓷器的英文也是 china，瓷器不仅是中国人的发明，也是中国的代表符号之一。

日本的英文是 Japan，漆器的英文也是 japan。漆是中国人发明的，为什么漆器的代名词成了日本呢？原来，漆器自唐代传到日本之后，日本的工匠认

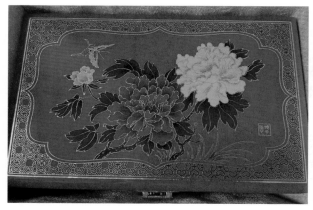

扬州漆盒

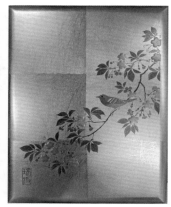

日本漆盒

真学习，在保持最原始方法与工艺的同时，形成了自己的风格，与中国的漆器风格十分不同。日本明治维新时期，打开国门、放开口岸，和西方人通商，很多日本精美的漆器传到了西方，"japan"这个词慢慢成了漆器的代名词。

国际上公认的植物学名是拉丁文。漆属的拉丁文是 *Toxicodendron*，它的词根来自 *toxicum* 意为有毒的。有毒、毒理学的英文均由此演化而来。

中国人怕大漆，外国人也怕，有人谈漆色变。但是当人们了解了它的特性之后，漆就变成了一匹驯服了的野马，可为人类所用，为人类造福。

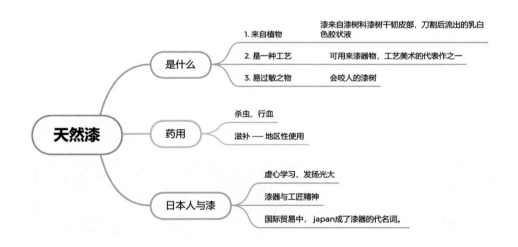

是什么
　　1. 来自植物　　漆来自漆树科漆树干韧皮部，刀割后流出的乳白色胶状液
　　2. 是一种工艺　　可用来漆器物，工艺美术的代表作之一
　　3. 易过敏之物　　会咬人的漆树

天然漆

药用
　　杀虫、行血
　　滋补 —— 地区性使用

日本人与漆
　　虚心学习、发扬光大
　　漆器与工匠精神
　　国际贸易中，japan成了漆器的代名词。

厚朴
——千年古药正名记

厚朴始载于《神农本草经》，列为中品。厚朴的树皮和花皆能入药。在中医临床上，厚朴是行气消胀的要药，十分常用，针对胃肠气滞胀满的病症，处方中往往都会用到厚朴，例如，张仲景的大承气汤和小承气汤中都有厚朴。

鉴真东渡

我国唐代的鉴真大和尚东渡日本，弘扬了佛法，传播了唐朝文化以及中医药。在他东渡成功之前却也冒着葬身汪洋大海的危险，历经了五次失败的

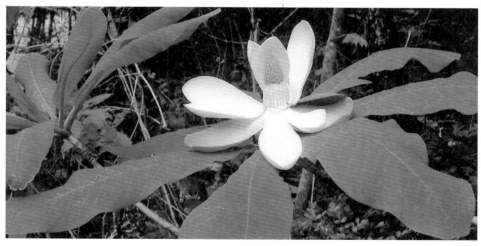

厚朴原植物

出海。终于，在天宝十二年，公元753年，鉴真60多岁的时候，第六次东渡成功抵达日本。那时的鉴真大师已经双目失明，却仍然开坛讲法，成为中日两国的佛学大师。1000多年来，鉴真精神为中日两国人民所敬仰。

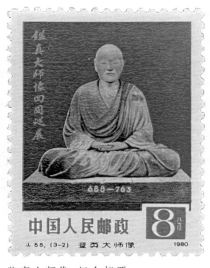

鉴真大师像 纪念邮票

现在人们总说中日两国一衣带水、一苇可航。可在唐朝的时候，中日之间要渡海做文化交流绝非易事。

日本遣唐使晁衡，原名阿倍仲麻吕，他在唐代朝廷中做了高官，还与李白、王维等文人结为好友。在晁衡年过半百时，终于有机会返回故乡，谁知出海后遇到风暴，很久都没有消息，亲朋好友都以为他在海难中遭逢不测。李白悲痛中挥泪写下了一首七言绝句《哭晁卿衡》：

> 日本晁卿辞帝都，
> 征帆一片绕蓬壶。
> 明月不归沉碧海，
> 白云愁色满苍梧。

过了一段时间，居然有晁衡的消息传来，原来船被风浪吹到了越南。后来，晁衡历尽艰难、九死一生又回到长安，并在此终老。古时两国之间的交流如此不易，但中华文化还是慢慢渗入了日本文化中，相互影响着。

1988年，我从日本回国，特意体验了一回"鉴真号"邮轮，从大阪出发，航行约48小时到达上海。现代邮轮已经可以保证一定的安全了，虽然太平洋上仍有巨浪翻滚，但可以克服，鉴真大和尚行过之路已是海上坦途。

正仓院厚朴

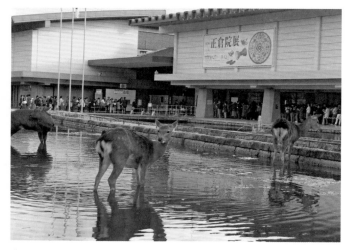

奈良正仓院特展

鉴真大和尚带到日本的唐代文物，至今仍保留在日本古都奈良的正仓院中。奈良正仓院，建于公元 8 世纪中期，收藏品总数超过 9000 件，包括圣武天皇和光明皇后使用过的服饰、家具、乐器等文物，"鉴真文物"也收藏于此，已被日本政府定为国宝，归天皇所有，属于特定的保护对象。

第二次世界大战后，正仓院每年仅在 10 月底到 11 月初开放两周，挑选一些代表性的文物举办公开展览。2018 年，我终于有机会参观了正仓院第 70 届展览。那次展览共展出 58 件珍品，其中与药物相关的有沉香宝盒、犀角如意、嵌螺钿八角盒等。

鉴真带去的文物中，最早的账目上标示有中药 60 种，现在仍可识别的有 40 种，包括五色龙骨、人参、沉香、桂心等。这些珍贵的标本为后人研究中药的历史沿革与变迁提供了第一手资料，研究价值非常高。从 20 世纪 50 年代开始，日本曾两次组织全国顶级药物专家，有藤田路一教授等，对这些药材进行过鉴定。但在厚朴的来源上，一直存在疑问，没有下结论。

1987 年，我到东京药科大学学习。我所在研究室的前任教授就是藤田路一先生。研究室里仍保留着藤田路一教授鉴定后留下的少量标本，让我有机会接触到唐朝的厚朴标本。

树皮年轮

厚朴是以树皮入药的药材，其干燥干皮、根皮、枝皮都是入药部位。

我在做厚朴枝条动态解剖学研究时，就观察到厚朴树皮中纤维束环带的层数非常有规律地逐年增加。当时我设想这是否与其生长年限有关。后来我在研究室报告会上提出了科学假设，立即引起了日本教授的兴趣。

我的指导老师指田丰教授年轻时就研究过厚朴的化学成分。在东京药科大学的山坡上，栽种着很多种木兰属的植物，有产自日本的，也有产自中国的，大学的食堂也被命名为木兰堂。

在我做完报告后的一天，指田教授约我一同来到大学半山坡上的植物园。他请植物园长将一棵厚朴树桩截断，取走了树干的部分，我留下一小块树皮，我们开始进行双盲实验。

一周之后，我把显微镜下观察的树皮年轮数据和照片，与指田教授从树

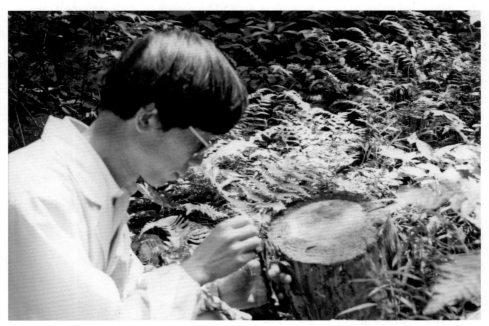

笔者考察"树皮年轮"

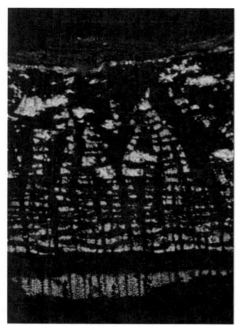

显微镜下观察到"树皮年轮",可作为鉴定树龄的参考

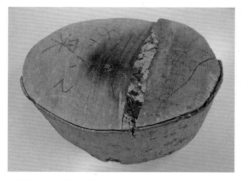

1987年研究"树皮年轮"时用到的一截树桩对照样品

干中得到的年轮数相比较,二者完全相符,证实了我提出的树皮中有年轮的假设。

为了进一步验证树皮年轮的存在,我又对木兰属的17种植物141个样品进行了研究,都得到了同样的结果。

自然界有些树种,在生长过程中外皮很早就剥落了,如桦树等。但以木兰科植物为代表的树木则不同,它们的树皮在成长中保留得非常完整。

我提出的"树皮年轮"是树皮中由形成层产生的纤维束环带。这些环带的数目和相应部位木质部的年轮数是相当的。

根据树皮中的"年轮"即能判断树龄,就没有必要再砍断整棵树来观察断面了。这个快速简便、不损害树木生长的树龄鉴定方法,让我在1990年获得了国家专利。随着这项研究的深入,我的《树皮年轮的研究及其在中药方面的应用》在1991年获得了国家科技进步二等奖。

树皮年轮的研究是我从事的中医药研究的域外旁支。这种跨学科的研究,开启了我的很多新思路,我后来的工作也由此受益,不再受"专业"的限制。

古药正名

在我国最早的辞书——东汉许慎编的《说文解字》中讲："朴，木皮也。"《本草纲目》中李时珍记载："厚朴，树质朴而皮厚，味辛烈而色紫红。"如此命名，盖因皮厚。而且，朴字简、繁体之间没有变化，一直延续了古代的写法。

1987年，由于我对树皮年轮的研究，我的工作成果得到了日本教授的认可。一天，教授终于向我展示了他们珍藏在研究室的"国宝"厚朴标本，并且问我："赵先生，你对这个有兴趣吗？"

由于这并不是我的原定研究课题，对着这千年前的药材，在对它的材质不太了解的情况下，我没敢轻易承诺，只回答了："一定加油干！"

一年进修即将结束的时候，经过不断的摸索，我熟练掌握了超薄切片的技术，于是我正式向教授提出了对这一唐代标本进行实验的想法。教授对"国宝"反复揣量之后，同意让我试一下。到这时，我才真正触摸到了这个1200多年前的文物标本。

面对这一小块树皮，我采用了冰冻切片并进行观察、拍照记录。结果初步断定，正仓院收藏的"厚朴"不是木兰属植物，因为其内在的结晶、纤维都与木兰属的不同。它属于厚朴的混淆品。1988年4月，我回国后，继续对木兰属植物进行研究。

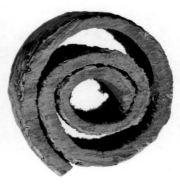

"紫油"厚朴药材

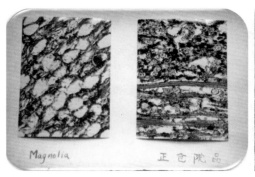

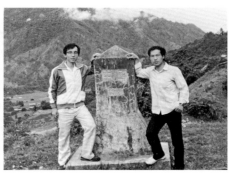

笔者在显微镜下观察正仓院唐代"厚朴"药材显微切片的原始记录

1988年笔者与唐军共赴中缅边境进行野生厚朴与混淆品来源考察

《本草纲目》中涉及木兰属的中药有三个条目，除辛夷和厚朴，还有一个"木兰"条目。

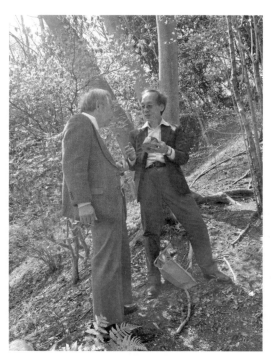

三十年后与指田丰老师重游故地，再次探访"老友"厚朴树

我与助手唐军到四川、云南等厚朴产区，进行资源考察，做出了厚朴资源的考察报告。在市场上作为"厚朴"出现过的来源有 10 科近 40 种植物的树皮，情况十分混乱。

我们的考察结果发表在1991年的《基层中药杂志》上，其中提到了一种厚朴伪品，是来自胡桃科的黄杞 *Engelhardia roxburghiana* Wall.。后来我又把来自我国西南与华南地区的两份树皮样品，寄给在日本的指田教授作为研究参考。

终于在 2009 年，指田教授研究组参考了我们的报告，并在进一步研究的基础上得出结论，明确指出正仓院珍藏的唐代"厚朴"是来自胡桃科的黄杞。这篇论文中引用了我的部分前期考察，并特别致谢。至此，千年前正仓院"厚朴"的基原之谜终于全部解开。

32 年，白驹过隙。2019 年 4 月，当我与美国探索频道（Discovery Channel）摄制组一起重返东京药科大学时，80 多岁的指田教授亲临现场接受采访。当年那几棵二十几岁的碗口粗的厚朴树，如今已经 50 多岁了，长得更加粗壮，外皮依旧保存完好。

> 重访母校东京药科大学，重访当年的宿舍、当年的实验室、当年的植物园，我十分感慨。正是从"树皮年轮"到"正仓院药物"，通过文献考证到市场调查、野外资源、实验分析，我逐渐踏上了现代生药学的研究之路。
>
> 在日本学习和工作的 10 年中，一扇扇大门在我面前打开，也让我学会了从多个角度看中医药、看世界的传统药物。

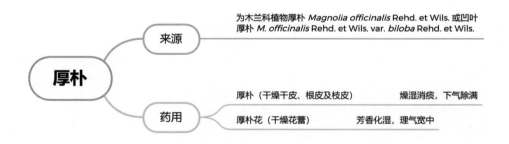

厚朴

来源　　为木兰科植物厚朴 *Magnolia officinalis* Rehd. et Wils. 或凹叶厚朴 *M. officinalis* Rehd. et Wils. var. *biloba* Rehd. et Wils.

药用　　厚朴（干燥干皮、根皮及枝皮）　　燥湿消痰，下气除满
　　　　厚朴花（干燥花蕾）　　芳香化湿，理气宽中

槐树
——枝繁叶茂荫民昌

～～ 古槐故乡情 ～～

槐，在《神农本草经》中列为上品,《本草纲目》中收录于第35卷的木部，李时珍记载了槐的多个药用部位，包括槐实、槐花、槐叶、槐胶、槐枝与槐树皮。

槐树在中国北方很常见。北京的市树就是槐树，国槐，北京好多街道的行道树都是槐树。槐树一般可以长到10多米，甚至更高。

"门前一棵槐，不是进宝就招财。"在北京稍为宽敞些的胡同里、大的四合院门前都可以见到槐树。北京还有一句谚语："有老槐必有老宅。"尤其是

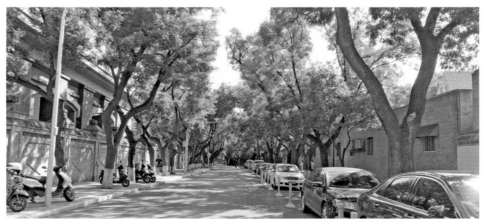

市树国槐为老北京遮荫

在一些名胜古迹的公园里，如北海公园、劳动人民文化宫、中山公园等，古槐树特别多。北京故宫博物院里有 18 棵老槐树，称为"紫禁十八槐"，位于熙和门内断虹桥北。北京及很多古都都会在古树上挂上编号标牌，记录古树的种类、年龄。绿色的标牌代表树龄在 100 年以上，属于三级古树；红色的标牌代表树龄在 300 年以上，属于二级古树。

不过，古槐树中最著名的还得数山西洪洞县的大槐树，就是京剧《玉堂春》"苏三起解"唱的洪洞县。民间流传这样的歌谣："问我祖先在何处，山西洪洞大槐树。问我老家在哪里，大槐树下老鸹窝。"

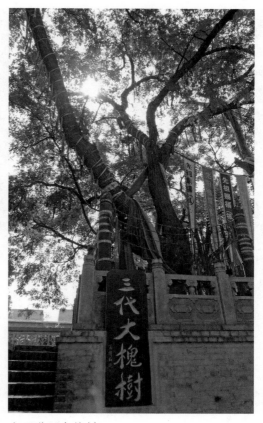
山西洪洞老槐树

元朝末年，天下战乱，千里无鸡鸣。明代洪武年间，朝廷发布了一道诏令，让一些地方的百姓全体迁移到那些因战乱而荒芜的地方去。山西洪洞县是百姓迁徙的其中一个始发点。那里至今还保留着几棵老槐树，据说是当时留下来的。那几棵老槐树树干粗壮，几个人合抱都抱不过来，树干上缠着红布条，以示纪念。

槐花与槐米

一般槐树要生长到十几年才能开花结果。槐树身上的豆科植物特征很明显，槐花是典型的蝶形花冠，淡黄白色，果实是念珠状的肉质荚果。

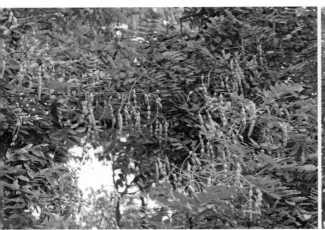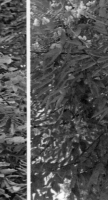

槐角，似串串玉珠　　　　　　　　　槐花，泛出阵阵清香

　　明代《救荒本草》里记载了槐花可以炒熟食用以解饥荒。直到现在，蒸槐花、槐花拌面、连蒸带炒再加上葱姜蒜，仍是河南、山西等地流行的美食。

　　槐花可代茶饮，做草药茶，有清热败火的作用。成熟的槐花和未成熟的花蕾都可以入药。

　　现行《中国药典》规定，槐花为豆科植物槐 *Sophora japonica* L. 的干燥花及花蕾。槐花的花蕾因为干燥后如米粒大小，形状也和米粒差不多，又名槐米。槐米味苦，微寒，主要用于便血、痔血、肝热目赤、头痛眩晕等。槐花炒制后，苦寒之性缓和，止血作用强于生品。炒成炭的槐花炭，收涩功效增强，偏于止血。

　　槐花的主要有效成分芦丁，一般是大学生做植物化学实验时，第一个提取的实验对象。有时提取一个化合物相当不容易，如人参里的有些化合物一般含量仅千分之几、万分之几。但槐花里的芦丁含量很高，能够达到百分之十几，特别容易提取，方法简单，成本低，适合让学生练手，也就成为本科生植物化学课程的经典实验了。

　　槐花还可以作为染料。明代《天工开物》里记载了槐花作为染料的应用。染红色的衣服，可用红色的植物，如红花、茜草、苏木。染绿色时往往就可以用槐米了。槐米采下来后，水煮，捏成饼，花会慢慢变成黄色，再撒上石灰，搅拌均匀就可以当作染料了，这样染出来的布就是绿色的。

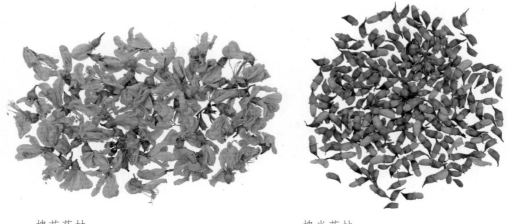

槐花药材　　　　　　　　　　　　　槐米药材

槐角与槐角丸

槐树的果实也可入药，作为豆科植物，槐的果实为荚果。植物科的英文是 Family，也是家族的意思。无论是草本、藤本，还是乔木，荚果是豆科植物共同的特征。

槐树的果实又叫槐角，它的豆荚里也裹着豆子。但是它和蔬菜豆角不一样的地方是，槐角里有很多黏液，即使晒干了也不会开裂。槐角和槐花一样，都可以降血压、治疗痔疮，它的黏液有一定润肠通便的作用。

经典的中成药槐角丸，沿用了几百年，不仅在我国是经典方剂，在日本也是畅销药品。现在很多"都市病""办公室综合征"，如失眠、便秘、痔疮等，困扰着许多日日通勤、常坐办公室的人。如果人整天坐在电脑前不动，血液循环就会减慢，得痔疮的可能性就会增加，这时槐角丸就能派上用场了。

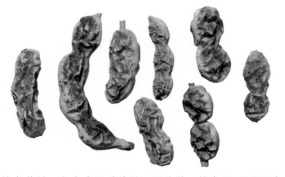

槐角药材，与众多豆科荚果不同的是，槐角干而不开裂

槐树其他的药用部位，如槐树叶子的嫩芽，可以用热水焯过做菜，也可以代茶饮。

槐枝和黑黢黢的槐树皮可以煎水外用，清洗皮肤，可除湿止痒。

槐胶，也就是槐树的树脂，有平肝、息风、化痰的功效。

除了国槐以外，还有一种槐树在北京也很常见，叫作刺槐 *Robinia pseudoacacia* L.，它是带刺的槐树。刺槐的刺其实是羽状复叶的托叶刺，长在叶柄基部。刺槐是一个外来品种，原产于北美洲，清朝时才引种到我国，所以又叫洋槐。刺槐花味道较甜，也可以吃，如今也是重要的蜜源，一般不做药用。

20 世纪 80 年代以前，北京有一道风景，一到洋槐花开的时候，人们来到洋槐树下，把凉席铺在地上，接树上掉下来的槐花。我们小时候都吃槐花，那股甜香我一直记忆犹新。比较好吃的做法是槐花摊鸡蛋，在吃不上鸡蛋的困难时期，老百姓的做法是把槐花裹上少量面粉蒸熟，或者直接掺到面粉里做成菜馍馍。

槐树容易长一种虫子，俗名"吊死鬼儿"，它会拉下一根丝来倒垂在树枝上。现在城市里有防虫措施，向树上喷洒灭虫药，所以城市里的槐树开的槐花最好不要采摘。

槐字的读音，同怀念的怀。我在北京长大，在北京生活了三十年，此后在外漂泊的时间也已超过三十年了。

每当我看到槐树时，我都会想到故乡北京。每当有人说到北京，我也会很自然地回忆起故乡的老槐树。

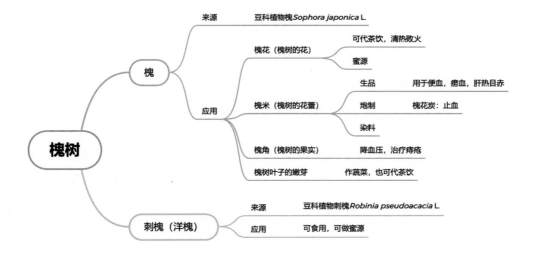

香椿与臭椿
——鲜新咬出碧馐珍

树上的蔬菜

《本草纲目》中记载了很多蔬菜。大多数蔬菜是弯下腰来在地里采的草本植物，再抬头望望，其实还有些蔬菜来自树上。

在中国北方地区有三种树上的蔬菜特别出名，它们是香椿树上的香椿、槐树上的槐花和榆树上的榆钱。

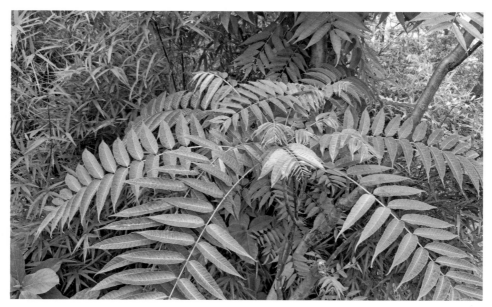

香椿原植物

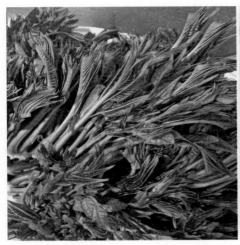

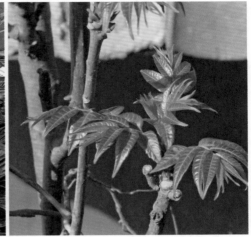

刚从菜市场买回来的香椿芽　　　　　树梢上初生的香椿嫩芽

香椿是落叶乔木，中国北方栽培得比较多。可作为蔬菜食用的是香椿嫩芽，也叫香椿芽。现代《救荒本草》就有食用香椿的记载："采嫩芽炸熟，水

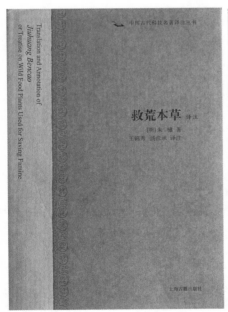

救荒本草译注

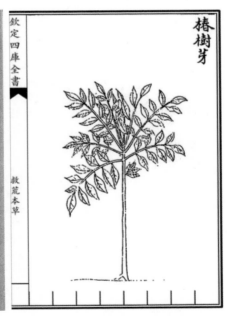

椿树芽（摘自《救荒本草》），所绘实为"臭椿"，图中绘出了单数羽状复叶的特征

浸淘净，油盐调食。"原本是救荒野菜的香椿，现在地位又被抬高了一些，价格比一般的大众菜要贵得多。一年之计的春天，人们都希望吃个新鲜，也能带来好的兆头。我很喜欢吃香椿，如果赶上春季回北京，我会从北京买很多香椿背回香港。香椿的吃法最简单，可以直接拌豆腐，也可以炒鸡蛋。洗净、切碎、焯水，跟打匀的鸡蛋拌在一起，再下锅翻炒，加一点盐，不用加其他调料，出锅喷香。香椿也可以用盐腌上，或者直接放在冰箱的冷冻区冰冻保鲜。香椿叶里含有过多的亚硝酸盐，但在嫩芽当中含量相对较少，用水焯后也能降低亚硝酸盐的含量。这也是为什么我们吃香椿的时候，不但专选嫩芽，还要先用热水焯一下的原因。

区分香椿和臭椿

《本草纲目》之前的古籍中没有把香椿和臭椿分开，李时珍在《本草纲目》木部里记录了一项椿樗。虽然椿和樗并列在一起，但李时珍指出了椿和樗的不同，香的是椿，臭的是樗。

香椿和臭椿在植物分类学上，来自不同的科。香椿是楝科的植物 *Toona sinensis* (A. Juss.) Roem.，而臭椿是苦木科的植物 *Ailanthus altissima* (Mill.) Swingle。

如何区别香椿和臭椿，大致有四个鉴别要点，分别适用于春夏秋冬四季。春天闻味道，夏天看叶子，秋天看果实，冬天看树皮。

春天闻味道。把香椿和臭椿的嫩芽分别取下，闻闻香臭就知道是椿还是樗了。

夏天看叶子。香椿和臭椿的叶子都是羽状复叶，小叶像羽毛状排列，香椿为双数羽状复叶，臭椿为单数。直接观察最顶端的小叶，成对的就是双数羽状复叶的香椿，单个的就是单数羽状复叶的臭椿。

秋天看结出的果实。香椿的果实是蒴果，会开裂，入药时称作香铃子。臭椿的果实是翅果，带有翅膀可以随风飘扬，因其果实表面像凤眼，所以又叫凤眼果。这两种果实属于不常用的药材，也称冷背药材。

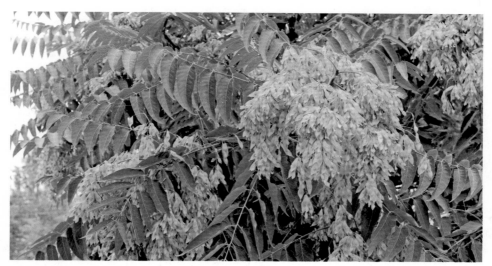

臭椿原植物

冬天看树皮。香椿的树皮基本呈纵向条状开裂，臭椿的树皮开裂不规则且比较坚硬。

民间有这样一个传说。有一天，玉皇大帝派小神仙下凡看看人间有什么好吃的，并带点回来。小神仙下凡时闻到一股异香，原来是有户农家在做香椿炒鸡蛋。于是小神仙把香椿带到了天上，献给了玉帝。玉帝也喜欢香椿的味道，便让小神仙再下凡把这棵树封为"树王"。可万万没想到，小神仙回到人间，分辨不清香椿和臭椿，随手一贴，阴差阳错地把封号误贴在了臭椿树上。生长在旁边的香椿气得一下子把树皮都绽开了，出现了一条条的纵裂痕。

神木传说

关于臭椿的解释，李时珍引用了《庄子·逍遥游》的一段记述："吾有大树，人谓之樗。其本拥肿而不中绳墨，其小枝卷曲而不中规矩。"惠子和庄子对樗有争论，惠子说樗树大而无用，但庄子反驳了他。庄子认为虽然樗树不适合做木材，但生在旷野，无人砍伐，它躲过了一次次劫难才得以长生长寿，可以在大树下自在躺卧，无用，亦无困苦。它的无用也是一种有用。

还有传说樗的寿命可达八千岁，臭椿也因此而扬名。人们常以"椿年""椿令"来祝福长寿。有副寿联："椿树千寻碧，蟠桃几度红。"

椿根皮

臭椿的适应能力强，随遇而安，不择环境，分布很广，而且生长迅速。虽然不做木材，但在中医眼里臭椿可以物尽其用。现在的《中国药典》收录药材椿皮，就是臭椿的干燥根皮或干皮。在《本草纲目》的记载里，它原来的药名为樗根皮。

椿根皮是清热燥湿药，可配合黄芩、黄连一起使用。它同时可以收敛，止带，止泻，止血。

李时珍就记载了一个病例，用椿根皮治好了血痢，病例的记载源自宋代的《本草衍义》。洛阳有一女子，四十六七岁，好喝酒，喜欢吃鱼和螃蟹，一日夜能拉肚子二三十次，便中带血，痛苦不堪。起初用了止血痢的药和治肠风的药，但都不管用。病情耗了半年多，患者气血削弱，消瘦了下去。最后用樗根皮一两和人参一两，研成粉末，每次空腹用温酒或米汤调服二钱，并且注意忌口，终于治愈了病患。

现代研究表明，臭椿皮主要含苦木素类、生物碱类、香豆素、黄酮类成

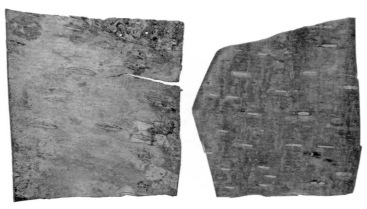

椿皮药材

分。臭椿的干皮和根皮具有抗肿瘤、抗菌、抗病毒的作用，是值得深入研究与开发的中药。臭椿叶具有祛风利湿，止血止痛的作用。用臭椿叶煮水清洗皮肤，可治疗疮疥。

日本也用汉字，但有些字代表的意思与中文的不一样，比如，日本的椿花指的是另外一种植物。

在日本每年的三月下旬，樱花盛开之前，很多旅行社都会打广告，要举办"椿"展，地点就在日本静冈县的热海。其实日语里面的"椿"字，指的是山茶科山茶属的植物，"椿展"以山茶为主。

山茶与香椿，完全不同科不同属，如果一定要找共同点的话，那就是山茶科的茶叶与香椿可食用的都是嫩芽吧！茶花飘香、茶叶飘香，香椿亦飘香。

旅居美国时，一位华人朋友曾送给我一棵香椿小树苗，那带有淡紫色、绿油油的嫩芽，充满了春天的气息。我爱人兴高采烈地栽下了这棵小树苗，天天数它出了几个新芽，还担心让野兔子给吃了。可能是兔子天生不喜欢香椿的气味，小树苗安然无恙。在异国他乡，我们终于在春天吃到了美味的香椿炒鸡蛋。几年以后，这棵小香椿已经长到 1 米多高了。2012 年，我爱人来香港和我团聚前，把它转送给另外一位华人朋友。香椿不但让海外游子感受到家乡的味道，其中也饱含着海外华人浓浓的乡情和记忆。

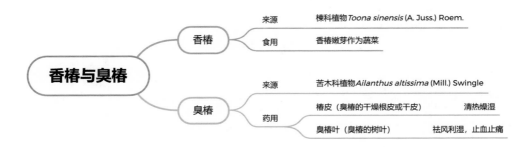

香椿
　来源　楝科植物 *Toona sinensis* (A. Juss.) Roem.
　食用　香椿嫩芽作为蔬菜

香椿与臭椿

臭椿
　来源　苦木科植物 *Ailanthus altissima* (Mill.) Swingle
　药用　椿皮（臭椿的干燥根皮或干皮）　清热燥湿
　　　　臭椿叶（臭椿的树叶）　祛风利湿，止血止痛

蜡
—— 蜂蜡虫蜡两天然

蜡可以简单地分为三种。

第一种是蜂蜡，现在《中国药典》收录的正名是蜂蜡，历代本草书籍中多记载为蜜蜡。第二种是虫白蜡，也叫木蜡。第三种是化工蜡，也就是石蜡，因为是由外国人发明的，所以又叫洋蜡。李时珍在《本草纲目》当中收载了前两种，蜜蜡和虫白蜡。

嚼蜡事件

中药的丸剂有时称为蜜丸，有时称为蜡丸，传统蜜丸外层包着一层蜡的包装——蜡皮。中国的大蜜丸远销日本，安宫牛黄丸、牛黄清心丸、至宝三鞭丸、杞菊地黄丸都是畅销药品。

日本人吃丸药的习惯与中国人有点不同。中国人一般把药丸整个吞咽，或者掰开分成小丸用水送服。日本人吃丸药是嚼服，再大的蜜丸也是一样，都会放在嘴里细嚼慢咽。

我曾和一位日本朋友聊起中国的丸药，他脸上的表情特别复杂。我详细询问他才知道，有一次他生了病，一个中国朋友推荐给他一种中成药大蜜丸。吃了药是药到病除，不过他又说，这个药虽好，就是太难吃了，很难吞咽。原来这位日本朋友连着外面的蜡皮也一起嚼着吃了。这也不怪外国人不了解中药，以前很多中成药的说明书的确写得不够细致，其实很多老外第一

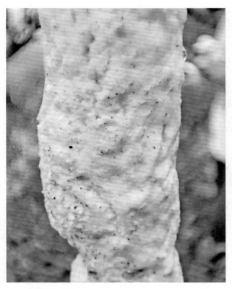

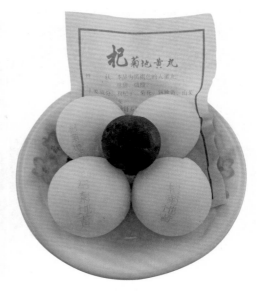

虫白蜡

丸剂（摘自《百宝药箱》）

次接触中药蜡丸时都不知道怎么下嘴。不过现在好多了，凡是出口的大蜜丸，说明书都写得很清楚，还会附上一张图，告诉患者先把蜡皮剥开，再取出里面的大蜜丸服用。

在丸剂外层包裹蜡皮的做法是我国丸剂防腐加工的一大进步。早期一些贵重成药的蜡皮是用蜂蜡与虫白蜡混合制作的。蜡封后的蜜丸与外界空气隔绝，像密闭的小罐头一样，有的放上几年、几十年都不会变质。蜂蜡与虫白蜡做的丸药的蜡皮，虽口感不好，但吃下去也不会造成医疗事故。

现在的蜡丸可不一样了，基本上用的是石蜡，大部分还在里面加了一层硬塑料，看着美观，但不可食用。

蜂蜡

蜂蜡是人类最早使用的蜡。蜂蜡除了用作照明材料外，还可入药，用于蜡染、抛光木料等，用途非常广泛。

蜂蜡入药最早记载于《神农本草经》中，当时称为蜜蜡，列为上品。虽

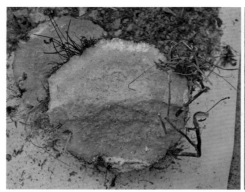

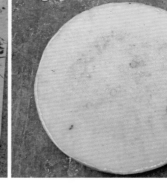

野生的自然蜂蜡　　　　　　　　　　养蜂人家里炼成圆饼的蜂蜡

然蜂蜜与蜂蜡都来自蜜蜂，但味道却是一个甜，一个淡。李时珍曾经发出这样的感慨："蜜成于蜡。莫甘于蜜，莫淡于蜡。"味甘如饮蜜，味淡如嚼蜡。

蜂蜡是蜂的分泌物，在蜂群当中，只有工蜂才有分泌蜡的能力。工蜂最初分泌的是不透明的白色蜂蜡，主要用于筑造巢房，储存蜂蜜。

来自东方的魔术师

有别于蜂蜡来自蜜蜂，虫白蜡则来自另外一种小虫子——白蜡虫，蜡蚧科的昆虫白蜡蚧 *Ericerus pela* (Chavannes) Guerin。这种神秘的小虫子是一种群居的昆虫，主要栖生在木犀科植物白蜡树 *Fraxinus chinensis* Roxb. 的树枝上，也有的生于女贞 *Ligustrum lucidum* Ait. 等几种女贞属的植物上。

白蜡虫体形非常小，比小蚂蚁还小，身长不过 1.5 毫米，

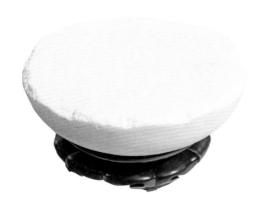

虫白蜡药材

头上有一个细细的"针头"，不用放大镜根本看不到，这根"针"可插入植物的枝干里吸收营养。白蜡其实是这种虫子的代谢物，人类是在"废物"利用。

雄性白蜡虫能分泌蜡丝，雌虫只能分泌微量蜡粉。蜡丝的初始形态像春蚕吐丝一样。随着蜡丝不断增加，会形成蜡花铺满枝条。蜡采集下来后，需经过熔化、过滤、冷凝等加工，最后得到呈白色固体的虫白蜡。

虫白蜡主要分布在我国华南和西南地区，四川是主产区之一，别名川白蜡。

我第一次见到白蜡树就是在四川的峨眉山，树枝表面布满了白蜡丝。我眼前的景象是"疑是树上霜"，好似冬天到东北看到满树的雾凇一样。

白蜡树的树皮可入药，就是常用中药秦皮。

白蜡树剥去树皮以后的白蜡木可做成木杆，称为白蜡杆。红缨枪的枪杆、齐眉棍都可用白蜡杆为原料，使用时非常顺手，韧性也特别强。

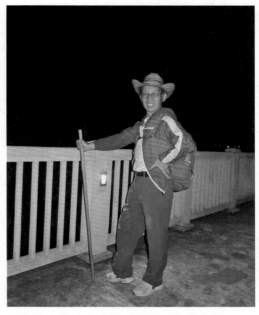

笔者手中的这根登山杖就是"白蜡杆"

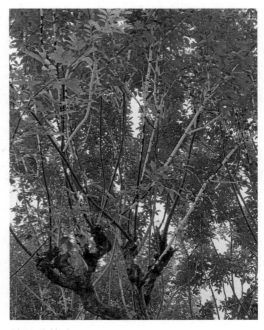

蜡丝满枝头

蜡——蜂蜡虫蜡两天然　83

李时珍在《本草纲目》中记载，唐宋之前用的蜡都是蜂蜡。从元代开始，人们发现了虫白蜡。明代时虫白蜡已经成为日常用品了，并且作为中国特产，出口到了欧洲。

李时珍详细记载了虫白蜡的产区，白蜡树的形态，白蜡虫的生活史、人工养殖方法，白蜡的采制法，同时还附了一张图描绘白蜡虫的养殖情况。

起初西方没有虫白蜡，他们有自己的黄蜡（Yellow Wax）和白蜡（White Wax），欧洲人刚见到从中国进口的这种蜡时，还以为就是精炼的蜂蜡。第一次认识到中国白蜡虫和虫白蜡的西方人是一位来自法国的传教士、汉学家金尼阁（Nicolas Trigault）。他在 1651 年记录下了中国东南各省取白蜡的情况。

这种来自于昆虫的神秘的蜡让西方人大为赞叹。这种微小的虫子竟然能分泌出蜡，简直像是来自东方的魔术师。

1848 年，法国汉学家爱德华·埃玛纽埃尔·沙瓦讷 Édouard Émmannuel Chavannes，汉名沙畹，正式给白蜡虫命名了拉丁名，白蜡虫 *Ericerus pela* (Chavannes)。它的种加词 pela 就是从"白蜡"的湖南方言音译而来的。而虫白蜡英文直接为 Chinese Wax（中国蜡）。

蜡的分类与应用

蜂蜡、虫白蜡在功效上也有很大区别。蜂蜡主要用于内服，虫白蜡主要用于外用。

李时珍认为蜂蜡内服有养胃、止泄痢的功效。在其【附方】项下，李时珍记载了一个治疗赤白痢、腹痛的仲景调气饮，以及一个治疗热痢及妇人产后下痢的千金胶蜡汤。这两个方都以蜂蜡为主要药味。

虫白蜡外用，可以止血、生肌、敛疮，用于冻疮、烫伤、创伤出血等症。

从质感上区分蜂蜡与虫白蜡较为简单。蜂蜡较软，熔点比较低，把蜂蜡放在手里一捏立马就变软了。虫白蜡较硬，熔点高，用手捏容易碎裂。

做中药鉴定时，可以浅尝一下两种蜡，入口一嚼能立刻分辨。蜂蜡细腻而黏，韧性比较强，毕竟是装载蜂蜜的"小胶囊"，会残留一些蜂蜜的香气。而虫白蜡，咀嚼起来有细颗粒感。

现代最常见的还是石蜡，也叫矿蜡、洋蜡。它是石油或矿物油提取时的副产品，价格比较便宜。石蜡质地较硬，断面也很坚实。

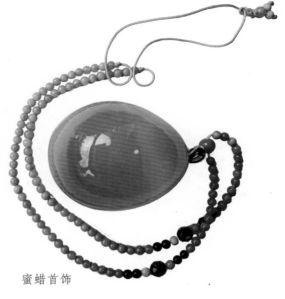

蜜蜡首饰

生物化石中有一种蜜蜡。它的名字和本草书籍记载蜂蜡的曾用名相同。但蜜蜡属于松树树脂形成的化石，和蜂蜡、虫白蜡完全不同。

> 蜂蜡与虫白蜡源自昆虫，取之于自然，用之于生活。中华民族不仅栽培药用植物，还饲养动物、昆虫，养蚕，养蜂，也养殖白蜡虫。这个曾被西方人赞誉为"东方魔术师"的白蜡虫，如今又在帮助山村农民脱贫致富方面发挥了作用。

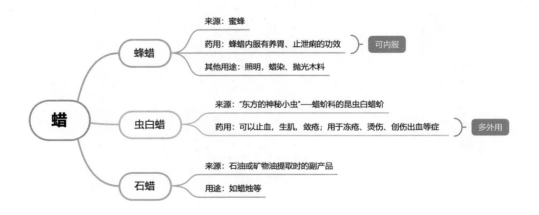

蜡
- 蜂蜡
  - 来源：蜜蜂
  - 药用：蜂蜡内服有养胃、止泄痢的功效 ⟩ 可内服
  - 其他用途：照明，蜡染、抛光木料
- 虫白蜡
  - 来源："东方的神秘小虫"——蜡蚧科的昆虫白蜡蚧
  - 药用：可以止血，生肌，敛疮；用于冻疮、烫伤、创伤出血等症 ⟩ 多外用
- 石蜡
  - 来源：石油或矿物油提取时的副产品
  - 用途：如蜡烛等

黄柏
——内外兼治建奇功

黄柏（bò），"柏"字在中药黄柏这里要念"bò"，很多人会念成"huáng bǎi"。

中药名当中类似的情况还很多。厚朴读作"hòu pò"，不读"hòu pǔ"，白术 bái zhú 不念 bái shù，茜草 qiàn cǎo 不念 xī cǎo，阴阳五行 wǔ xíng 不念 wǔ háng。

黄柏最早收录于《神农本草经》。但在《神农本草经》当中记录的是它另外一个名字——檗木。《神农本草经》不同的辑复本中，顾观光、森立之

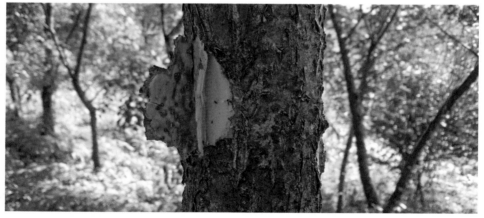

剥开原植物黄皮树外面粗糙的木栓层，可见鲜艳的黄色树皮

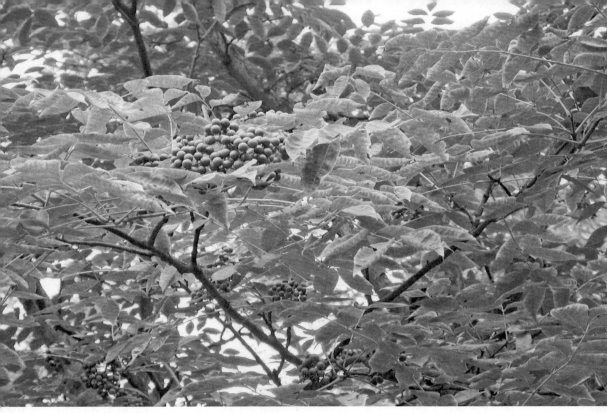

黄柏原植物黄皮树

本用了蘗木一名。在这个问题上，不同的学者有不同的观点。

《本草纲目》记载了李时珍的看法。黄柏以柏木之名收载于《本草纲目》木部乔木类中，药用部位为树皮。李时珍考证《神农本草经》最初用的是蘗木之名，蘗木俗作黄柏者，省写之谬也，后来的人将蘗简略，记成了柏；而且最初的药用部位是木部与根部。

现在《中国药典》沿用了黄柏的名称，以树皮作为药用部位。

青灯黄卷

造纸技术是中国古代四大发明之一。但从纸张出现那天起，同时面临一大难题。如何保存纸张，防止虫蛀霉变。

草根树皮不仅填饱了饥荒时期百姓的饥肠、作为造纸的原料，虫子、小动物也伺机而动，以此为食。

古书由于年代久远，经常有虫蛀的小洞，有的甚至有被老鼠啃食的痕迹，一些旧报纸、旧纸币也逃脱不了被啃食的命运。其实只要含有纤维、淀粉等原料，就会吸引蛀虫。

防虫如同人体防病一样，要未病先防。早在汉魏时期，人们就发现了黄柏汁有防虫的效果，开始用黄柏染纸。

东晋葛洪在《抱朴子》中记载了用黄柏汁浸染麻纸的防蛀方法，并且流传后世。

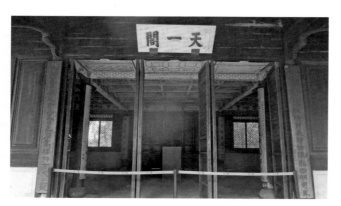

天一阁

浙江宁波的天一阁是中国历史最悠久的私人藏书楼。每年秋高气爽之季，图书馆的工作人员会分批把古书拿出来通通风、晒一下太阳。古语有云："流水不腐，

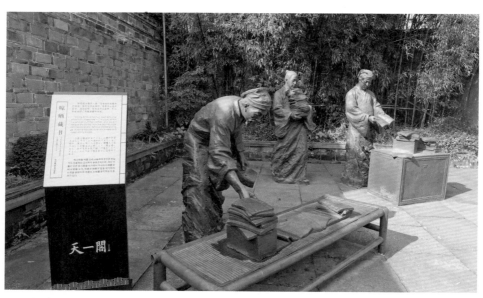

天一阁晾晒藏书塑像

户枢不蠹。"书要经常翻看、通风，就不易生虫。

成语青灯黄卷意思是青荧的油灯和泛黄的书卷，借指古人刻苦读书的景象，书籍存放时间长了容易自然老化泛黄，许多佛教、道教书籍用纸都是以黄柏汁浸染过的。从敦煌藏经洞中发现的数万卷古书，大多纸张是用黄柏染过的。

临床应用

《中国药典》收载的黄柏，来自芸香科植物黄皮树 *Phellodendron chinense* Schneid. 的干燥树皮，主产地在四川，习称"川黄柏"。

《中国药典》另外收载了关黄柏 *Phellodendron amurense* Rupr.，主产于东北寒冷的地方。北方冬天天气寒冷，人们要防寒穿厚棉衣，植物也是一样，需要更厚的树皮保护，所以关黄柏树皮的木栓层较厚。在鉴定黄柏的时候，若内表面呈黄色，外表面残留灰白色有弹性的厚木栓层，那么即可认为是关黄柏。临床应用中，川黄柏的药效则比较好。

中药的"三黄"，黄芩、黄连、黄柏，分别可清上、中、下三焦之热。黄芩入肺经，走上焦，擅于清肺热；黄连入心经，走中焦，擅于清心火，清胃火；黄柏入肾经，走下焦，擅于清下焦之火。

传统的经典名方黄连解毒汤用"黄氏三杰"，除三焦火毒。

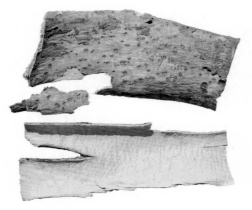
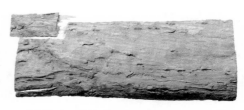
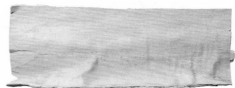

川黄柏药材，质优者呈明亮的黄色　　　　关黄柏药材

在"六味地黄系列"当中，知柏地黄丸在六味地黄丸的基础上加入了知母与黄柏，增强了清虚火的功效。

黄柏和知母是一对药对，滋阴降火相须为用。李时珍做过一个形象生动的比喻，黄柏无知母，犹如水母之无虾也。一些小虾依附于水母而生，水母与其周围的小虾可以相互扶持着生存，成语"水母目虾"便是根据这种动物习性而来的。知母和黄柏如同水母和身旁共生的小虾，形影不离。

黄柏在中医外科中同样常用，主治疮疡病。口疮是一个多发症，和牙痛一样，难受起来只有自己知道，也有可能影响进食。《本草纲目》记载了一个治口疮的简便小方，蜜炒黄柏研末，"治口疮如神"。

现代研究也证明，黄柏有很好的抗炎和抑菌作用。现在市面上可见的中成药复方黄柏洗液，常用于治疗湿疹、阴部瘙痒等。

━◦❦ 黄柏复出记 ❦◦━

随着中医药在国际上的影响不断扩大，中药材、中成药正在走出国门、走向世界，但由于文化背景不同，黄柏在走出去的过程中也遇到了重重障碍。

中药的麻黄、细辛、木通都遭到过短暂的停用，黄柏也有相似遭遇。

黄柏的有效成分中有小檗碱，它还有另外一个名字叫黄连素。这个成分不是黄连独有的，只是最早在黄连中被发现。

黄连素片是治疗细菌性腹泻的常用药，且物美价廉。

黄连素是100%的西药。不熟悉中药的人，包括一些管理者，看到在黄柏中检出了黄连素，可能误认为这种中药里掺入了西药。

含有黄连素的黄柏、黄连在新加坡曾有一段险象环生的遭遇。

新加坡是一处东西方文化交会之地。新加坡70%的人口是华人，华人所信赖的中医药在新加坡有着广泛的民众基础。1978年，新加坡政府以小檗碱会引起红细胞损坏，并导致黄疸、脑损伤为由，宣布凡是含有小檗碱的中药材、中成药一律停用。药店如经营含有小檗碱的药品，一经发现，便立即吊销经营执照。

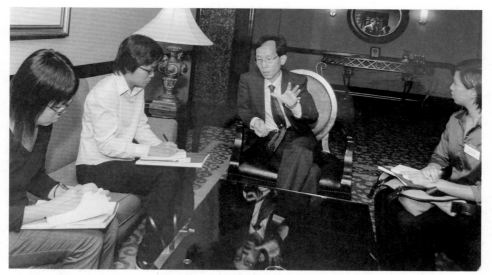
笔者在新加坡接受媒体采访，谈论中药安全用药

在小檗碱禁用期间，有些新加坡的中医不得已改用龙胆代替黄柏、黄连，龙胆虽然可以清热燥湿，但主要的作用是清肝胆之火。龙胆代替不了黄柏、黄连的所有功效，它们不能等同对待。这样使用的结果是临床疗效大受影响。

我曾在参加世界卫生组织西太区草药协调会议（FHH）时，见到过新加坡的药政管理官员，我们也对这件事交换过意见，了解到他们对中医药的重视，但事件转机还没到来。幸而，新加坡发达的出版业担当起了中医药传向西方世界的一座桥梁。

在2004年，我主编的《香港中药材图鉴（*Illustrated Chinese Materia Medica in Hong Kong*）》的英文版，由新加坡的世界图书出版社（World Scientific Publishing Company）出版发行，首发式在新加坡举行。在接受电视台采访之后，我和当时香港浸会大学中医药学院的院长刘良教授、新加坡余仁生药业总裁余义明先生一同前往新加坡卫生部，拜访了时任新加坡卫生部部长许文远先生。许先生是马来西亚华侨，热爱中国传统文化。我们和许先生不仅讨论了中药安全性的问题，还讨论了麻黄碱、小檗碱到马兜铃酸的应用问题，以及黄柏、麻黄、细辛、木通等中药材的安全管理方法。

在接下来的几年里，经过多方沟通与努力，新加坡卫生科学局终于解除了对含有小檗碱的中成药的禁令。解禁之后，新加坡中药业界申请注册的中成药数目，迅速超过了140种。

从2016年4月1日起，新加坡重新允许销售和进口含有小檗碱的中药材，黄连和黄柏在新加坡获得了新生。

> 黄柏的药用历史悠久，同时它也是集染料与药材于一身的重要经济植物。
>
> 黄柏的树皮与提取物在东西方都参与到临床应用之中。但小檗碱、黄连素，不等于黄连，也不等于黄柏，它们只是药材的一部分成分。
>
> 东西方文化与医药需要相互理解，加强交流，消除歧义，这条路道阻且长。

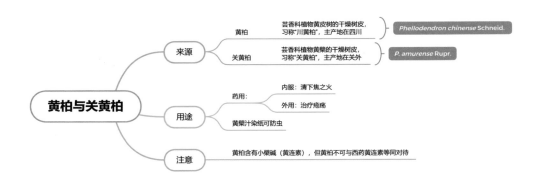

杜仲
——腰膝有痛问杜仲

杜仲的传说

厚朴、黄柏和杜仲，三种植物都以树皮入药，药材行业里称它们为"三木"，它们都被记载于《本草纲目》的木部里。杜仲的名字听起来像是一个人名。李时珍在杜仲的【释名】中解释："昔有杜仲服此得道，因以名之。"

杜仲的起源伴随着一些传说。相传有一位名叫杜仲的年轻人，一次偶然的机会，他发现一棵树的树皮里有很多有弹性的白色胶丝，根据胶丝这一特征杜仲联想到这或许可以入药以强筋健骨。他自己试着服用了这种树皮，果然感觉精神抖擞，腰腿也灵活了，健步如飞。接着他又把这种树皮拿给街坊邻里和患者，吃了的人个个都感觉疗效明显。杜仲长年坚持服用这种树皮，最终得道成了仙。人们为了纪念他就给这种树起名"思仙""思仲"，后来慢慢成了"杜仲"。

杜仲作为中药，最早收录于《神农本草经》，列为上品。记载中，杜仲久服可轻身耐老。由此可见，杜仲一直是一味常见的补益佳品。

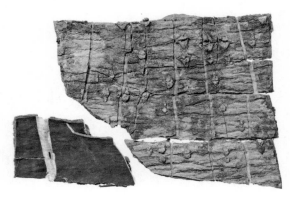

杜仲药材

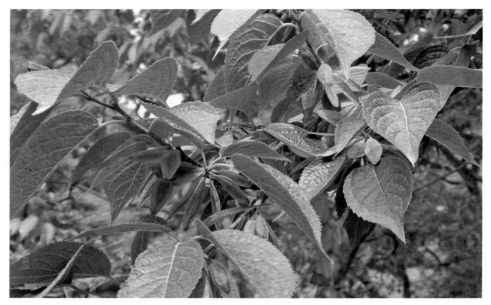

杜仲原植物

化石级树种

杜仲 *Eucommia ulmoides* Oliver 为杜仲科杜仲属的落叶乔木。它和银杏一样一脉单传，都是独科独属独种的植物，同样也是雌雄异株。

在我们生活的地球上，中国、美国、欧洲的很多地方都发现过杜仲属植物的化石。但是第四纪冰川期后，杜仲在世界上其他地方都遭遇了灭顶之灾，只有中国的杜仲幸存了下来。目前，杜仲是中国的特有种，主要分布在贵州、四川、陕西和湖北等地。

腰杆痛寻杜仲

归纳起来，杜仲有三大主要功效：补肝肾，强筋骨，安胎。民间有一个顺口溜"腰杆痛，吃杜仲"。很多人都知道用杜仲煲汤、泡酒，可以强身健体。

中医理论认为肾藏精，肾阴在左，肾阳在右，古方里有左归丸和右归丸。从名字就能看出，左归丸以填补肾阴为主，右归丸以温补肾阳为重。右

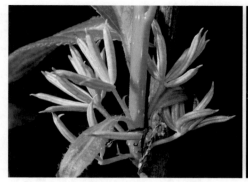
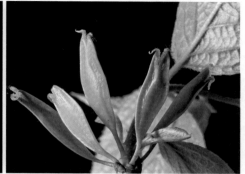

杜仲的无被雄花　　　　　　　　　　　　　　　　杜仲的无被雌花

归丸的组方里就用到了杜仲。

现代研究表明，杜仲有调节血压的作用。著名的方剂天麻钩藤饮，常用于治疗高血压引起的头晕头痛，组方之一是杜仲。现代常用的降血压中成药中有杜仲降压片。

临床上使用杜仲时，有时用杜仲生品，有时用炮制品，炮制品包括盐杜仲、杜仲炭、炒杜仲。盐杜仲，目的是引药入肾，增强杜仲的功效。炮制的目的除了减毒、增效，还有方便临床应用等。

一块杜仲药材可能有 500 克重，打断骨头连着筋，这段树皮里面的杜仲胶仍能把整块树皮连在一起。炮制过的杜仲一般是切开的一小块一小块的，杜仲胶丝受热会断开，便于配方。炒制之后，杜仲内的有效成分更容易在煎煮的时候释放出来。

杜仲环剥技术

2020 年版《中国药典》收载了 38 种含有杜仲的中成药。一方面，说明杜仲的应用相当广泛；另一方面，长期以来的大量使用也使杜仲面临资源匮乏的问题。

野生杜仲是我国二级保护植物，禁止乱采滥伐。现在药用的杜仲都是人工栽培的。一棵树如果没有了树皮，树叶通过光合作用生成的养分，就不能

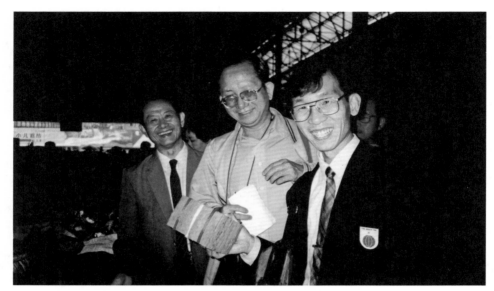

笔者与邬家林（左）、郑金生（中）两位师兄在成都药材市场考察杜仲商品

回到根部，树也就活不成了。

在过去，采杜仲皮时一般要砍树剥皮，那是破坏性的采收，树死不能再生，竭泽而渔，导致杜仲资源越来减少。到20世纪80年代时，杜仲药材十分短缺，药店里几乎断货了。

消费促进了生产，也促进了科研。后来，中国人发明了采收杜仲皮的新方法：环剥技术。

环剥技术有些类似做"手术"。我询问了曾经是全国杜仲环剥技术推广四川实验点的"主刀"人之一邬家林教授，他向我详细介绍了环剥杜仲的秘诀。

环剥技术关键有三：一、因时制宜地选好最佳易剥时间；二、切割的深度以不伤形成层为度；三、环剥伤口需做好防真菌感染措施。

环剥要选择生长15年到20年的壮年杜仲树。20年以上的杜仲生长速度逐年降低，50年以上的基本就停止生长了。在离地30厘米处环割一圈，再往上2～3米处环割一圈，然后在两圈之间纵着割上一刀，从竖割的地方把皮撬开，环剥树皮。通常在3～5年之后，被剥掉树皮的部分又可以长出新的树皮，厚度与原有的树皮厚度相当。这种方法既保护了野生杜仲资源，又保障了药材资源的持续利用。

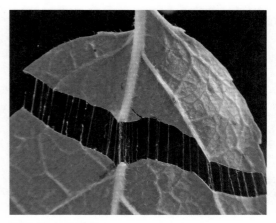

杜仲的叶及胶丝

采收杜仲树皮要选择最佳的季节。一首儿歌唱得好："柳条青，柳条弯，柳条垂在小河边，折枝柳条做柳哨，吹支小曲唱春天。"

春天剥取树皮，轻而易举，因为这时植物的形成层细胞特别活跃，容易剥离。剥取的同时必须注意不能碰伤形成层。形成层只有薄薄的一层细胞，如果被破坏，那以后就难以形成新树皮了。

杜仲入药时，首先需要把树皮外面的糙皮木栓层刮净，药材外表面呈灰

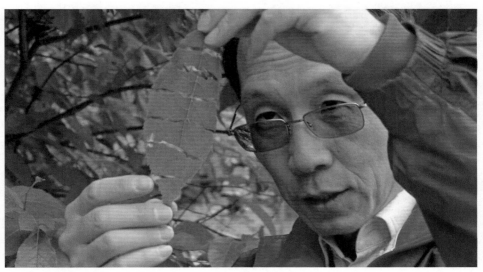

杜仲叶中的胶丝拉开即见

棕色，有不规则纵裂槽纹及斜方形横裂皮孔，内表面呈黑褐色，很有光泽。杜仲浑身上下都生有胶丝，不仅树皮折断可以见到白丝，叶子撕开也有丝，就连它的翅果中也有胶丝，整株杜仲都具有"藕断丝连"的属性。仅凭这一点即可鉴别杜仲，且折断时白丝越多质量越好。

杜仲里白色的胶丝——杜仲胶，韧性强、绝缘性强、耐酸碱、耐水湿，现在已经成为重要的化工和医用材料，还用于海底电缆、飞机轮胎等工业，它已经上天入海了。

杜仲叶

杜仲的叶子也可以入药。1000 年前，宋代《本草图经》当中就记载："初生叶嫩时，采食。"初生的嫩叶就可以食用。

1981 年下半年，我大学毕业的研究专题就是"杜仲叶与杜仲树皮的对比研究"。选这个题目，那是因为近水楼台。当时北京中医学院的校园里有几棵杜仲树，获取实验材料很方便，有了这段毕业专题研究杜仲叶的经历，之后我一直特别关注着杜仲叶。

与杜仲树皮相比，杜仲叶的资源相当丰富，近年杜仲叶成为研究的热点。研究显示，杜仲叶与杜仲药理作用非常相似。

后来我到了日本，见到日本已将杜仲叶开发成了保健茶。杜仲茶在日本普及到自动售货机里售卖。这种茶喝起来口感也挺不错的，有瘦身、预防牙周病和预防阿尔茨海默病等功效。

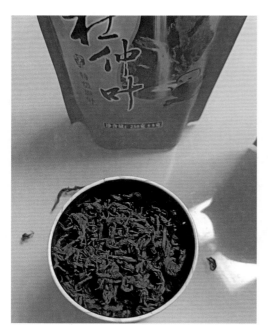
杜仲叶茶

《中国药典》从 2005 年版开始收载杜仲叶。目前含杜仲叶的中成药有 3 种，常见的有腰痛片和腰痛丸。2020 年，杜仲叶被我国卫生部门新增为药食同源的品种。

除药用外，杜仲叶还能做饲料。研究发现，杜仲可以增强动物的免疫力，提高肉类的营养价值。

从 20 世纪 80 年代开始，很多地方选择种植厚朴、黄柏、杜仲这"三木"。十年树木，百年树人。转眼间，三十多年过去了，通过多方的努力，药材市场上一度供应不足"断档"的"三木"获得新生，药材供应有了可靠的保障。

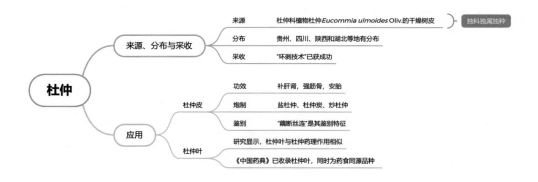

桑与蚕
——成就万里丝绸路

桑树是我国古已有之的经济树种，栽培的范围很广，历史也相当悠久。

《诗经》里就有不少关于桑的诗歌。《孟子》也说："五亩之宅，树之以桑。"诸葛亮去世前清理自己的家产，留下遗言称成都有桑八百株，薄田十五顷，子孙衣食，自有余饶。

桑被收录在《本草纲目》木部第36卷："桑有数种，有白桑，叶大如掌而厚。"

我国古代用来入药的桑不止一种。上述记载中的白桑就是《中国药典》现在收载的 *Morus alba* L.（拉丁文 alba 意思是白色的）。

桑树干燥的枝、果穗、叶子、根皮均可入药，在中药里分别名为：桑枝、桑椹、桑叶和桑白皮。春天采枝、夏天采果、秋天采叶、冬天采根皮。

桑椹

夏天六七月份，正是桑树结果的时候，新鲜桑椹也摆上市场的水果摊了。成熟的桑椹一般是暗紫色的，充满酸酸甜甜的汁液。白桑椹成熟果实就是白色的，也是甜味充沛的果实。

在植物学上，桑椹这种果实的名称是聚花果。一个桑椹实际是由上百个小核果集合而成的，每个小核果里面都含有一粒种子，所以吃在嘴里，有咬到一个一个颗粒的感觉。

桑椹果汁、桑椹酒、桑椹茶等以桑椹为原料做的食品、饮品，很多都有

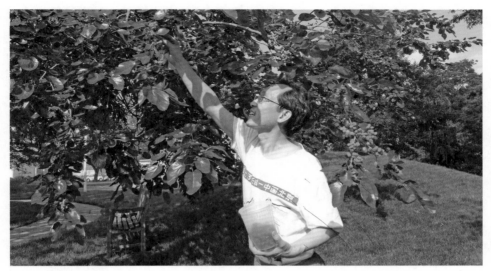

笔者在采桑椹

食养的功能。

《本草纲目》记载，新鲜的桑椹捣汁喝，可以解酒。桑椹还可以制作成桑椹膏，可以滋阴补血，养肾气。制作过程和做果酱差不多。先把桑椹洗干净，用文火来慢慢地熬，然后加蜂蜜，熬成膏状即可。但桑椹药性偏寒，儿童、经期的妇女、虚寒的患者不适宜多吃。

每年能吃到桑椹的时间并不太长，而且在桑树下现摘的最甜美。因为新鲜桑椹还有一个缺点，就是不容易储藏，变质速度很快。

晒干的桑椹可以入药。中医理论认为，桑椹性寒，味甘酸，无毒，有滋阴养血、补肾益精、润肠通便的功效。桑椹经常和枸杞子、女贞子搭配，年迈体弱、肾精虚损、失眠健忘的人群比较适用。

多部位入药

桑叶为辛凉解表药，有疏风清热、平肝明目的功效。常用于治疗风热感冒、头痛目赤、头晕目眩。

经秋霜打过的桑叶，称为霜桑叶，被认为质量上乘，古人称为"神仙叶"，《本草纲目》中也提到了这个别名，煎汤代茶饮，令人聪慧。日本人也称桑叶茶为长寿茶。

桑叶有首名方不得不提，那就是清代温病学派的代表人物吴鞠通所创制的桑菊饮。组成有桑叶、菊花、杏仁、连翘、薄荷、桔梗、甘草和芦根，主要用于治疗风温初起的轻微咳嗽。桑叶和菊花还能平肝明目，这首方还经常用来治疗眼睛红肿、头痛头昏。桑菊饮制成的中成药桑菊感冒片，也是在各大药房都能买到的常用药。

桑枝是桑树的干燥嫩枝，主要有祛风湿、利关节、通血脉的功效。

桑白皮是桑树的根皮，早在《神农本草经》便已收载，被列为中品。桑白皮内部是白色的，外面是黄色的木栓层，木栓层没有药用价值，入药时应把它去除。

中医理论认为桑白皮具有止咳平喘、利水消肿的功效，常用于治疗肺热咳嗽、小便不利。近年来，关于桑白皮的研究报道比较多。现代研究发现，桑白皮对高血压、糖尿病也有一定的治疗作用。我在日本留学时，和我们研究室合作的一位东邦大学的教授，专门从事桑白皮的研究，一个专题的系列论文就有六七十篇，这一方面看出日本人做事的执着，另一方面也展示出桑白皮有很大的潜在研究价值。

养蚕经历

我小时候养过蚕，虽然全过程前后不过五十天，却让我足足回味了五十年，这也养成了我观察大自然的习惯。

一条小蚕，一生要经过卵—幼虫—蚕蛹—成虫四个阶段。

我上小学的时候，邻居送了我一张带有蚕卵的纸。他告诉我，喷上米浆，过几天纸上面就能变出小蚕了。当时我家里没有熬粥，所以没有米浆，我试着在纸上喷上水，保持湿度，没过两天，蚕宝宝很神奇地自然孵化出来了。

小蚕喜光，大蚕喜暗。小小的蚕像一只只小蚂蚁，黑黑的，我一会儿把它们端出屋外，一会儿又放到床下，每天盼着蚕宝宝快快长大。

开始小蚕一天也吃不了几口桑叶，一片都吃不完。后来可不得了，随着它们慢慢长大，食量也大增，我坐在旁边，光听到蚕沙沙地吃桑叶的声响。

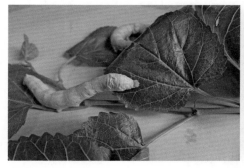
家蚕

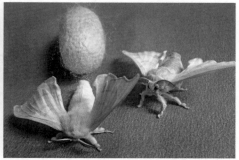
破茧羽化

看着它们一刻不停地啃着桑叶，我开始着了慌，我们整个胡同里也见不到几棵桑树，过两天断顿了怎么办？我赶紧四处奔走，为蚕宝宝找吃的。我的一位要好的同学建青，每隔两天就爬到他家后院的树上帮我摘桑叶，给蚕宝宝提供了活命的口粮。后来我们也成了终生要好的朋友。

蚕宝宝慢慢地长大，身体逐渐透明，吐出了晶莹的丝，先包裹成茧，几天后又破茧而出，整个过程新奇又充满意义。

桑与丝

自古以来，中国人用桑叶养蚕缫丝。古人栽培桑树，主要目的是采收桑叶、养蚕。蚕吐出的丝又被加工成为丝织品，一个拇指大的蚕茧能剥出长达一千米的丝线。绫、罗、绸、缎都是由蚕丝制成的。

衣食住行，衣在先。中国人的蚕丝、古罗马人的羊皮、印度人的棉花、古埃及人的亚麻，成为文明历史的重要组成。一条条丝线，串成了丝绸之路，开启了人类历史上第一次大规模的商贸之旅，连接了中亚、东亚、南亚乃至欧洲的贸易通道。

湖南省博物馆中展览的长沙马王堆汉墓出土的文物里，一号汉墓主人辛追夫人的素纱单衣一共有两件，用的就是蚕丝，每件重量不到50克，是迄今世界上现存年代最早的、保存最完整、最

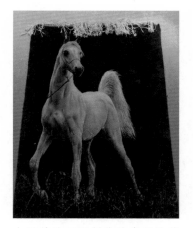
土耳其的工匠制作的真丝挂毯

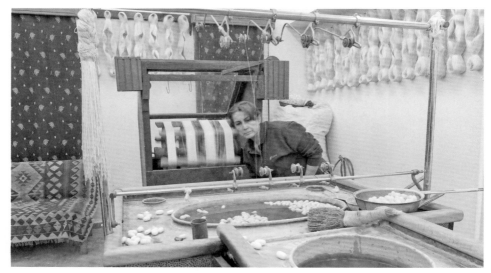
中国传统的缫丝技术已经传到海外（土耳其）

轻薄的衣服，折叠以后可以塞入一个火柴盒。

现代也有能工巧匠，可无论怎样反复尝试，都织不出如汉墓中那件那么轻薄的素纱单衣。我想也有可能是巧妇难为无米之炊，现在的蚕都养得又肥又大，再也吐不出当年那样细的丝了。

僵蚕与蚕沙

养蚕的人都希望蚕可以健康成长，但难免发生意外。如果蚕不幸感染白僵菌而夭亡，将其晒干后仍能应用，那就是入药做药材的僵蚕，这也算是对蚕农的一种补偿吧！

僵蚕的形成有几分类似冬虫夏草。僵蚕也是虫和菌的结合体，算是一种病理产物。僵蚕的来源是蚕蛾科家蚕 Bombyx mori Linnaeus 的幼虫感染白僵菌 Beauveria bassiana (Bals.) Vuill. 而致死的干燥虫体。僵蚕具有祛风解痉、化痰散结的作用。

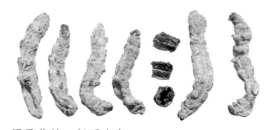
僵蚕药材，断面漆亮

与蚕相关的中药，还有一种蚕的代谢产物——蚕沙，收载在《本草纲目》第 39 卷。蚕沙是蚕幼虫的干燥粪便，具有祛风除湿，和胃化浊，活血通经的作用。

蚕沙主疗风湿之病，李时珍记载了他亲身经历的病案，家里的使女曾患此症，李时珍开出蚕沙医治，仅服药两三次就治好了。

蚕沙还有一个妙用，就是做婴幼儿用的枕芯。小儿多汗，蚕沙枕可以避免生痱子，还有一点桑叶的清香气息。

桑与蚕，是常用中药来源，同时与经济密切相关，改变了中国，也影响了世界。一片叶子与一只昆虫曾为中国带来巨大的财富，也让西方世界对神秘的东方古国——中国产生了无限的向往。

中国传统桑蚕丝织技艺，在 2009 年被列入联合国教科文组织的人类非物质文化遗产代表作名录。如今丝绸不仅由中国出产，蚕也不仅养在中华大地上。虽然外国也有了先进的养蚕技术与优质的丝绸，但桑蚕与丝绸会永远和它的故乡——中国联系在一起的。

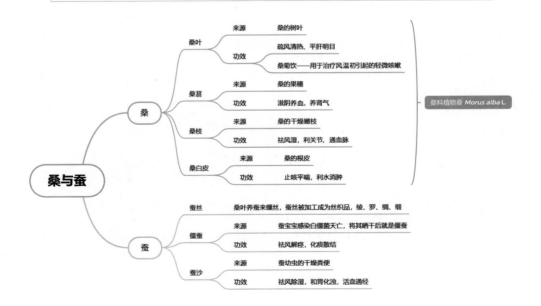

栀子
——花开素雅伴锦程

一年一度的毕业季正逢栀子花开的时节。栀子花芳香素雅，绿油油的叶子托着洁白的花朵，格外靓丽可爱。栀子的果实是一味常用的中药；栀子叶四季常青，具有抗烟尘、抗二氧化硫的功能，本身是一种理想的环保绿化植物。

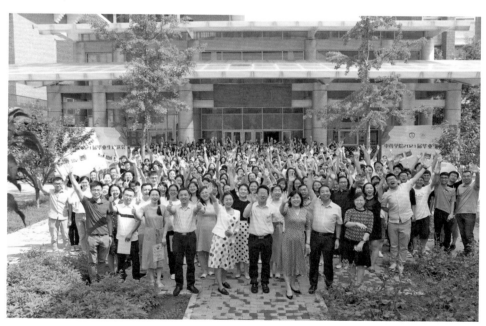

栀子花开伴锦程（北京中医药大学中药学院 2021 届毕业生欢送会）

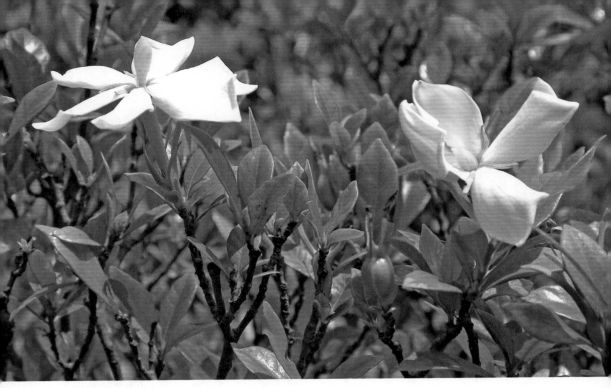

栀子原植物

栀与卮

栀子的果实很有特点，呈椭圆形，成熟时为橙黄色，表面有几道凸起的纵棱。李时珍在《本草纲目》该项释名中解释它名字的由来：卮，酒器也。

栀子的"栀"，右半边的"卮"（zhī）指古代盛酒的器皿。这是个象形字，栀子果实的形状很像古代这种酒杯。在《本草纲目》中所记载的药名仍是卮子，没有木字边。

古人很喜欢栀子的形状，也就是卮的形状，模仿栀子果实的形状制作一种栀子灯，可悬挂在酒肆门口。宋代《清明上河图》中就可以找到多盏栀子灯，说明栀子灯在当时非常流行。

栀子的名称

中药栀子来源于茜草科植物栀子 *Gardenia jasminoides* Ellis 的干燥成熟果实。栀子属植物在全世界约有 250 种，分布于热带和亚热带地区，我国有

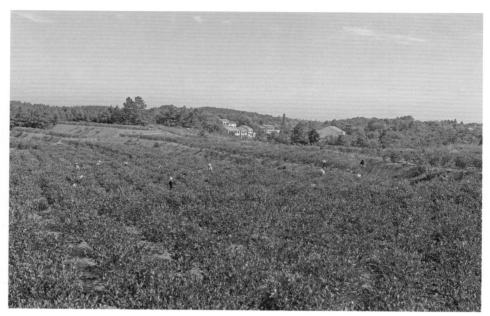

栀子种植基地

5种。单瓣花的栀子主要做药用，栽培的重瓣花主要供人观赏。

栀子属植物拉丁学名的词根是 Garden，字面看似英文 Garden 花园，自然地让人们联想到栀子适合种植在庭院里。其实不然，这个词来自苏格兰一位科学家的名字 Alexander Garden。

栀子的种加词 *jasminoides*，词根很像英文 Jasmine 茉莉花。的确，在 18 世纪，栀子刚引入欧洲时，人们觉得栀子花和茉莉花无论是颜色还是香味都很相似，就给它起了这个名字 *Jasminum*，这个词同时也是茉莉花所在的素馨属的拉丁文。栀子是中国原产植物，但茉莉花不是中国原产的。

在岭南的山野里，每年从 6 月初开始，随处可见栀子花，随处可以闻到栀子花散发的幽香。古今画作当中，也有不少以栀子为题的。有诗赞曰："绿波绕冰馨，暑夏最消魂。"

如今，栀子在中国被广泛种植，湖南、江西两省种植最多，且质量好。天气越热栀子花开得越欢，气味越香。

药用与炮制

栀子最早收载于《神农本草经》中，被列为中品。《药性赋》中有："栀子凉心肾，鼻衄最宜。"一句话高度概括了栀子的药性。栀子苦寒，具有泻火除烦，清热利湿，凉血解毒等功效，临床上为治疗热病心烦的常用药。张仲景《伤寒杂病论》里收载的名方栀子豉汤，可治疗虚烦、心中懊恼。

栀子还是止血的圣药。古代治疗出血的名方十灰散及其他咳血方里都用到了栀子，栀子对于咳血、鼻出血效果特别显著。

但是由于栀子的药性寒凉，在入药的时候，容易损伤脾胃。张仲景在《伤寒杂病论》中同时记载了注意事项，平时脾胃虚弱，甚至稍有腹泻的人都不宜用栀子。

遵古训，栀子内服时多用炮制品，一些炮制方法，炒、烧、煨、蒸、煮等都用在了栀子身上。炮制辅料中常用的甘草水、盐、姜、蜜、酒等也都参与在栀子的炮制过程中。

现代常用的栀子炮制品有炒栀子、焦栀子和栀子炭。特别是栀子炒炭后，主要用于因血热引起的吐血、衄血、尿血等症。

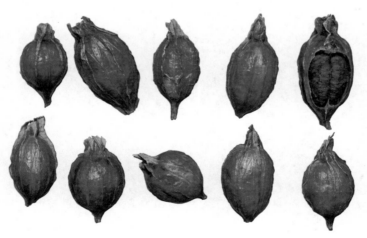

栀子药材

此外，栀子在外用方面也是一味好药。生栀子外敷主要用于治疗跌打肿痛。根据《清宫医案》史料记载，光绪皇帝患病，太医曾经用生栀子研末，与面粉、白酒调匀，外敷于跌打损伤之处，有舒筋活络、消肿止痛的效果。

栀子作染料

《本草纲目》中引用了《史记》里的记载："若千亩卮茜，千畦姜韭：此其人与千户侯等。"栀子是最为重要的黄色染料，茜是可以提取红色染料的茜草。如果一个人拥有大片的栀子、茜草田，那这人的产业可与千户侯匹敌了。

栀子果实中的主要色素为栀子黄色素。古人用的提取方法也比较简单，先将栀子果实用冷水浸泡，再煮沸，所得的液体可直接做黄色的染料。

栀子黄色素的主要成分为藏红花素和藏红花酸，这两种成分一般存在于番红花的柱头中，番红花价格昂贵。从栀子中提取藏红花素和藏红花酸，扩大了原料来源，可谓物美价廉的做法。现代研究表明，藏红花酸和藏红花素具有抗肿瘤、抗氧化、抗高血压、抗动脉粥样硬化和抗抑郁等多种作用。

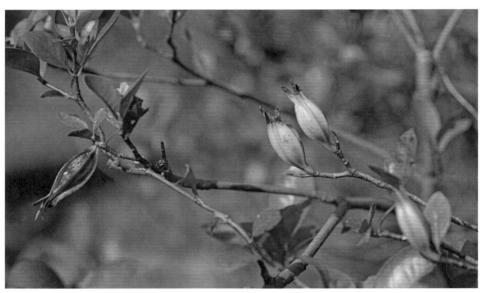

水栀子果实

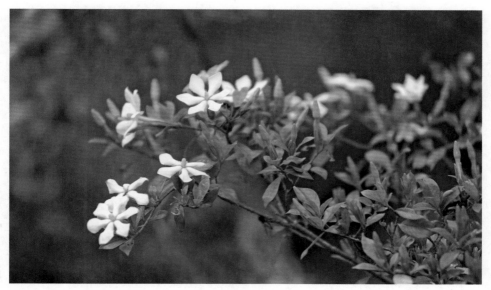

水栀子花

市场销售的商品中有一种常见的栀子混淆品水栀子。它的个头很大，可有 4～5 厘米长，为与栀子同属不同种的植物大花栀子 *Gardenia jasminoides* Ellis var. *grandiflora* Nakai 的干燥果实。水栀子主要用途是做工业染料的原料。

我的导师谢宗万教授曾经对水栀子进行过考证，并发表过论文。研究发现水栀子水煎剂毒性比较大，而中医用药多以水煎为主，因此水栀子不能代替栀子入药。

～✦ 天然食品着色剂 ✦～

栀子用途广泛，可观赏、可药用、可食用、可做染料，种植栀子有上佳的经济效益。

栀子是我国卫生部发布的第一批药食两用的中药品种之一。除染色功能外，栀子黄色素还是目前国际上重要的天然食品着色剂。客家美食中的黄元粿、福建的沙县豆干、壮族美食五色糯米饭都需用到栀子染成鲜艳的黄色的食材，这些美食让人一看便食欲大增。栀子黄色素也用于糖果、糕点、饮料及酒类的调色剂。

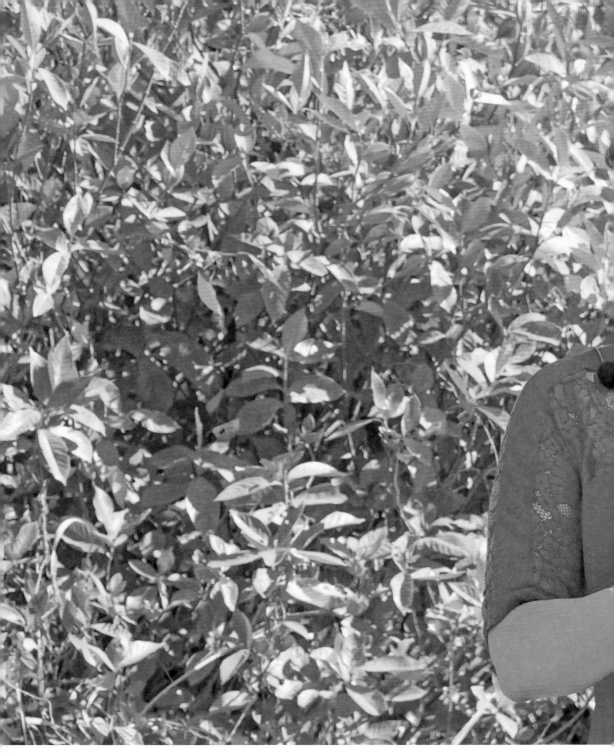

喜迎金秋栀子黄，农家致富喜洋洋

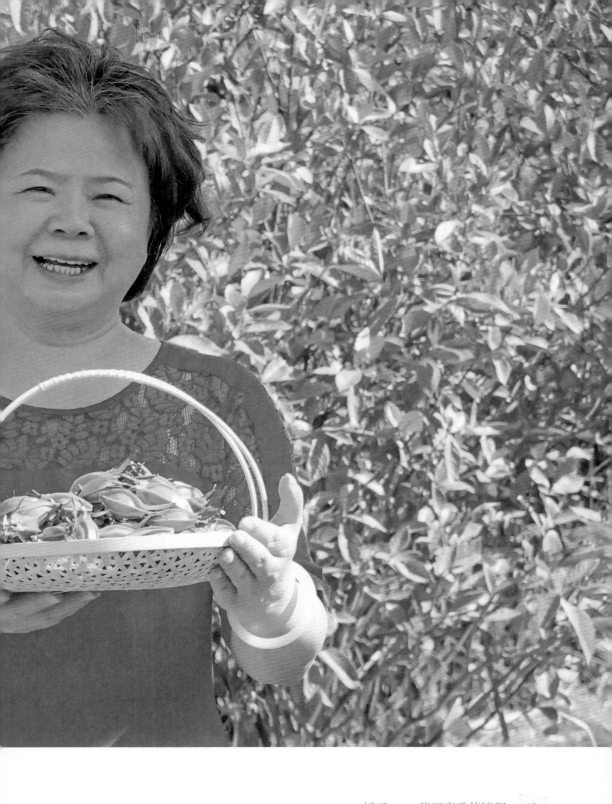

栀子黄色素是一种少见的"水溶性类胡萝卜素"。胡萝卜素一般是脂溶性的，而水溶性的栀子黄色素更容易被人体吸收，较易转化为维生素 A。

栀子花除了具有相当的观赏价值以外，还有美容的妙用。李时珍说栀子花可悦颜色，孙思邈《千金翼方》中的一种面膏中也使用了它。现代日化用品中也有许多栀子花的应用。从栀子花中提取的挥发油可用于多种香型的化妆品、护肤品、香皂、香精及香水。

2019 年端午节，我去到湖南的汨罗，汨罗隶属于湖南省的岳阳市，岳阳市的市花就是栀子花。当地村民艰苦创业，劳动致富。岳阳凤凰乡栽种出了上好的黄栀子，形成了完整的栀子产业链，那里如今是声名远播的栀子之乡。岳阳市是古代"四大名楼"之一岳阳楼的所在地，北宋范仲淹的名篇《岳阳楼记》传遍天下，对后世影响深远。范文正公也曾提出一个观点："不为良相，即为良医。"这句话常被中医药人作为励志的座右铭。

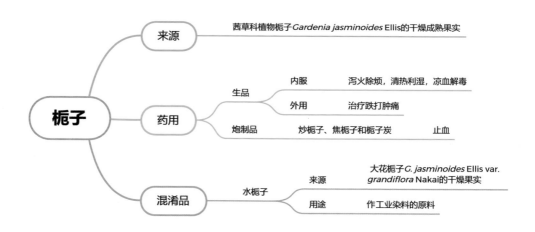

枸杞
——贺兰山麓宝石红

枸杞为佳品

　　枸杞子作为养生佳品，在海内外市场上甚为流行。枸杞子名"子"不是子，而是果实。枸杞是茄科的植物，新鲜枸杞子的形状像小西红柿一样。相似的果实形状、花和种子，依据这些稳定的性状特征可判定茄科植物的亲缘关系。

　　优质的枸杞子有几个要点，了解之后可在眼花缭乱的众多商品中挑选出较好的。宁夏枸杞的形状偏长，新疆枸杞偏圆。枸杞子原本的颜色并非鲜红，颜色偏暗红较好，而有些枸杞过于鲜红艳丽，这很可能是在产地用硫磺熏过的色泽。枸杞子内所含的是多糖，而常见的新鲜水果的甜味来源主要是葡萄糖、果糖，多糖不甜，也不像单糖那样吸湿性强，所以枸杞子的味道不会太甜，干品的质地也偏硬。综上，挑选时记得挑形状偏长、色泽暗红、味道不太甜的枸杞子。

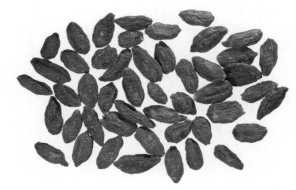

枸杞子（宁夏枸杞）药材

　　枸杞在《神农本草经》中被列为上品，也收录在《本草纲目》木部第 36 卷。李时

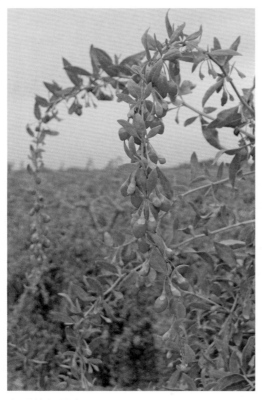

宁夏枸杞果实

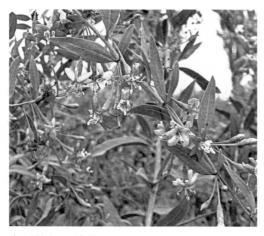

宁夏枸杞原植物

珍记载，河西及甘州者，其子圆如樱桃，干亦红润、甘美，味如葡萄，可作果品食用。经过文献考证与实地调查，我认为《本草纲目》所指产于河西及甘州者，应为宁夏枸杞。

现在的《中国药典》规定，枸杞子的来源为宁夏枸杞 *Lycium barbarum* L.，恰好植物名和道地药材的产地是相同的。

历史上枸杞子的主要产区集中在宁夏中宁县与相邻的中卫县。有人把宁夏比喻为中国旅游的微缩盆景，那里有高山、有峡谷、有沙漠、有草原、有滔滔黄河，还有"江南秀色"。身为中药人，最吸引我的莫过于枸杞，我曾写过一篇文章《贺兰山下枸杞红》发表在《大公报》上。新鲜枸杞果实就像樱桃一样晶莹，味道微甜中带一点苦，它就像塞上江南的一颗红宝石。

现在的枸杞多为小灌木。李时珍所记载的枸杞"大树"已较为罕见。我到宁夏枸杞栽培基地考察时，见到了一棵被誉为"枸杞王"的小乔木，3米多高，

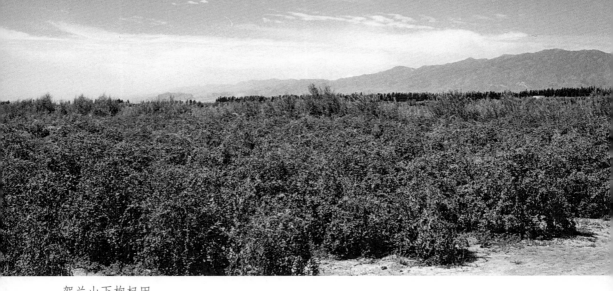

贺兰山下枸杞田

树龄过百岁，仍可开花结果。当地药农称，他们现在种植的枸杞都是那株枸杞"爷爷"的子孙。

"东方蓝莓"

《本草纲目》记载枸杞的功效，可久服，坚筋骨，轻身不老，耐寒暑，而且补精气，易颜色，明目安神，令人长寿。《本草纲目》引用了一句谚语："去家千里，勿食萝摩、枸杞。"古人说得比较含蓄，由于枸杞子可补肾，而劝诫一人在外，少吃枸杞为好。

常用方六味地黄丸，组方中加上枸杞与菊花两味药，就成了杞菊地黄丸，具有补益肝肾，清肝明目的功效。我在日本留学时做过杞菊

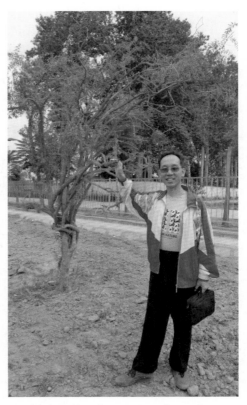

笔者在宁夏枸杞栽培基地见到了"枸杞王"

地黄丸显微鉴别研究。曾有日本电视台专门来我的实验室取材，拍摄关于枸杞的应用。第一个镜头是我观察显微镜下的枸杞，第二个镜头是一架飞机直插云霄，第三个镜头聚焦在一名飞行员那双明亮的眼睛上，第四个镜头回到了中华街上售卖的枸杞，对枸杞功效的呈现十分生动。

枸杞子明目功效得到了海内外的普遍认可。另一方面，现在西方市场流行蓝莓这种有护眼作用的小果。蓝莓中文学名越橘，来自杜鹃花科。蓝莓（Blueberry）与许多浆果或浆汁多的果实，英文名里大多都有 Berry。Berry 是浆果的意思，枸杞子也是一种浆果，枸杞子的英文名便遵从汉语音译为 Goji-Berry。

"枸杞冤案"

就在枸杞大踏步走向国际市场的同时，突然间宁夏枸杞的安全性受到了来自国际学术界极大的质疑，中药枸杞的出口也遇到了障碍，遭受了重创。

事情起源于一篇学术论文。1989 年，一位印度学者 Harsh 教授在一个有影响力的国际杂志 *Current Science* 上发表了一篇文章。文中提到在印度干旱地区也生长着中国的宁夏枸杞 *Lycium barbarum* L.，它的果实中含有 0.59% 的阿托品（Atropine）。0.59% 的阿托品是相当高的含量，若这个数据是真的，枸杞甚至可以作为提取阿托品的原料了。这篇论文引发的"印度枸杞子案"，一下子使得中国的宁夏枸杞陷入了困境。

阿托品是一种生物碱，常用在眼科检查时需要散瞳孔的眼药水里。服用阿托品过量可能导致眩晕、瞳孔放大、心率加快、烦躁等不良反应。

枸杞在中国已有 2000 多年的应用历史，无论是古籍文献，还是现代临床应用，从来未见使用枸杞后造成上述毒副反应的记载。

那么印度的事件只有两种可能，一种是以往中国的宁夏枸杞没检测出来，另一种是印度学者搞错了基原品种。

若想推翻一个结论，往往比得出一个结论更难，必须要拿出充分的证据，做大量的工作，以理服人。我来港以后指导的第一位博士研究生的论文

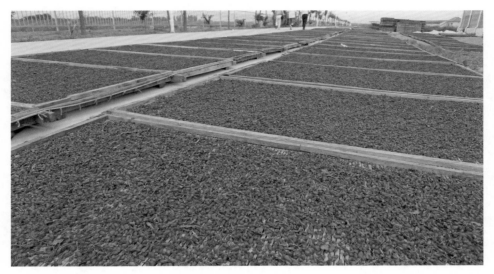

宁夏遍地枸杞红

题目就选定为"枸杞属的生药学研究"。我们双管齐下，国内实地考察与联络印度的工作同时开展，经多次努力，我们与相关印度学者取得联系。前后整整四年，我和彭勇博士先后多次到新疆、宁夏的野外考察枸杞品种。彭勇博士更是几乎跑遍了全国枸杞的分布点，采集了大量的原植物标本和对口药材样品。

我们的检测结果表明，宁夏枸杞子中的生物碱含量是痕量的，微乎其微，正常剂量不会对人体造成不良作用。

中国的枸杞没有问题，那问题有可能就出在印度。

二三十年前，电子邮件和社交媒体还不普及，我们多次给 Harsh 教授写信，半年过去了，去信如石沉大海，挂号信查无此人，寄不到本人手中。后经多方打听才得知，Harsh 教授在发表了那篇不负责的文章以后不久，便撒手而去了。他的离世让这个"印度枸杞子案"变得死无对证。与发表者本人联系——此路不通。

就在我们一筹莫展之际，另外一位印度学者出现在我们面前。2003 年，我和彭勇在南非参加学术会议和野外考察期间，结识了一位来自印度的植物分类学家 Sauris Panda 博士。终于，在好望角我们迎来了希望的曙光，真似柳暗花明。Panda 在英文中是熊猫的意思，这位"熊猫"博士的出现真是太及时了。我当即发出邀请，请 Panda 博士来中国香港进行合作研究，他为我们进一步破解"印度枸杞子案"立下了汗马功劳。在 Panda 博士的协助下，我们收集到了所有印度分布的枸杞属植物，其中并没有宁夏枸杞。

结论出来了，印度 Harsh 教授那篇论文中所描述的"枸杞"根本不是宁夏枸杞。

为进一步印证，2004 年，我同肖培根院士、彭勇，一行三人共赴伦敦，去往英国皇家植物园——邱园的植物标本馆进行考察。植物界的仲裁案都需要得到模式标本验证才能下定论。邱园中珍藏了 750 万份植物标本，很多世界植物分类鉴别上的难题，需到那里拿到权威的凭据。

在邱园，我们不但找到了 Harsh 教授所描述的那种植物的模式标本，还找到了栽培的新鲜植物。最终有了确凿的第一手证据，我们澄清了印度

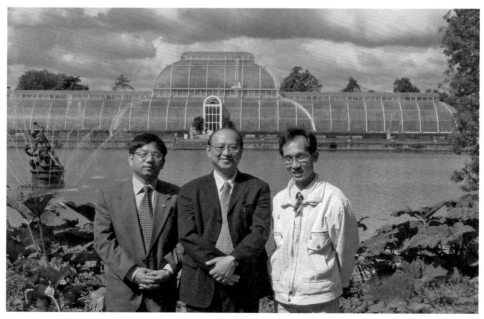

笔者（右）与肖培根老师（中）、彭勇（左）在英国皇家植物园

Harsh 教授那篇论文中所说的"宁夏枸杞"实际是欧枸杞，并不是中国的宁夏枸杞，基原未鉴定明确的论文不足为证。

问题澄清了，枸杞子再次踏上了国际化之路。基于出色的枸杞生药学研究，在那之后彭勇也顺利通过答辩，获得了博士学位。

另外，近年来流行起一种黑枸杞，宁夏也有栽培。黑枸杞是枸杞同属不同种的植物，来自黑果枸杞 *Lycium ruthenicum* Murr. 和黄果枸杞 *Lycium barbarum* L. var. *auranticarpum* K. F. Ching 等植物。

因为黑枸杞分布在高原地区，长年受强烈紫外线照射，使植物中花青素含量较高，颜色呈黑色。同科的茄子也有颜色深的紫茄子和颜色浅的白茄子等，番茄也有深浅不一的红色、黄色、绿色等，辣椒也有不同颜色的。枸杞也是一样，红的、黑的并不稀奇。

枸杞子被列入了我国第一批药食同源的名单。枸杞子属于名贵中药，不过有名的不一定贵。《本草纲目》曾提到枸杞子可干食、可鲜用。随着现代运输、保鲜技术的进步，人们也能直接品尝到新鲜的枸杞了。

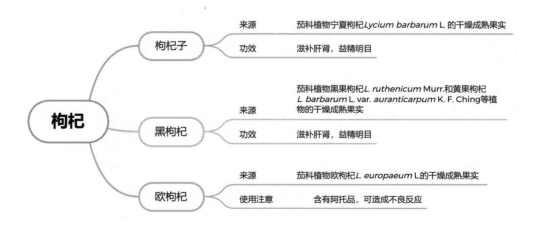

枸杞	枸杞子	来源	茄科植物宁夏枸杞*Lycium barbarum* L. 的干燥成熟果实
		功效	滋补肝肾，益精明目
	黑枸杞	来源	茄科植物黑果枸杞*L. ruthenicum* Murr.和黄果枸杞*L. barbarum* L. var. *auranticarpum* K. F. Ching等植物的干燥成熟果实
		功效	滋补肝肾，益精明目
	欧枸杞	来源	茄科植物欧枸杞*L. europaeum* L.的干燥成熟果实
		使用注意	含有阿托品，可造成不良反应

寄生与菟丝子
——生存有道益苍生

动物体内会有寄生虫，植物界里也有寄生类植物，它们不劳而获或者少劳多获。在寄生植物中，可以入药的有肉苁蓉、锁阳、桑寄生、槲寄生和菟丝子等。

寄生是一种很特殊的生物学现象。古人观察到，寄生植物具有很强的附着能力，一旦贴到寄主的身上，就能牢牢抓住，风吹不动，雨打不落，用九牛二虎之力也拉扯不开，紧紧地与它的寄主融为一体。古人在临床使用中发现，一些寄生类药材有安胎的作用。

桑寄生与槲寄生

桑寄生是一味很常用的安胎药，最早记载于《神农本草经》。

李时珍把桑寄生列到《本草纲目》寓木类中，且记载："此物寄寓他木而生。""如鸟立于上，故曰寄生、寓木、茑木。俗呼寄生草。"这些植物在别的树上安家落户，像小鸟立于大树上，所以称作寄生、寄生草。

我从小生活在北京，北方的冬天里除了松柏以外，大部分树木都掉光了叶子，树权之间的鸟窝就特别明显了，尤其是杨树上的喜鹊窝。

到了香港以后我发现，在冬天落叶的木棉树上，远看也像有大喜鹊窝一样的"鸟窝"，但有 1 米来高，那肯定就不是鸟窝了。我用望远镜一看，原

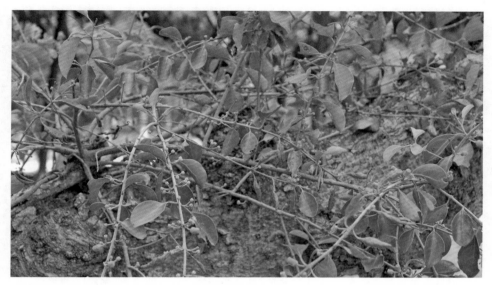

桑寄生原植物

来木棉树上又长出了一棵小树，还有绿油油的叶子。那就是长在木棉树上的桑寄生。

桑寄生，顾名思义，原本它应当寄生在桑树上。但寄生类植物生存能力强，桑寄生不仅可以生长在桑树上，也可以寄生于木棉树上。此外，在桃树、李树、龙眼树、荔枝、油桐、榕树、水松、马尾松上都能生长，落树就能生根。

孙思邈《备急千金要方》中有首名方——独活寄生汤，主要用于风寒湿痹，尤其中老年人腰腿疼的时候用得比较多。方中所用的君药就是桑寄生，入药的部位是带叶的茎，具有补肝肾，强筋骨，祛风湿的作用。桑寄生显著的安胎作用也使它成为妇科常用药。

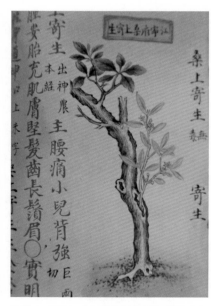

桑寄生（摘自《本草品汇精要》罗马本）

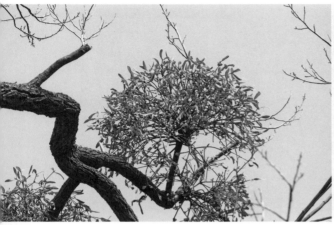
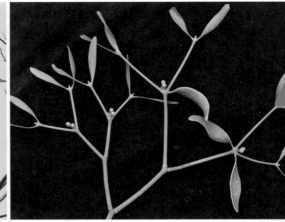

"树上树"　　　　　　　　　　　　　　槲寄生原植物

在广东、香港一带流行一款糖水，桑寄生莲子蛋茶。糖水属于粤式甜羹。汤料用的是桑寄生、莲子、红枣，和煮熟的鸡蛋一起煲，最后再加点红糖就可以了。这款糖水作用平和，可调经，养血安神，强筋健骨，适合各个人群甚至包括孕妇。

《中国药典》也收录了槲寄生，并记录桑寄生和槲寄生都来自桑寄生科，目前《中国植物志》把它们分为两个科：桑寄生科和槲寄生科。两部重要参考书看上去有些矛盾，这是因为《中国药典》目的之一是与世界药学界保持一致性，在关于植物分类等级的处理上，相对会滞后一些。

槲寄生可寄生于柳树、榆树、杨树、栎树、梨树、椴树等植物上，入药部位也是带叶子的茎枝。

西方过圣诞节的时候都会装饰松树作为圣诞树，同时装饰上冬青树枝和槲寄生。传说在槲寄生树下亲吻，恋人能够相亲相爱，槲寄生的果实也象征多子多孙。

"借鸡下蛋"

桑寄生、槲寄生有一个共同的本领——"借鸡下蛋"，或者说"借鸟下蛋"。在自然界，植物种子的传播，有的借助风力，如蒲公英具有长冠毛的种子，杜仲具有"翅膀"的种子，随风飘到天涯海角；有的植物借力于动物，如苍耳子、牛蒡子浑身都是钩刺，可挂在动物的皮毛上，搭顺风车到达远方。整体上看，它们被传播的都是种子、果实和果序，但是寄生不同。

桑寄生、槲寄生长在什么树上是靠小鸟帮忙的。在它们的浆果里含有一种黏性很强的汁液。鸟儿吃了浆果之后，植物种子会随着鸟的粪便一起排出，种子就会粘在树上。种子萌芽后，根也就长入了树皮。槲寄生的拉丁属名 *Viscum* 意思就是粘住鸟的胶。古代欧洲人曾利用槲寄生黏糊糊的果实来粘鸟，可想而知，它的黏性有多强。

1963 年版《中国药典》以"寄生"为名，一起收录了桑寄生与槲寄生。1977 年版《中国药典》开始将二者分成两个条目，延用到现在的 2020 年版《中国药典》。

槲寄生主要分布在我国东北、华北地区，桑寄生主要分布在南方。现在中医临床上，有的中医师处方中只写"寄生"，这在北方的药房一般指的是槲寄生，在广东、湖南等南方的药房，则指的是桑寄生。各地用药习惯不同，桑寄生与槲寄生的功效差异还有待进一步深入研究。中药规范化任重道远。

❧ "与桑寄生打交道的人" ❧

寄生类的中药品种非常混乱，想分门别类整理清楚可能要花上几年、十几年，甚至一辈子。贵州中医药大学中医学院的吴家荣教授，是一位实干家，一辈子都在研究桑寄生。

1989 年，首届全国中药鉴定学会在贵阳召开，我有幸认识了吴家荣老师，并且当面向吴老师请教了桑寄生的问题。

吴老师向我介绍，冬季一到，桑树上面的叶子基本上会掉光，这时是采收桑寄生的最佳季节。药农们有的直接爬上大树，用柴刀把桑寄生砍下来。有经验的人用绳子抛上树套住桑寄生，用力拉断扯下来。

桑寄生能从寄主身上获取养分，不挑寄主。它吸收的成分有些对人体有益，有些会对人体有害。桑寄生自己虽百毒不侵，但对人类来说，如果不论寄主，把寄生在有毒植物上的桑寄生也用作药材，那就会引起大问题，还会出现中毒事件，甚至危及生命，必须辨清来源。本草古籍中明确记载，只能用桑树上的桑寄生，别的都不可用。

有一种来自马桑科（Coriariaceae）的树木，体内含有毒性成分马桑内酯，如果桑寄生长在了马桑上，万万不能用。

所以《中国药典》在桑寄生的【检查】项目下，专门规定了一项强心苷检查，就是为了严格把关，防止混淆品和伪品入药。

1999 年，相隔十年，我在香港打算邀请一些内地的杰出学者来港进行访问交流和学术指导，我首先想到的就是吴家荣教授。那时吴老师已经快八十岁了，仍在执着地研究桑寄生。

菟丝子

还有一种具有安胎作用的寄生植物：菟丝子，五子衍宗丸的组方里就用到了它。

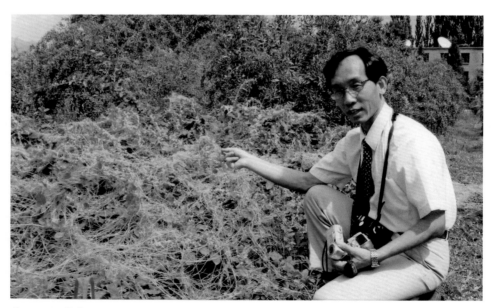

菟丝子原植物

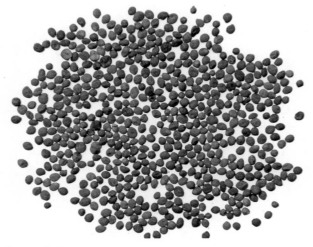

菟丝子药材

菟丝子，来自旋花科的植物南方菟丝子 *Cuscuta australis* R. Br. 或菟丝子 *C. chinensis* Lam. 的种子。现在市场上有时也可见日本菟丝子。菟丝子是寄生植物，它在生长过程中可能会伤害到其他植物，但它本身无毒，对人体也无害。

中药的利用有时是变害为利，将废物利用，菟丝子的发现和利用便是如此。这是一味常用的补益药，药性平和，具有补肾益精，养肝明目，固胎止泄的功效。很多助孕、安胎的中成药中都用到了菟丝子。比如，滋肾育胎丸，不仅用到了菟丝子，还用到了桑寄生。

菟丝子很常见，李时珍记载菟丝子多生于荒园古道。其实在闹市里也能见到菟丝子。我在工作地点附近的灌木丛中就见到了很多菟丝子。菟丝子没有叶子，只有蜿蜒的细茎，植物体内也不含叶绿素，整体呈嫩黄色，就像一个网子笼罩在别的植物上。被菟丝子侵害的寄主植物会先枯萎发黄，之后还可能导致全株死亡。我每天上班路过时，都会看它几眼，拍下了它从开花到结果的全过程。菟丝子开黄白色小花，结小小的黄棕色果实，像一粒粒萝卜籽，也像中医埋耳针用的王不留行种子。如果把菟丝子放在开水中，种皮会迅速绽裂，露出里面黄白色旋卷状的胚，如同种子在吐丝一般。

古人相信，自然界万事万物间的道理相通，借用寄生植物的附着能力，或许可防止滑胎和胎动不安，临床上一试，果然有效。取类比象是古人在大自然中寻找药物、推测功效的一种思维方式，也为利用中药带来不少启示，但是这种现象有局限性，有偶然性。如果千篇一律地用"取象比类"解释每一味中药的功效，那就过于牵强附会了。一种中药是否有效，最终需要以临床疗效为定论。

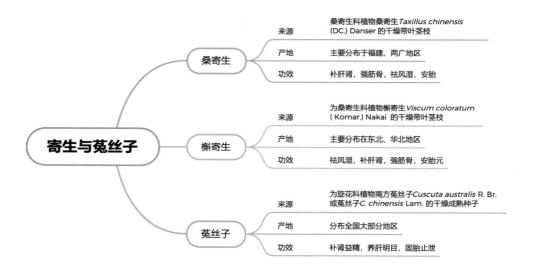

寄生与菟丝子

桑寄生
来源　桑寄生科植物桑寄生 *Taxillus chinensis* (DC.) Danser 的干燥带叶茎枝
产地　主要分布于福建、两广地区
功效　补肝肾，强筋骨，祛风湿，安胎

槲寄生
来源　为桑寄生科植物槲寄生 *Viscum coloratum* (Komar.) Nakai 的干燥带叶茎枝
产地　主要分布在东北、华北地区
功效　祛风湿，补肝肾，强筋骨，安胎元

菟丝子
来源　为旋花科植物南方菟丝子 *Cuscuta australis* R. Br. 或菟丝子 *C. chinensis* Lam. 的干燥成熟种子
产地　分布全国大部分地区
功效　补肾益精，养肝明目，固胎止泄

茯苓
——碧松根下树灵生

千年之松　下有茯苓

在野外找茯苓，就好似探寻地下埋藏的文物一样。茯苓的形状不固定，奇形怪状，偶尔发现有圆球形的、长条形的，且其大小不一，小的如拳头大小，大的甚至是一个人都抱不起来的不规则巨块。

西汉刘安的《淮南子》中就有"千年之松，下有茯苓"之说。唐代大诗人李商隐有一句诗："因汝华阳求药物，碧松根下茯苓多。"大诗人清楚地指明茯苓应到哪里找，在陕西华山的阳坡，松树根下。

地面上观察不到茯苓的踪影。有经验的药农能在松树根附近发现蛛丝马迹。如果土壤表面出现龟裂，这就提示下面可能有宝，然后就像考古队员一样用工具向地下探察。一般是用一根带槽的铁签，插入地里，如碰到有弹性的硬块，抽出铁签还能带着湿润松泡的白粉，那就证明发现茯苓了。

茯苓的药用历史非常悠久，始载于

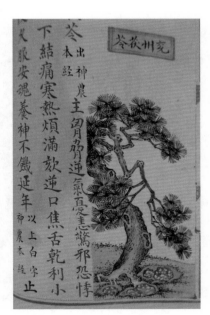

茯苓（摘自《本草品汇精要》罗马本）

《神农本草经》，列为上品。在《史记》里它的名称为伏灵。因为古人认为，松树是有灵气的，松树的灵气聚集在根部，长出了茯苓，所以茯苓最初的名称是"伏灵"。茯苓的菌丝在松树根上寄生生长，趁机把松树根当成培养基。将茯苓剖开，可见其中心部分是松树的根木，入药叫茯神木。

九资河茯苓与云苓

中医开处方的时候，经常写云苓。云苓是茯苓的别名，茯苓最早的产区在云南，历史上茯苓以云南丽江地区野生者为主。

除了云南产地外，现在大别山地区的安徽一侧也有"安苓"。

大别山另一侧的湖北是最大的茯苓栽培产区，以湖北罗田"九资河茯苓"为主。九资河是罗田县的一个镇，因出产茯苓而著名。1915 年，"九资河茯苓"曾荣获巴拿马万国博览会金奖，声名大振。

1983 年到 1984 年间，我曾三次到九资河考察药材来源及产地情况。那里的山地很贫瘠，当地人形容他们的环境是"八山、一水、一分田"。当地

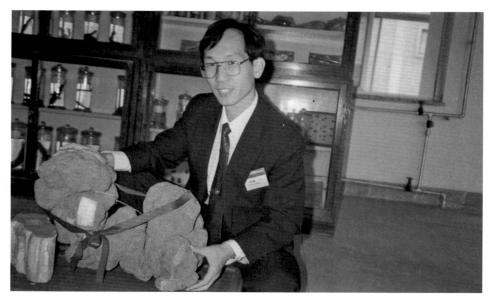

特大茯苓标本

几乎家家都种茯苓，每到冬春之际，可以看到家家房前屋后堆满了老松木段。等到第二年的初夏，人们挖好坑，放好木段，把菌种接上，进行茯苓原种培养和接种栽培。现在当地栽培茯苓的技术已经发展得很成熟了。

野生的茯苓可以达到几十斤重。香港浸会大学的中药标本中心收藏着一个特大茯苓，捐赠者就是湖北中医药大学的陈家春教授。

茯苓出多药

茯苓为多孔菌科真菌茯苓 *Poria cocos* (Schw.) Wolf 的干燥菌核。一个茯苓可分为不同的部位分别入药应用，由表及里分别为茯苓皮、赤茯苓、白茯苓、茯神和茯神木五个不同的药用部位。

茯苓皮是茯苓有色菌丝缠绕在一起板结在表面的干燥外皮。李时珍认为，茯苓皮可以"开水道，开腠理"，善于走表，长于利肌表之水肿，主治水肿肤胀。

中医临床有一首常用方——五皮饮，组方包括：茯苓皮、陈皮、生姜皮、桑白皮、大腹皮。主要用于行气化湿，利水消肿。

临床上，茯苓有赤白之分。赤茯苓是指削去外皮后的淡红色部分；白茯苓即现在通常所称的茯苓，它是菌核内部白色致密的部分。

中医理论认为，赤茯苓偏入血分；白茯苓偏入气分，长于健脾渗湿。白茯苓通常会被切成小方块，也叫茯苓块。

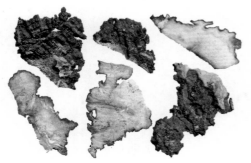

茯苓皮药材

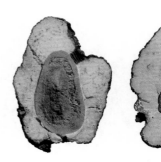

茯神药材

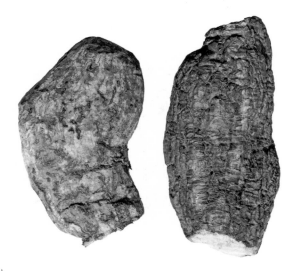

茯苓药材

茯神，为菌核体中间天然抱有松根的白色部分，可宁心安神。

茯神木，为茯神核心部分的细松根，饮片通常切成方形薄片状。

上面五种中最常用的是茯苓皮、白茯苓、茯神。随着入药部位由表及里，利水消肿的功效也逐渐减弱。相反，宁心安神的功效逐渐增强。

商品中的茯苓被加工成了不同的饮片形状，削去茯苓皮后，采用不同切法将白色部分制成不同规格的中药饮片，有茯苓块、茯苓片和茯苓卷。

我们课题组曾经对不同规格的茯苓饮片进行系统的研究，茯苓虽有多种规格，还是以传统的薄片为好，提取利用度比较高。

～ 十药九茯苓 ～

茯苓是常用的传统大宗药材。因为茯苓具有扶正祛邪、攻补兼施的双重特性，在中医临床中应用相当广泛，素有"十药九茯苓"之说。据统计，现在约有50%的中成药制剂组方中含有茯苓。

复方记载可以追溯到张仲景《伤寒杂病论》，具有利水渗湿，温阳化气作用的经方五苓散。

《本草经集注》的作者陶弘景是南北朝时期著名的医学家、道教学家、炼丹家。他开宗立派，也曾晋封高官，享年81岁。他自号华阳隐居，虽然辞官退隐，但朝廷每当遇到难题时都要向他讨教，所以他有"山中宰相"之称号。

茯苓当时就已经作为延年益寿的珍品。南朝的梁武帝给陶弘景特殊的待遇，批给他"每月赐茯苓五斤，白蜜二斤"。

茯苓的功效主要体现在利水渗湿、健脾、宁心安神三个方面。常见的补益基础方四君子汤和六味地黄丸，组方中茯苓必不可少。四君子汤组方里有人参、白术、茯苓、甘草，可以益气健脾。六味地黄丸中也有茯苓，可以滋阴补肾。

现代化学研究表明，茯苓的主要活性成分为三萜类和多糖类化合物。临床及药理研究证实，茯苓具有镇静、抗肿瘤、调节免疫功能的活性，它可作为中成药和保健食品的重要原料。

宋代文学家苏轼也是个美食家，除了耳熟能详的"东坡肘子"之外，他也钟爱茯苓，而且制作过一种茯苓饼，专门写下一篇《服茯苓赋》，其中记述了制作茯苓饼的方法和茯苓饼的功效。

相传，有一次慈禧太后生了病，御医诊断她体内有湿，但不敢轻易给太后开药，因为给太后开的药不能有过浓的药味，还要达到祛湿的疗效。后来还是一位御膳房内兼通医术的高手，在苏轼茯苓饼的基础上进行改良，做成了新的茯苓夹饼，外皮酥脆，内馅甜软，色、香、味俱全，送到太后的御案前。不仅调理好了太后的脾胃，还顺便改善了她的睡眠。慈禧很高兴，赏赐了这位御厨，还将茯苓夹饼分享给近臣和宫女。

我是北京人，当别人问我，北京有什么土特产？我想北京烤鸭和冰糖葫芦都是代表，茯苓夹饼也算一个，小吃熟食店铺、特产店里都可以买得到。茯苓饼形如满月，薄如纸，白如雪，还加了白糖、蜂蜜等辅料，清甜开胃。

茯苓饼对于调理小儿脾虚、消化不良和厌食症均有不错的食养效果。茯苓也可以打成粉食用，不过需要适量，茯苓的利水功效比较强，吃茯苓做的点心也不能过量。

茯苓作为一种常用药食两用的真菌，不但在中国拥有极大的需求量，也是对外输出的重要商品，是备受推崇的益寿珍品。

经过多少代中药人的努力，茯苓的人工栽培突破了技术难关，实现中药材野生变家种。资源问题解决了，茯苓的应用具有更为广阔的市场前景。

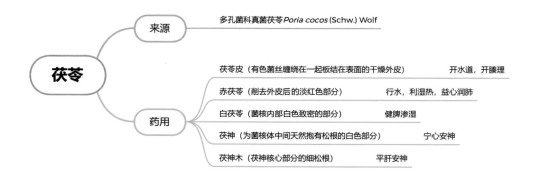

来源　多孔菌科真菌茯苓 *Poria cocos* (Schw.) Wolf

茯苓

药用
- 茯苓皮（有色菌丝缠绕在一起板结在表面的干燥外皮）　开水道，开腠理
- 赤茯苓（削去外皮后的淡红色部分）　行水，利湿热，益心润肺
- 白茯苓（菌核内部白色致密的部分）　健脾渗湿
- 茯神（为菌核体中间天然抱有松根的白色部分）　宁心安神
- 茯神木（茯神核心部分的细松根）　平肝安神

竹子
——劲节虚心傲雪寒

竹子文化

无论是岁寒三友松、竹、梅，还是四君子梅、兰、竹、菊，借物喻志总少不了竹。

从古至今，文人墨客爱竹咏竹者甚多，逐渐形成了竹文化。世界上很多种竹子的原产地都在我国，竹子也成为中国的文化标志之一。

有一首赞颂竹子的对联我很欣赏："未出土时先有节，及凌云处尚虚心。"

《苏轼文集》第73卷中有一篇《记岭南竹》，记述了十分详细的伴竹生活：吃竹笋、搭竹棚、乘竹筏、烧竹火、穿竹衣、踏竹鞋、用竹纸。可以说，竹子无处不在，不可一日无竹。

在西安半坡村，距今约有六千多年历史的仰韶文化遗址中，出土了有"竹"字符号的陶器。我们的祖先在竹简上刻字，来记录历史。而竹子表面有一层竹青，含有水分，不大容易刻字。所以古人先把竹片放到火上炙烤。当时人们把这火烤的程序叫作杀青，也叫汗青，后来汗青就专指史书了。文天祥《过零丁洋》诗中有："人生自古谁无死，留取丹心照汗青。"

两千年前，许慎的《说文解字》中说："竹，冬生草也。"这是古人对竹最初的认识。到了明朝李时珍的《本草纲目》，竹被收录在木部第37卷。李时珍说："竹字象形。"李时珍的分类是正确的，竹子是高度木质化的植物。

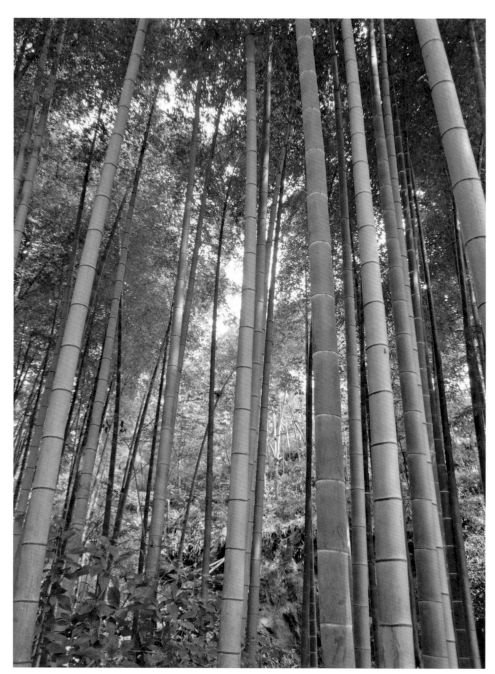

满山翠竹青又青

李时珍记载竹子："六十年一花，花结实，其竹则枯。"60年只是个虚数。竹子到底什么时候开花，与生长环境的变化、自身的年龄都有着密切的关系。大部分竹子一生只开一次花，但并不影响繁育。

20世纪80年代初，四川等地出现了一个奇怪的现象，漫山遍野的箭竹林大面积开花。这个消息一时间轰动了全国。箭竹是国宝大熊猫的食物。箭竹要是没了，国宝熊猫就危险了。为了让大熊猫安全转移到其他栖息地，全国范围内纷纷发动了捐款拯救大熊猫的行动。天遂人愿，最终大熊猫转危为安，四川雅安等地建起了新的熊猫繁育中心。

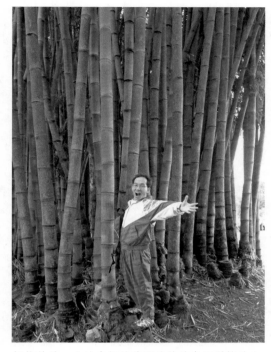
拥抱竹林，人站在粗壮茂密的竹林中显得格外小

竹子分布在热带、亚热带及暖温带地区。全世界的禾本科竹亚科的植物有1000多种，有的低矮似草，有的高大如树，可达三四十米。竹子体内没有形成层，所以在生长的过程中，只能长高，而不能加粗。因此竹笋有多粗，长成的竹子就有多粗。

虽然竹子长不粗，但竹子是世界上生长最快的植物。夜深人静的竹林里，常能听到竹子拔节的声音，有的竹子一晚上就能长高一米。一般植物的分生组织在植物的顶部，而竹子的每一节都有分生组织，每一节都可在同时生长，所以它的长势惊人！

竹子除了纵向生长迅速，还可向地下延伸，用盘根错节来形容竹子的根是再确切不过了。匍匐于地下的根茎能使竹子成片地生长，根茎长到哪里，哪里就能冒出新的竹笋。竹子主要以营养器官竹笋繁殖，所以竹子总是一片一片地长成竹林，我国宜宾、宜兴、安吉都有大规模的竹海。

素食第一品

竹笋是常见的蔬菜，自古就被视为"菜中珍品""素食第一品"。李时珍除了在木部收载了竹子以外，还在菜部第 27 卷收录了"竹笋"的条目。李时珍记载竹笋是"刮肠篦"，就像梳头发的篦子一样，它可以促进肠中积存废物的排泄，能清肠。他同时记载："笋虽甘美，而滑利大肠，无益于脾。"脾胃虚弱的人不适合吃竹笋。

20 世纪 60 年代末播出的科教片《毛竹》给我留下了非常深刻的印象。当时竹子在北方很少见，北京只有动物园和紫竹院有数得过来的几棵竹子。《毛竹》的科教片让我了解了竹子的特性。

20 世纪 80 年代，我留学日本时开始自己做饭。有一次，我花 500 日元买了一棵菠萝那么大的竹笋，可那时我不知道炒竹笋要去涩，直接下锅炒了，结果做出来的菜又苦又涩，难以下咽。其实李时珍早有忠告："煮之宜

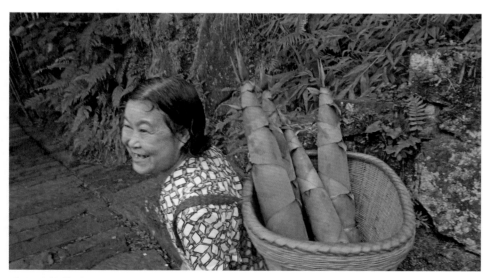

进山采笋披晨露

久，生必损人。"

现在的研究发现，竹笋中含有很多草酸，在烹饪前一定要用热水浸泡或用热水焯烫。要经过前处理才能展现出美味，换句话说，没有炮制是不行的。

竹之药用

竹子有许多药用价值。竹子有上千种，《本草纲目》中提到的木本竹子主要是箪竹、淡竹、苦竹等，叶可供药用。

除了竹叶之外，竹子身上还有多种有用之处。

竹茹，竹茎秆的干燥中间层。取新鲜竹子，除去外皮，将中间层刮成丝条，或削成薄片，阴干以后使用。张仲景有一首名方橘皮竹茹汤，君药就是竹茹。临床上可用于治疗肺热咳嗽、痰黄质稠、心烦不安等症。

竹沥，竹茎秆经烧炙而沥出的清澈透明液汁。将两年生健壮的竹子砍下，截断成二尺来长的竹段，再从中间一劈两半，把竹子架在炭火上慢慢烤，晶莹的竹沥就会从竹子的两端一滴滴流下，将其收集起来即可。竹沥清透，色青黄或棕黄，性味甘寒，可清热豁痰，定惊开窍。

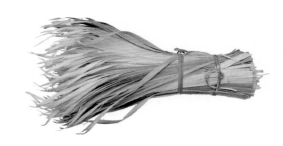

竹茹药材

鲜竹沥化痰止咳效果特别好。几年前有一次我上呼吸道感染，痰多且浓，加之课程安排也多，病程拖得很长。多亏吴孟华博士从广州给我寄来了新鲜的竹沥，我喝了以后很快见效，痰也祛了，症状都消了。

天竺黄，又名竹黄、竹膏，它和牛黄有个共同点，即都是病理产物。竹黄是竹子被寄生的竹黄蜂咬伤以后，出于自我保护机制，竹子

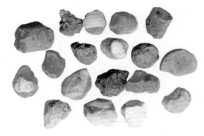

天竺黄药材

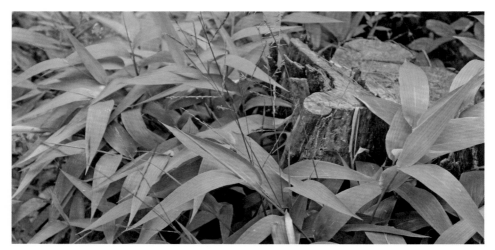

淡竹叶原植物

的创面上产生的分泌液干燥后结成的块状物。

天竺黄最初是从海外传来的药材。在刚结成块的时候，表面呈灰白色或者灰蓝色相杂，触感是松软的。干燥以后，块状物非常松脆，容易被捻成粉末，润滑细腻。天竺黄的吸湿性很强，如用舌尖轻舔表面，会有被蜜蜂蜇了的感觉，还会紧紧地贴在舌尖上掉不下来。现代研究也证明天竺黄有清热豁痰、清心定惊的功效。

中药中另有一味药材，淡竹叶，它并不是淡竹的叶，来源便与竹不同。淡竹 *Phyllostachys glauca* McClure 是高大的木本植物，而淡竹叶 *Lophatherum gracile* Brongn. 是低矮的草本植物。淡竹叶的干燥茎叶也是临床常用药。李时珍记载，以淡竹叶煎浓汁漱口，可以治疗牙龈出血。平常用淡竹叶煲粥，还可以治疗上火、口舌生疮、目赤肿痛等症状。

雷丸

在老竹子根下，会发现一种中药——雷丸。它是一味老资格的中药，早在《神农本草经》中就有收载。李时珍描述雷丸为"竹之余气所结"。"雷丸大小如栗，状如猪苓而圆，皮黑肉白，甚坚实。"其外形与猪苓相似，所以又有竹苓之名。每年秋季，在枯黄的竹子下面，就可以发现雷丸。在幽暗茂密的竹林里，真有可能误以为它是动物的粪便，其实它是一种真菌。雷丸是很好的驱虫药，可用于治疗绦虫、钩虫、蛔虫病。现在卫生环境越来越好了，患有寄生虫病的人也越来越少了，所以一般的中医医生、药剂师都不大熟悉雷丸了。

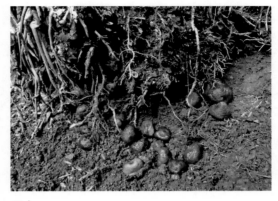

雷丸

现代地球上资源越来越有限，特别是木材资源。竹子是很好的木材代用品。随着现代科技的发展，竹子相关制品和研究成果不断涌现，应用也越来越广泛。竹子与每个人的日常生活息息相关，涉及衣、食、住、行的方方面面，竹子的综合利用有极大的发展空间。

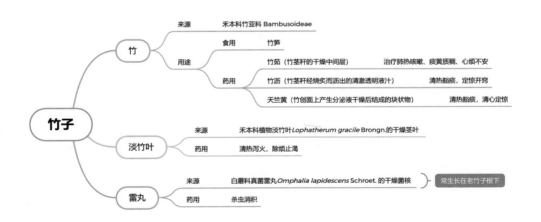

服器部之服帛
——锦衣玉帛青布衫

　　《本草纲目》全52卷中有一卷很特别，那就是第38卷服器部，收录的是穿的、戴的和用的器物。

　　平常跟朋友聊天时，有人常把这部分当作笑谈，或看作是《本草纲目》中的糟粕。我们在下结论之前，不妨先看看《本草纲目》服器部的主要内容和李时珍的看法。

　　李时珍首先提到的是服帛类，从外衣到内衣，从头巾到草鞋，从明代民间衣料到服装如何穿得舒服，患者的衣服如何处理，如何防病，等等，几乎面面俱到。

　　中国人穿衣服讲究料子和款式。衣服料子的等级，反映了人所处的社会阶层和社会地位。诸葛亮在《出师表》中写道："臣本布衣，躬耕于南阳。"诸葛亮说自己本来是个穿布衣的平民百姓。古时候，富贵人家做衣服用丝绸，普通人做衣服用葛布、麻布，平头百姓通常称为布衣，这之间有阶级造成的差别。

绫罗绸缎

　　我国是农耕大国、纺织大国，有农耕文化，还有丝绸文化。

　　《木兰辞》有云："唧唧复唧唧，木兰当户织。""组织"本是来自纺织的一个术语。地理概念中的"经纬"也是源自纺织的术语，用经纬度可以表示地球上任何一点的位置。大约东经116度，北纬40度，根据这个经纬度在地图上找，就能找到北京。

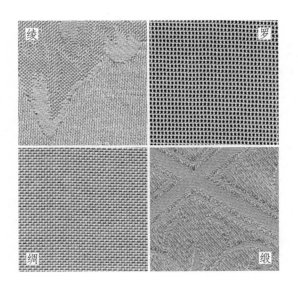

古代的纺织品种类繁多，最著名的当属丝绸。穿丝绸的感觉是丝滑柔软的。

明清时期在南方设江宁、苏州、杭州三处织造，专门负责买办御用物品，江南首屈一指的织品自然在其内。《红楼梦》中贾府的原型，就是作者曹雪芹的家族，曹家担任江宁织造数十年，从书中描述就能想象出当时各式华丽的丝织品的样子。

丝绸不仅在中国受欢迎，在外国也同样受欢迎，尤其受到贵族的追捧。全世界对丝绸的需求，开启了人类历史上的大规模的商贸之旅。客观上形成了连接中亚、东亚、南亚乃至欧洲的贸易通道。

绫、罗、绸、缎的原始材料都是蚕吐出来的蚕丝。相同的丝线，通过不同组织方式，就能制成不同的丝织品。绫罗绸缎就体现了蚕丝的不同纺织形式。绫以斜纹组织为特征，轻薄又柔软。罗以绞经组织为特征，经线相互绞转形成了很多微小的孔眼，罗和网是带有孔眼的。轻盈的罗最适合夏天穿，既透气又利于散热。绸以平纹组织为特征，生产量大、用途广泛。缎以缎纹组织为特征，工艺稍微复杂，缎子表面通常有提花图案。过去还讲究新婚的被子要用缎面的。

锦衣

李时珍在服器部中所列第一条是锦。在常用中药西北大黄的鉴别中，也有一个特征术语"锦纹大黄"，形容大黄断面的薄壁组织与红棕色的射线组

织锦缎

织形成的纹理似锦纹。

南京云锦、苏州宋锦、成都蜀锦被称为中国三大名锦。锦是最贵重的丝织品之一，生产工艺要求高，难度也大，历来有"一寸锦、一寸金"的说法。一些和锦有关的成语，如锦绣河山、衣锦还乡，锦都被赋予了美好、高贵的含义。

明代开始，官员的官服胸前和背后各有一块四方的补子，质地讲究，有织锦的，还有缂丝的，并且补子显示着官员的品级。文官用禽鸟图案，从仙鹤、锦鸡到黄鹂、鹌鹑；武官用猛兽图案，从麒麟、狮子到海马。明清官员身着的官服容易让人联想到成语衣冠禽兽。衣冠禽兽含贬义，指的是身着衣帽的禽兽动物，比喻事实上道德败坏的人。

玉帛

"帛"字，最初指白色的丝织品，由素丝织造而成。帛不仅是衣料，从战国到汉代，帛都是重要的书写载体，可制成帛书。我国现存最古老的医方著作《五十二病方》就是从长沙马王堆汉墓当中出土的帛书。

帛在古代和玉器一样，是被用于祭祀和馈赠的礼物，并称玉帛。古时候国与国之间、人与人

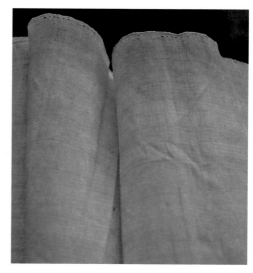

画绢

之间的往来，以互赠玉帛作为一种礼仪。玉帛也是和平的象征。"化干戈为玉帛"，指战争平息，重修旧好。

绢与帛相比，质地更轻薄，织造工艺相对简单。李时珍记载，绢又被称为疏帛。如果不经过精炼，它的材质则比较硬挺，可用作画绢。传统团扇的扇面多是用绢制成的，上面可画山水花鸟各类题材。经过精炼以后的绢，材质比较柔软，可做手绢等。《本草纲目》记载，黄丝绢在经过燃烧、研磨加工处理之后，可用于血崩等症。

青布衫

百姓对布最不陌生。李时珍在《本草纲目》中特别记载了青布。李时珍认为用靛蓝染色的青布，具有和青黛相同的功效，可以解诸毒，疗恶疮，治疗小儿的寒热丹毒。

李时珍提到，需要用青黛而身边刚好没有，可以用水浸泡靛蓝染的青布，取这种水代替青黛来使用。古代几乎家家都有靛蓝染的青布，这在万不得已的时候还是一种随时都可取用的家庭保健物品。

中国染布的方法传到了日本。现在日本的温泉酒店提供的浴衣，基本都是

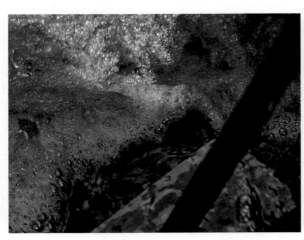

在蓝液中加入生石灰并充分搅拌，产生的蓝色浮沫干燥后就是青黛

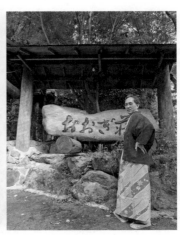

笔者身着蓝染浴衣，于日本温泉酒店

麻布或棉布的，而且不乏用靛蓝染的青布。

消毒病人衣

《本草纲目》记载了一项病人衣。李时珍提到，在瘟疫盛行的时候，可以把刚发病病人的衣服，放到甑锅里，即蒸具上蒸，可以防止相互传染。

从现代防疫的角度来看，对瘟疫病人的衣服进行高温蒸煮，就是在进行消毒灭菌，这样可以有效地防止病毒、病菌的传播。李时珍这种防疫思想应该说是很先进的。

很早以前，中国人就有"以衣防病"的医学思想，重视病人的衣物，并利用病人衣，在历史上做出过一定贡献。

天花是死亡率很高的、古代已经流行的传染病之一。在古代，我们的祖先曾成功尝试用"痘衣法"来预防天花。"痘衣法"就是把天花病人的衣物，给还没得天花的小孩子穿上。因衣物上会带有少量的天花病毒，通过这种方法可诱发小儿轻微地出痘发病，从而达到免疫的效果。"痘衣法"的进一步发展就演化成了"人痘接种术"和"牛痘接种术"，也可以说是疫苗接种的始祖。

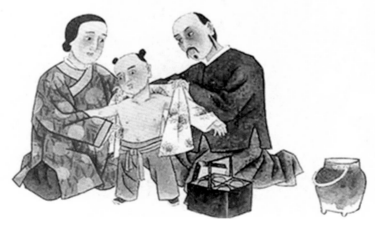

痘衣法图（北京中医药大学中医药博物馆藏）

本草学不仅是服务于中医药的，对其他自然科学和社会科学也可提供参考。

> 服器部中一些穿的、用的，在现代人看来是根本不能入药的。但是在历史上，它们曾经发挥过作用，被收入本草书籍，是历史的一部分。
>
> 李时珍记载道，在湍急的水流当中，一只葫芦也可能拯救溺水快要淹死的人，可以尽其所用。
>
> 凡是器物，只要有用，就没有贵贱之分。这也是李时珍在编著《本草纲目》时，不厌详细的收录原则之一。

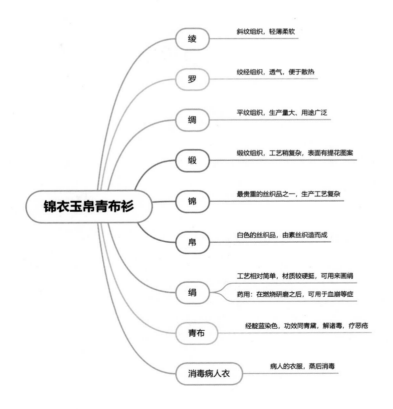

绫　　斜纹组织，轻薄柔软

罗　　绞经组织，透气，便于散热

绸　　平纹组织，生产量大、用途广泛

缎　　缎纹组织，工艺稍复杂，表面有提花图案

锦衣玉帛青布衫

锦　　最贵重的丝织品之一，生产工艺复杂

帛　　白色的丝织品，由素丝织造而成

绢　　工艺相对简单，材质较硬挺，可用来画绢
　　　药用：在燃烧研磨之后，可用于血崩等症

青布　　经靛蓝染色，功效同青黛，解诸毒，疗恶疮

消毒病人衣　　病人的衣服，蒸后消毒

服器部之器物
——钟馗桃符迎新年

　　《本草纲目》第 38 卷服器部分为两部分：服帛和器物。服帛是穿的，器物则是用的。李时珍列出 54 个条目，包括各种纸张、钟馗桃符、漆器和桐油伞等生活用品。李时珍首先提到的器物类项目是各类纸制品。

～❦ 纸与青纸 ❦～

　　造纸术是中国古代的四大发明之一，对世界文明有着重大贡献。读书看报、办公交流、日常用的纸巾，从早到晚，生活的各个角落都离不开纸。

　　早在西汉，造纸术就已经出现了，由东汉时期的蔡伦改进。

　　我国古代以蚕丝纺织出绫罗绸缎，剩下质量次一点的蚕茧可以漂絮，制取丝绵。漂絮后再过滤，过滤的篾席上会留下一些残絮，可以做纸用，但仍然太珍贵了。

　　到了东汉，蔡伦把树皮、麻头、破布、破渔网等都当作纸的原料，经过挫、捣、炒、烘等一道道工序，最终制成了纸。这种纸价格低廉，原料易得，被广泛应用，人们称之为"蔡侯纸"。蔡侯纸先传入了邻国朝鲜、日本，随后又传入了中亚、印度等地，再由阿拉伯人传至欧洲，最后在全世界传播开来。

　　李时珍在《本草纲目》里收录了可用于造纸的几种原材料及几种不同的纸，如楮纸、竹纸、草纸和青纸等。

　　虽然李时珍没有记载青纸的具体制法，但青纸的制作是有青黛参与的，所以青纸也具有和青黛类似的作用。青黛具有清热解毒、清肝泻火的功效，李时珍认为青纸可以杀虫解毒。

楮纸的原料是楮树皮，楮树是别名，原植物是桑科乔木构树 *Broussonetia papyrifera* (L.) Vent.。这种树的特点是树皮富含纤维，属于常见的造纸原料之一，在我国分布十分广泛。

楮树的果实楮实子也是中药，具有清肝、明目、利尿的作用。

大部分古代造纸的原料都能做中药。药食同源，其实药和纸也有同源。

用植物造纸面临一个问题——容易生虫。在造纸过程中加入中药，这种纸的防虫方法也体现着古人的智慧。中药黄柏有杀菌的作用，将纸浸过黄柏煮的水，就不会再被虫咬了。

桐油纸伞

过去，老中医在弟子学成出师的时候，会送给弟子两件纪念品，一把桐油纸伞和一盏灯笼。目的就是让弟子牢记：出诊时要风雨无阻，昼夜不分。

我们小时候都猜过一个谜语："一根柱子百根梁，不用砖瓦盖成房。"谜底就是桐油纸伞。

现在桐油纸伞大多被当成工艺品。桐油纸伞的制作技术也已被列入我国的非物质文化遗产。桐油纸伞在我国传统文化里还是爱情的象

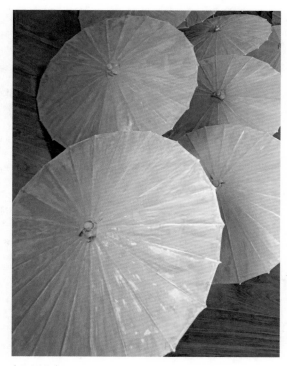

桐油纸伞

征，《白蛇传》中白娘子与许仙以伞为媒，留下了千古佳话。

1967年，刘春华曾创作一幅《毛主席去安源》的油画，印数累计达9亿多张，被认为是"世界上印数最多的油画"。画面上的青年毛泽东，身着青布长衫，左手握拳，右手握着一把红色的桐油纸伞。当时一篇《赞革命油画〈毛主席去安源〉》的文章还被收入了我那时的小学课本。

很多现在的年轻人或许没用过桐油纸伞。我小的时候还是用桐油纸伞的，经常会碰到走街串巷修理破雨伞的。制作桐油纸伞时，要在伞面的纸张表面刷上一层桐油，于伞面凝固成一层保护膜，使普通的纸张具备防水、防腐蚀的效果。

李时珍在《本草纲目》第35卷木部当中记载了桐。我国自古就有使用油桐树种子榨取桐油的工艺。

油桐，学名 *Vernicia fordii* (Hemsl.) Airy Shaw，大戟科落叶乔木。大戟科中很多植物的果实有毒，让人望而生畏的中药巴豆就是大戟科的植物。苗族有用桐油来治疗烫伤的经验。

我到大别山地区考察多次，那里盛产油桐和板栗。油桐的种子和板栗的外观很像，但油桐子有毒。有时候小孩子分不清，误食了油桐子就会中毒，非常危险。

另一方面，桐油是制造油漆、油墨的主要材料，重量轻、干燥快，有很好的耐热、耐酸、耐腐蚀性，工业应用也相当广泛。

桃符与钟馗像

王安石在诗中写道："总把新桃换旧符。"新春时节，有了钟馗的画像来看大门，再换上新的桃符，人们的心里就踏实多了，过年的仪式带着人们的心灵寄托，带来的是过年的热闹气氛。

《本草纲目》服器部专门记载了一个条目：钟馗，是桃符裱纸上画的钟馗。

有关钟馗的传说，历史上有不同的版本，李时珍参考的是唐卢肇所撰《逸史》的版本。

钟馗家住终南山，在唐高祖朝参加科举考试，直至入京获贡士头名，却未举状元，抗辩无果，一怒之下撞阶而死。皇上见此状，便追赐钟馗状元袍带并哀荣。多年后继皇帝位的唐明皇常做噩梦，一日梦中来了一个戴着破帽身着蓝袍的大鬼，一把捉住明皇梦里作乱的小鬼，并且生吞了。唐玄宗问大鬼是何方人士。大鬼回答说："臣乃钟南山的钟馗。承蒙高祖皇帝赐袍安葬，我发誓要除尽天下虚耗之鬼。"唐玄宗一觉醒来，病痛全消，特命画圣吴道子为钟馗画像，传于天下。后世留传的钟馗像大多是豹头环眼身着红袍，手执一椎打鬼的姿态。从此以后，钟馗捉鬼的故事也在民间广为流传。

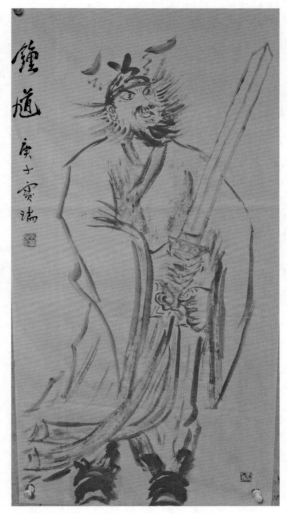

钟馗像（张宝瑞绘）

宋代《东京梦华录》记载，每年临近春节，在东京汴梁城内（现开封），大街小巷都有卖门神、钟馗画像、桃板、桃符的。到后来，纸画桃符代替了桃木板，之后又逐渐演变成了贴春联。

李时珍在服器部中也记载了桃符，称它具有"伏邪气，制百鬼"的作用。当然，"钟馗""桃符"的作用在现代看来都是子虚乌有了。

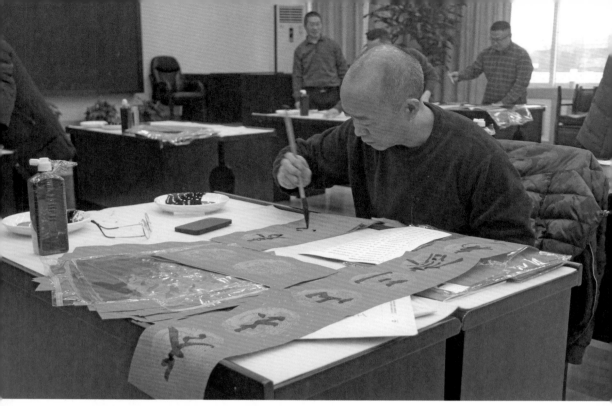

成都中医药大学王家葵题写春联

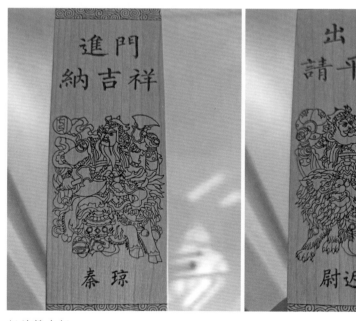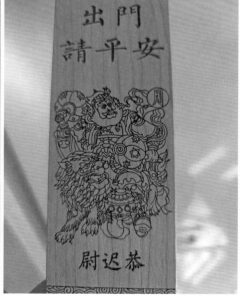

门神桃木板

莎草纸

古埃及也有一种纸——莎（suō）草纸。

中国古代造纸先制纸浆，再制成纸。我到埃及实地考察以后才知道，古代埃及的莎草纸是一种编织纸，与纸浆制法不同。

具体的做法是，采集植物纸莎草，这种植物的茎中含有大量纤维，但刚采下来的纸莎草茎很脆，必须用木槌反复敲打，脱去水分，使纤维变得柔韧，才可以进行编织，制成纸张。纸莎草同时也可以用来制作绳索、草鞋等物品。

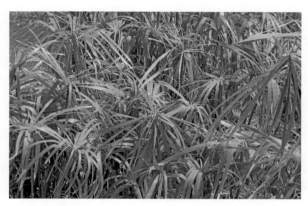

纸莎草原植物

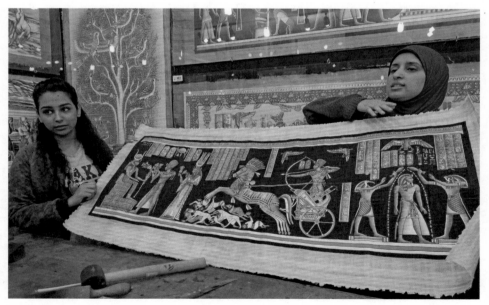

莎草纸画

纸的英文是 Paper，词源是纸莎草 Papyrus，有的书上把它翻译为"塞浦路斯草纸"，地中海沿岸的文明中都有它的存在。

后来英文 Paper 涵盖的范围发展得比较广了，包括了纸浆纸和编织纸。

《本草纲目》内容非常广博，不仅限于中医药，还涵盖了大量民俗学与博物学的内容。打开这一章，好似穿越了一条时空的隧道，在我们眼前出现的是一座琳琅满目的明代民俗博物馆。

阅读《本草纲目》的服器部，为我们了解古人的日常生活和制造水平打开了一扇窗，也可以为其他相关学科的研究带来参考。

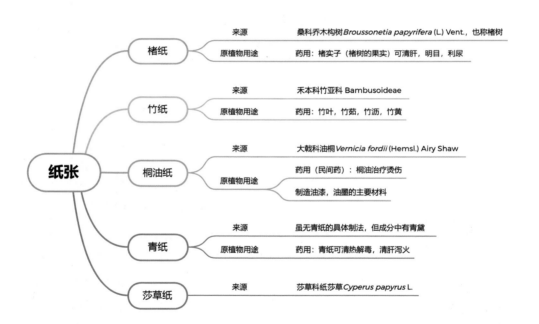

蜜

——百炼蜂蜜功效多

杨朔的散文《荔枝蜜》，很多人都读过、学过。记得 20 世纪 70 年代末，一部电影《甜蜜的事业》风靡全国。甜蜜的爱情，甜蜜的事业，总之美好的事情，人们都会用甜如蜜来形容。

蜜蜂与蜂蜜

"蜂蜜"二字倒过来就是蜜蜂，现在人们都知道蜂蜜是蜜蜂采集的。但在《神农本草经》的时代，最初蜂蜜的名字是"石蜜"，因为古代蜂蜜多数来自野蜂，它们大多生活在山崖和洞穴里，这才以野蜂筑巢地为名。

在《本草纲目》中李时珍才正式更其名为蜂蜜。李时珍认为蜜的来源是蜜蜂，而不是岩石，所以称为蜂蜜更合适。

并不是所有的蜂都能产蜜。世界上有超过 5000 种蜂，大部分蜂都不产蜜。野外常见的大黄蜂就不产蜜，会产蜜的蜂不超过 10 种。

现在中国产蜜的蜜蜂主要

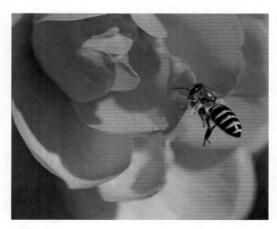

蜜蜂采蜜

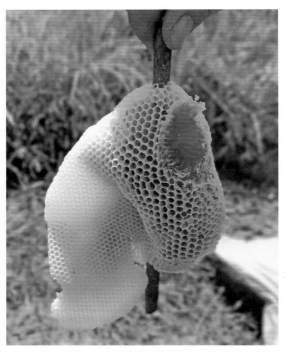
蜂房

有两种，一种是本土的，一种是外来的。

我国的原生种是中华蜜蜂 *Apis cerana* Fabricius，习称为土蜂，本草书上最早记录的蜜蜂就是这种。

进口的蜜蜂，为清朝末年从欧洲引进的意大利蜂 *A. mellifera* Linnaeus，来自意大利，产蜜量比较大，现在是各国酿造蜂蜜的主力。

采蜜的过程辛苦而有规律，蜜蜂先从花朵中采集甜甜的花蜜吸进自己的蜜囊，接着进行反复吞吐，约需200次，在蜜蜂体内转化酶的作用下才能成为蜂蜜。接下来，蜜蜂还要不断高速扇动翅膀，加速蜂蜜转化和浓缩，直至水分低于20%。最后一道工序是用蜂蜡把蜜封存在蜂房里，这样就可以长期保存了。都说百炼成钢，这可以说是百炼成蜜了。

蜂蜜是工蜂的口粮，不过工蜂用得很少。工蜂上颚腺会分泌一种乳状浆液——蜂王浆，专供蜂王享用。蜂胶（Propolis）则是蜜蜂采集植物的汁液、花粉或花蜜，混合自己分泌的唾液与蜜蜡所形成的胶状物，并作为修补蜂巢的原料和无法外出觅食时的备用粮食。

粮食是粒粒皆辛苦，其实每一滴蜜汁也同样是来之不易的。

蜂蜜的功效

李时珍在《本草纲目》中记载了蜂蜜入药的五大功能："清热也，补中也，解毒也，润燥也，止痛也。"

蜂蜜可滋阴润燥。吃蜂蜜的方法也大有学问。

首先，服用蜂蜜有一点要注意，不可用开水冲泡，因为蜂蜜中含有酶，高温会使酶失去活性，一般以40℃到60℃温水冲泡即可。其次，蜂蜜可在常温下长期保存，成熟的蜂蜜水分含量比较低，细菌和酵母菌都不能在蜂蜜中存活。因此保存蜂蜜不需要放入冰箱，冷藏反而是多此一举。

除了内服以外，张仲景在《伤寒杂病论》中也记载了一个治疗大便不通的方法——蜜煎导法，这其实是一种早期的栓剂。取适量的蜂蜜在锅内煎煮浓缩，制作出"蜂蜜栓"。这一招不但让李时珍感叹"诚千古神方也"，也让现代人惊叹古人的智慧。

∽ 炮制与蜜丸 ∾

关于中药里出现频次最高的药，大部分人会觉得是"十方九草"的甘草。其实，还有可以与甘草比肩的蜂蜜。

中药炮制时，蜜是重要的炮制辅料；临床使用的甘草大多数需要蜜炙。传统丸剂，如大蜜丸、水蜜丸，制作过程中都离不开黏合剂蜂蜜。

《神农本草经》多记载甘草生用。到了张仲景时代，甘草大部分都是清

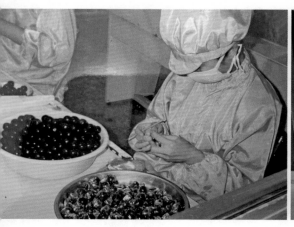

准备密封的大蜜丸

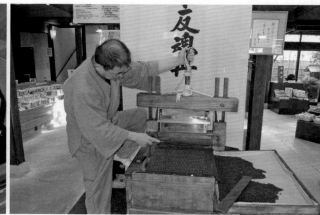

日本人也做蜜丸

炒的，为炙甘草。后来，炙甘草普遍用的是蜂蜜炮制的甘草。炮制是药用历史的一大飞跃。有了蜜的加盟，临床上蜜与甘草就紧密地融合在一起了。

蜜丸有独特的疗效，现在很多经典的中成药都保留了蜜丸剂型。比如，安宫牛黄丸、六味地黄丸等。入药的蜜是需要炼制的，且炼制后的蜜才能使用。有关炼蜜的方法，早在李时珍的《本草纲目》就已经有了具体的记录。炼蜜的目的是除去其中的杂质，蒸发掉部分水分，破坏其中的酶，杀死微生物，增强黏合力。

～～ 真伪优劣 ～～

中药的鉴别可归纳为四个字：真、伪、优、劣。用在蜂蜜上，先辨真伪，辨别清楚蜂蜜的来源。一千年前，宋代苏颂的《本草图经》中就指出："蜂采其花作之，各随花性之温凉也。"蜜源的不同会直接影响到蜂蜜的药性。从不同种花上采到的蜜，它的药性会受到基原植物的影响。

北方常见的有枣花蜜、槐花蜜、椴树蜜、荆条蜜；南方出产的有荔枝蜜、龙眼蜜、油菜花蜜。

枣花蜜、龙眼蜜的药效偏于补血安神；槐花是清热凉血的，槐花蜜也偏清热凉血。

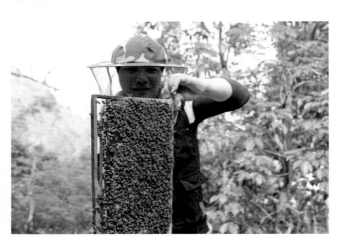

养蜂人开启养蜂箱展示其中的蜜蜂

辨清基原植物的主要目的是保证食用安全。用错蜂蜜也可能引起中毒。现在世界上已知的约有 6000 种植物中含有吡咯里西啶生物碱（Pyrrolizidine Alkaloid），简称"PA"，长期服用对肝脏有慢性毒性。

紫草科天芥菜属、菊科千里光属的植物中PA含量比较高，如果蜜源来自这些植物，那么这样的蜂蜜不可食用。

合适的蜜源是酿蜜的必备条件，这也是养蜂人带着蜂箱四处流动的原因之一，寻找合适的鲜花才能采蜜。

香港中文大学的林鸽教授对这个专题做过系统深入的研究，我们研究组的黄丽丽博士，也配合参与了部分工作，合作发表过相关的研究论文。蜜蜂采花蜜过程中身上多少都会沾上花粉粒，各种植物花粉的大小、形状、表面纹理不同，在显微镜下可清

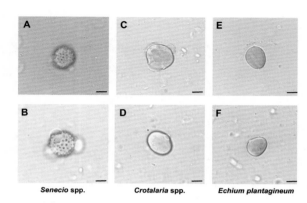

显微镜下可观察到蜂蜜中不同类型的花粉粒，可知它源自哪种植物

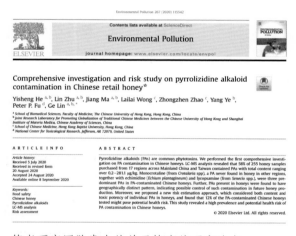

笔者研究团队发表的关于蜂蜜的研究论文

晰地辨别出它来自哪种植物。这种方法简便可靠，一目了然。

现在市场里见到的蜂蜜便宜的十几元一斤，贵的几百元一斤。最差的产品是用糖浆加香精勾兑的糖水，谈不上什么营养价值，吃了只会令人发胖。鉴定蜂蜜真伪可以加入冷水稀释，再用力摇一摇，真蜂蜜会出现大量细小的气泡，呈现混浊状，放置一段时间气泡也不会消退。像品酒、品茶一样，鉴别蜂蜜最好亲自尝一尝味道。真蜂蜜带有淡淡的天然植物花香，还会有蜂蜜特有的酵素味。这种经验要靠多尝、多实践来积累。

蜂蜜在放置一段时间后会凝结，可能呈现猪油状，还有小结晶出现，这是正常现象。质稠的蜂蜜遇到低温也会凝固并析出结晶。

在实验室里还可以用仪器做检测。天然蜂蜜主要含果糖和葡萄糖这两种还原糖，一般蔗糖含量比较低。

> 我在读杨朔的《荔枝蜜》时，印象最深的是杨朔与养蜂工人老梁的那段对话。老梁介绍说一只蜜蜂能存活的时间很短，蜂王可以活三年，工蜂最多能活六个月。活到限数，自己就悄悄地死在外边，再也不回来了。
>
> 接着杨朔抒情感慨："我的心不禁一颤：多可爱的小生灵啊！对人无所求，给人的却是极好的东西。蜜蜂既是在酿蜜，又是在酿造生活；不仅是为自己，而且是在为人类酿造最甜的生活。蜜蜂是渺小的，却又多么高尚啊！"

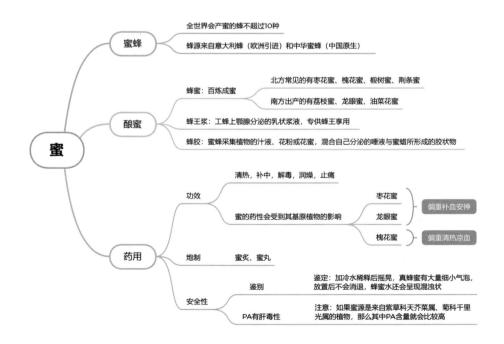

蜚蠊
—— 变害为益新药源

　　"除四害"在不同的时期有不同的版本。20 世纪 50 年代，我国提出除四害，一开始指的是麻雀、苍蝇、蚊子和老鼠。全民出动，到 20 世纪 60 年代，麻雀几乎被打光了，却造成其他的病虫害。时过境迁，当年的"老家贼"成了可爱的小鸟。后来臭虫又多了出来。现在卫生条件好了，臭虫也很少见了，但是蟑螂一直都在。很多人讨厌蟑螂，但就是灭不尽。这便需要因势利导，变害为宝。蟑螂还有药用价值。

"打不死的小强"

　　蟑螂，在粤港地区叫作甴曱。"甴曱"两个字在常用汉字词典里都没有，人们把一些令人厌恶的东西、社会的渣滓都称为甴曱，由于人们讨厌蟑螂，所以蟑螂也被称为甴曱。

　　受流行文化的影响，人们赠予蟑螂绰号"小强"，并广为流传。由于蟑螂的生命力特别顽强，很难被消灭，"打不死的小强"实至名归。

　　早在 3 亿年前，蟑螂就生存在地球上了。它比人类的出现要早得多，科学界普遍认为，人类始祖的出现距今有 50 万年。蟑螂和恐龙先后出现在地球上。虽然庞然大物恐龙早已灭绝，但是小小的蟑螂却繁衍至今。

　　蟑螂的生命力和繁殖力很强，哪怕没有食物，只靠喝水，它也能存活 3 个月。蟑螂从卵里孵化出来后，到成为成虫再到能够繁衍后代，整个过程只需要 7 个月。有资料统计，一只雌蟑螂一年可繁殖后代近万只。

蟑螂原本只生活在湿热的南方地区，可现在交通便利，人来人往，物流畅通，蟑螂已无处不在。

记得 20 世纪 80 年代初，我在中国中医科学院读硕士研究生的时候，有一位来自南方的同学，当时从他的行李中爬出了几只小蟑螂，没过两年，宿舍楼里的蟑螂就成群结队了。

北方的冬天特别冷，蟑螂通常会躲藏在暖气片附近，如果把开水浇到暖气片上，许多蟑螂被烫死后会噼里啪啦地掉下来。

后来我去了日本，日本以好干净、讲卫生著称，但到了那里我才发现，东京也有蟑螂，而且体形很大。

1999 年，我来到了香港，刚开始我一个人住在大学的宿舍里，生活条件很好，就是"好客"的蟑螂特别多。我想，看来这辈子都要与蟑螂为伴了。小型的蟑螂如蚂蚁大，大型一点的如人的拇指大，有的还能扇动翅膀飞起来，突然从角落里钻出来，吓人一跳。现在随便一个药店都有灭蟑螂的药品出售，有药饵、有胶贴、有烟熏，国产的、进口的不同牌子的蟑螂药。各种招数，我几乎试了个遍，却收效甚微。最后我选择了放弃，与蟑螂和平共处。可是没想到，过了半年，我屋里的蟑螂不知不觉自然地消失了。原来，因为我从不在家里做饭，冰箱里空空如也，厨房里既没有粮食也没有糖，蟑螂全被饿跑了。

虫类药物知多少

本草，以草为本，植物药是药材的主体，但本草著作也记载矿物药和动物药。动物药中包括看似不起眼的昆虫。追根溯源，早在《神农本草经》中就已经记载了不少虫类药物。

清代名医叶天士，还有当代的国医大师朱良春，他们都是使用虫类药物的高手。叶天士认为："初病在经，久病入络。"尤其是慢性病和疑难病，在常规治疗方案的基础上加上虫类药物，往往能拨动气血，通络祛瘀。国医大师朱良春把虫类药物运用得出神入化，他用全蝎和地龙治疗偏头痛，用地龙和水蛭治疗高血压，用蝉蜕治疗过敏，用蜈蚣治疗面瘫等。

蟑螂以䗪虫之名，被李时珍收载在《本草纲目》第 41 卷的虫部，主瘀血，利血脉。

《神农本草经》中已有䗪虫的记载，它的用途是"主血瘀，癥坚，寒热，破积聚，咽喉痹，内寒，无子"。《神农本草经》开虫类用药之先河，后世的本草书当中，䗪虫的应用一直被记载传承。

除了汉家典籍外，彝族、哈尼族等少数民族药中，䗪虫也被纳入，并且积累了丰富的临床经验。

～～ 变害为宝 ～～

蟑螂不仅有强大的生命力与繁殖力，它的自我修复功能也是一流的。

蟑螂幼虫即使断了一条腿，当它脱壳之后，失去的肢体也会像壁虎的尾巴一样，奇迹般地长出来。人类由此得到启发，以蟑螂为原料，研发出了一种药物——康复新液。康复新液内服，可用于治疗瘀血阻滞、胃痛出血，包括胃和十二指肠溃疡等；外用于口腔溃疡、外伤、烧烫伤、褥疮等创面的修复。

我国还有以蟑螂为原料开发出的二类新药心脉隆注射液，为治疗慢性心衰的辅助用药。

蟑螂也可应用于日化产品中，目前已有以蟑螂为原料的面膜、牙膏等产品。

不仅中国人应用蟑螂，外国人也用蟑螂制成蟑螂精粉，以补充动物蛋白，有护肝、保肝的作用。

目前全世界的蟑螂已接近 5000 种了，我国大概有 300 种。经研究发现，美洲家蠊 *Periplaneta americana* (L.)（又称美洲大蠊），在所有蟑螂品种中虫体最大，有效成分含量最高。

现在入药的蟑螂已经有了专门的养殖基地，保证来源的安全和品质。

我带着一份好奇，在 2019 年 7 月专门去了云南腾冲美洲大蠊的养殖基地。

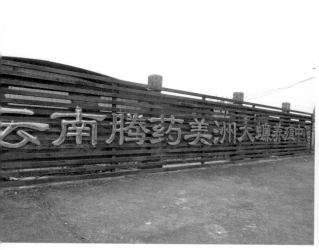
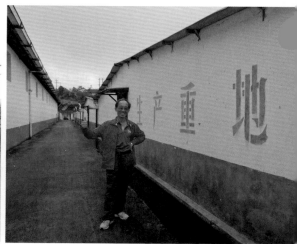

笔者在云南大蠊养殖中心，生产重地防止外界污染

云贵高原即使到了夏季，也是凉爽宜人的好地方。但一进入蜚蠊养殖房里，我仿佛回到了夏日的香港。养殖房里需保持一定温度和湿度，当时的温度比室外高出 20 多摄氏度，空气都是湿乎乎的，还充满了难闻的味道。

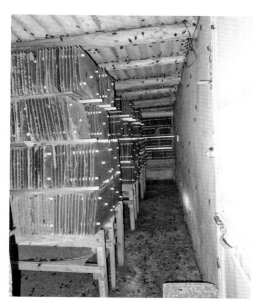

独特的养殖房，为蜚蠊提供了适宜的温湿度

基地人员向我介绍，养蟑螂要为蟑螂考虑。这里的温度和湿度的设定需要模拟岭南地区的气候，因为蟑螂喜欢这样的环境。

在养殖房里入药用的蟑螂，生存环境清洁，吃的饲料是非常健康的天然食物，有薏苡仁和谷糠等。

养殖基地的安全卫生是第一位的。老鼠、苍蝇、蚊子都是病菌的载体，蚊虫并不是叮了人就使人致病，只有携带病原体的蚊虫碰到人才会传染疾病。蟑螂也一样，如果它不沾脏的东西，也

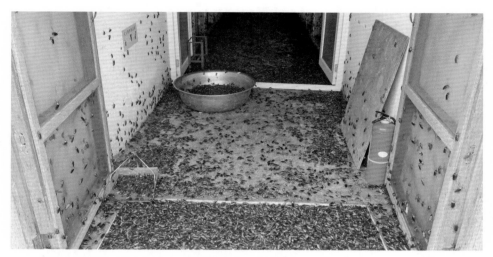

看着这么多健康活跃的蟑螂，有人欣喜，有人恐惧

不会成为污染源。养殖基地有非常规范化的管理，保障了蟑螂本身的健康。

　　养殖房的四周围绕着一条用水泥建造的水沟，像护城河一样，蟑螂飞不出去也游不出去。水沟里还养着鱼，鱼有如水下的巡逻兵，哪只蟑螂偶有机会跑出来，掉进水沟里，也会落入鱼腹。

体验食蟑螂

　　一说到蟑螂食用，有的朋友直呼不可思议。

　　中药鉴定是我主攻的学科，我见到中药，除了剧毒药，一般都要自己尝一尝。那次在养殖基地，我品尝了一道油炸蟑螂。工作人员介绍他们捕捉蜕皮羽化后的蟑螂，先将蟑螂饿上几天，让蟑螂的内脏腾空排净，这时可见虫体干净得透明，然后再烹饪。油炸蟑螂色泽金黄，口感也算外焦里嫩，就像油炸蝎子等昆虫一样，味道也差不多。

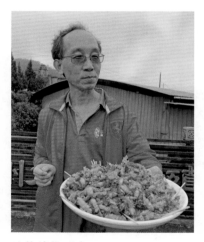

油炸蟑螂可食

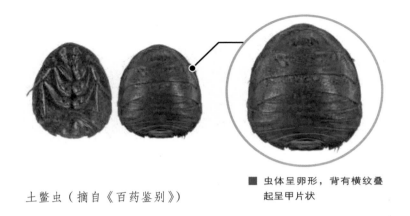

土鳖虫（摘自《百药鉴别》）

■ 虫体呈卵形，背有横纹叠起呈甲片状

北方生活着一个蟑螂的远房兄弟，土鳖虫。它的外形肚饱溜圆，似乎与蟑螂不同，一个是圆脸，一个是长脸。但是如果把土鳖虫翻过来，便可发现它和蟑螂的身体构造多有相似。土鳖虫同样也可以变害为益，变废为宝。土鳖虫是破血逐瘀、续筋接骨的常用中药。

虫类药物自古是中医药王国的重要组成部分。"君若识草草为宝"，我想这句话放在昆虫身上也同样适用。

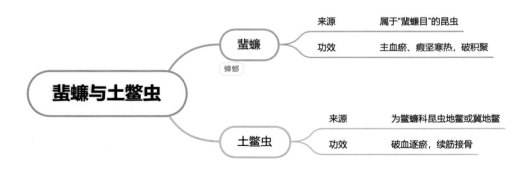

蝉
——一朝羽化自在鸣

金蝉脱壳

蝉，也称知了，北方又叫唧鸟。南北朝诗人王籍有两句诗："蝉噪林逾静，鸟鸣山更幽。"诗中表达出的禅意，令人心境淡泊。

蝉的腹部有一对鸣器，由镜膜和鼓膜组成，有了鸣器，蝉才能鸣叫，鸣器只有雄性才有。蝉夜伏昼鸣，夜里睡觉，白天歌唱，而且天越热，叫得越欢，堪为精力旺盛的"暑期合唱团"。每当盛夏，我听到蝉声就觉得特别欢快。特别是在睡午觉时，蝉鸣就像美妙的催眠曲。到了秋天，天气一凉，蝉就不叫了，因此有了成语"噤若寒蝉"。

20世纪80年代之前，北京中药店里还有收购蝉蜕和土鳖虫的业务。对于当时很多人来说，蝉蜕和土鳖虫可都是天降的财富，要是能捡上半书包，到药店能换上几分钱回来，

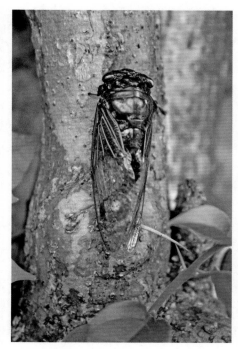

蝉，一朝羽化待飞时

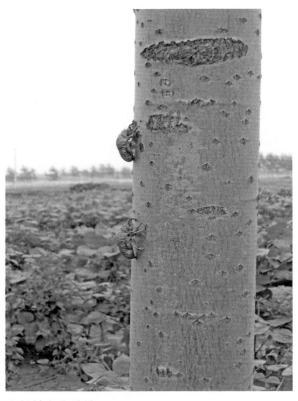
白杨树上的蝉蜕

那是一笔不小的收入。

夏日的蝉鸣常勾起我儿时的回忆。蝉一般在夏天会从大树根下钻出来，出于生物的本能会沿着树干往上爬，爬到离地面约2米的地方，开始蜕壳。每到夏天，一阵大雨过后，大树周围的地面上就能看到一个个小洞，顺着痕迹往树上看，运气好的话能找到几个蝉蜕下来的壳，也就是蝉蜕。

在天气晴朗的时候，男孩子们一般都会去粘蝉。找来废弃的旧自行车内胎，把它剪碎，或者干脆找几根橡皮筋，加热化成黏糊糊的胶。然后再找来一根长竹竿或木棍，把胶涂在一头，听着哪有蝉叫就去那个地方找，然后用竹竿把蝉粘下来。

有一次，我大半夜打着手电筒，在柳树的树干上，观察到了蝉蜕壳的全过程。

蝉蜕壳从背部开始，好似有个拉链拉开一道口一样，蝉慢慢地从旧壳里面挣扎出来。

刚蜕壳出来的蝉成虫是嫩黄色的，蝉会展一展翅膀，小试身手，新翅膀一开始是蓝绿色的，薄且透明，还有像叶脉一样的纹理。过不了多一会儿，蝉就会慢慢变成黑色。这时，蜕下来的蝉蜕也会由软变硬。

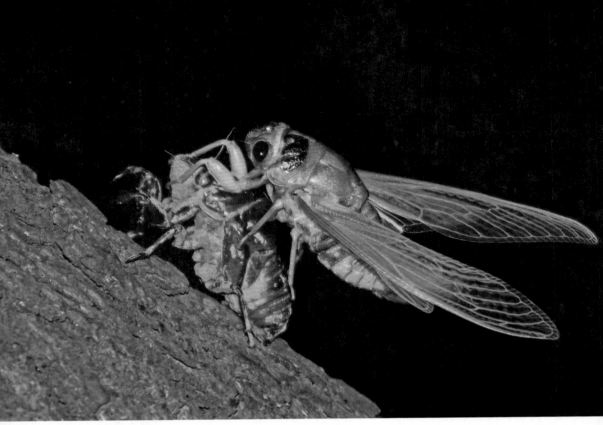

金蝉脱壳

蝉文化

　　《西游记》的文化背景由佛、道、儒的元素结合构成。唐僧原本是如来佛祖的二徒弟金蝉子转世。每次遇到危险，唐僧都能够化险为夷，最终他取到了真经，又成功地回到了灵山。蝉有重生和长生的含义，这也符合传播在各路妖精之间吃唐僧肉可以长生不老的传闻。

　　"金蝉脱壳"在道教里还是一个炼丹术语，通过铅汞炼丹产生的"圣胎"，历经三百天脱胎而出。这和《西游记》里唐僧取到真经、修成正果以后成佛的结局相合。

　　在古人的眼中，蝉的幼虫破土而出，具有一种脱胎换骨的高洁气质，象征着"复活"与"重生"。

蝉是中华文化中的一个小段落。《庄子》里记载了"承蜩"，蜩（tiáo）和知了是同一物，"知了"急读为蜩。根据考古发现，早在新石器时代我国便有了玉蝉等物品。商周时期的青铜器上有蝉的纹饰。

古代的玉蝉有三大功能。第一是挂在腰间作为装饰品，称为佩蝉。在北方的红山文化遗址、南方的良渚文化遗址出土的文物中，都有玉蝉的配饰。第二是镶嵌在帽子中间，用来正衣冠，名为冠蝉。第三是作为玉琀类陪葬玉器，放在死者口中，以求精神复生。从先秦时期到汉代的出土物中有许多玉琀蝉。

蝉的药用

在《本草纲目》中，蝉被收录在第41卷虫部。上溯到《神农本草经》，蝉已有记载了。

蝉入药部位有蝉身和蝉蜕之分，李时珍记载古人多用蝉身，主要治疗脏腑经络疾病，而现在用的主要是蝉蜕。

蝉蜕是常用药，主要有三大功效，第一是利咽喉，第二是息风止痉，第三是退翳明目；主要用于治疗皮肤疮疡、风热表邪的疾病。在临床上最常用于开嗓音、利咽喉。中成药黄氏响声丸、金嗓开音丸等，功效中都有蝉蜕的贡献。

我的一位好朋友——《全国中医耳鼻喉科教材》的主编王永钦教授，特别擅长运用蝉蜕。我平时讲课用嗓子比较多，一有不舒服就去找王老师求救。近20年来，他开给我的处方都保留着。其中有一味药，几乎每个处方中都会见到，那就是蝉蜕。王老师根据经验谈到，凡是外感风热引起的咽喉肿痛、声音沙哑，都可以用蝉蜕。同时，根据不同病情，他也会配伍薄荷、牛蒡子、连翘、桔梗、甘草等药材。

除了入药的蝉身和蝉蜕以外，蝉蛹含有丰富的蛋白质，也可做成一道美味佳肴。我国南方有些地区已经开始人工养殖蝉蛹了，在很多餐桌上可以看到金灿灿的炸蝉蛹。两广地区、西南地区、东北地区都有虫子做的菜。

我在辽宁本溪水洞见过当地做的炸蝉蛹。那家店老板说，这些材料都是他们在雨过天晴的傍晚，趁着天气凉爽，到野外去抓的，当地叫"知了猴"。我又请教了辽宁中医药大学的康廷国教授，他告诉我，在东北吃野生的蝉蛹，以辽南为主，特别是大连、葫芦岛一带。

后来我才知道，知了猴不仅东北人吃，它在山东更受欢迎。现在炸知了猴已经成了山东的一道特产。

蝉蜕与金蝉蜕

《本草纲目》中，李时珍记载了多种蝉的品种。现在从动物分类学来看，全世界蝉科的昆虫有1500多种。市场上的蝉蜕有好几种，最常见的一种混淆品是金蝉蜕。它是同科同属不同种的另一种蝉。虽然《中国药典》没有收载金蝉蜕，但是在南方它一直被作为地方习用品种。

我与康廷国教授共同指导的博士生胡雅妮做蝉蜕研究，还发表了论文。该项研究报告被收入《香港容易混淆中药》之中，出版了中文版和英文版，为鉴别蝉蜕与金蝉蜕提供了参考。蝉蜕呈黄棕色，尾部比较钝；金蝉蜕呈金黄色，尾部呈尖刺状。

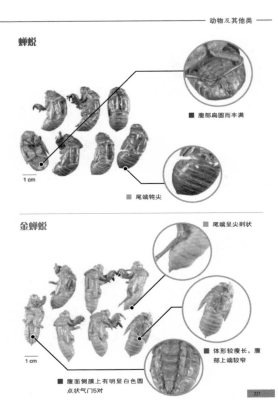

动物及其他类

蝉蜕

■ 腹部扁圆而丰满

■ 尾端钝尖

1 cm

金蝉蜕

■ 尾端呈尖刺状

■ 体形较瘦长，腹部上端较窄

■ 腹面侧膜上有明显白色圆点状气门5对

1 cm

221

蝉蜕与金蝉蜕的鉴别（摘自《百药鉴别》）

蝉花

经过卵和幼虫阶段后，蝉蜕壳羽化成为成虫，一只蝉成虫的寿命最长只有两个月。一旦它拱出地面，爬上树，蜕化成蝉，就意味着它的生命已经接近了尾声。

夏天是蝉的繁殖季节，雌蝉在产卵以后，一般会在一周内死去。卵经过一个月左右孵化，幼虫会掉落地面，再钻入土中，靠吸取树根上的营养来维持生命。幼虫在地下的时间十分漫长，无论是冬天还是夏天，它都蛰伏于地下。有的蝉能在地下度过三五年甚至更长时间。在地下时，假如幼虫遭遇不测，便永无出头之日了。

在土壤中蛰伏时期的蝉幼虫，如果被麦角菌科的真菌感染，也会通过类似冬虫夏草成长的方式变成一种"蝉虫草"，入药为蝉花。

早在宋代《本草图经》中便有蝉花的记载了，并配有生动的绘图。蜀中有一种蝉，其蜕壳头上有一角，如花冠状，谓之蝉花。蝉的头上长出了像一朵花一样的菌。《本草纲目》记载蝉花：甘、寒，无毒；功效和蝉蜕类似，主治婴幼儿高热、抽搐、惊风。

这些年，随着冬虫夏草各种代用品的开发，人们对蝉花的关注度也越来越高了，相关的研究也在日益深入。

蝉是昆虫中的寿星，可以活十几年，生命各阶段的产物都是能被人类利用的好药，从蝉身到蝉蜕，还有中途夭折形成的蝉花，皆有施展拳脚之地。

这里分享好友张铁军教授的一首诗咏蝉：

伏蛹地下越三冬，

积珍涵瑞隐其形。

一朝羽化冲破土，

攀上高树作清声。

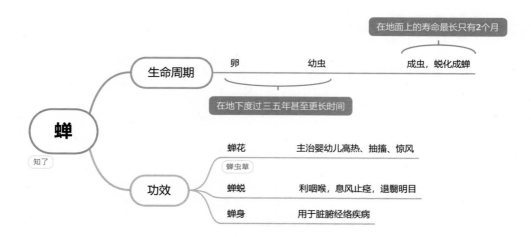

蝉

知了

- **生命周期**
  - 卵　　　　幼虫　　　　　成虫，蜕化成蝉
  - 在地面上的寿命最长只有2个月
  - 在地下度过三五年甚至更长时间

- **功效**
  - 蝉花　　　主治婴幼儿高热、抽搐、惊风
    - 蝉虫草
  - 蝉蜕　　　利咽喉，息风止痉，退翳明目
  - 蝉身　　　用于脏腑经络疾病

蟾蜍与蟾酥
——六神丸中显功劳

小蝌蚪找妈妈

《小蝌蚪找妈妈》的故事老少皆知。其实不只是小蝌蚪不认识自己的妈妈，一路迷茫懵懂。反过来，一只小蝌蚪，放在眼前，分辨出它是青蛙还是蟾蜍的宝宝都有难度。

蟾蜍

记得小时候有一年春游，我从动物园的小河沟里捞回来几只小蝌蚪，养在小鱼缸里。每天看着小蝌蚪游来游去，我满心欢喜地盼着它们长大。慢慢地，小蝌蚪就出现了两条后腿，尾巴慢慢变短。再后来又长出两条前腿，直到最后尾巴完全消失。终于等到它们长大的那一天，我才发现精心呵护的几只小蝌蚪原来是癞蛤蟆。

人们一般统称蛙类为蛤蟆。癞蛤蟆是蟾蜍的俗名，虽是两栖动物，但多在陆地生活，皮肤一般比较粗糙。传统习俗中，蟾蜍是端午节要避开的五毒之一。相较之下，人们大多偏爱青蛙一些。青蛙的叫声招人喜欢，南宋辛弃疾的《西江月》中有一句："稻花香里说丰年，听取蛙声一片。"青蛙背是青绿色的，体形比较苗条，善于游泳，后腿非常强健，一发力能跳出 1～2 米远。

戏金蟾

蟾蜍因为体态臃肿，行动迟缓，一身的癞包，让人觉得瘆得慌，见了都会绕着走。"癞蛤蟆"一词总带着引申出来的贬义。癞蛤蟆虽然外形有些令人畏惧，但也有让人喜欢的有益一面。

蟾蜍不仅附有丰富的文化含义，还可以入药。

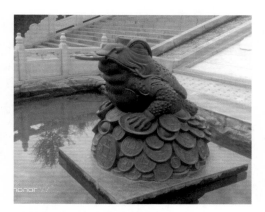

王屋山下口吐金钱的宝蟾

八月十五中秋节，皓月当空，人们可以坐在桂花树下，喝着清茶，吃着月饼，遥望苍穹，给孩子们讲有关月亮的故事。传说月宫中有一只三足蟾蜍，月宫也被称为蟾宫，所以科举得中称"蟾宫折桂"。嫦娥身边有一只玉兔，在桂树下捣药，也有传说玉兔在捣的药就是蟾酥丸。

月食在传说中是"天狗食月"。其实在史书和古代诗词里边更多称为"蟾蜍食月"。

李白的《古朗月行》里有这样的诗句："蟾蜍蚀圆影，大明夜已残。"描写的就是蟾蜍在吃月亮。

在民间，人们有时会把蟾蜍叫成金蟾。俗话说："家有金蟾，财源绵绵。"这源于刘海戏金蟾的民间传说。道教的刘海仙师一生乐善好施，他借助三足蟾蜍而登仙。刘海被奉为财神，三足蟾蜍也被认为是招财的宝物。金蟾能口吐金钱，是旺财之物，特别在一些商铺门口摆放着口衔钱币的金蟾，寓意财源滚滚。

蟾酥与六神丸

蟾的生命力特别强，繁殖率极高，全世界有超过200种，亚洲超过70种。

临床上应用比较广的是蟾酥和蟾皮。药用蟾酥来源于蟾蜍科动物中华大蟾蜍 *Bufo bufo gargarizans* Cantor 或黑眶蟾蜍 *B. melanostictus* Schneide 的耳后腺或皮肤腺的干燥分泌物。蟾酥拉丁学名的发音"bufo"像是蟾蜍闷声闷气叫声的拟声词。

蟾蜍满是疙瘩的背部皮肤下面暗藏玄机。外来攻击一碰到蟾蜍，它的背部就会喷射出一种白色的有毒液体，保护自己不被外界伤害。将分泌液收集起来干燥后就是中药蟾酥。

在国家级非物质文化遗产中有一个中成药六神丸，比小米粒还小的丸剂，共由六味药组成，其中包括蟾酥，另外五味是珍珠粉、牛黄、麝香、雄黄和冰片。六神丸可以清热解毒，消炎止痛，多用于治疗咽喉肿痛、口舌糜烂。现代研究也表明，蟾酥有强心、抗癌等功效。随着研究的深入，相信今后还会有更多新的应用被发现。

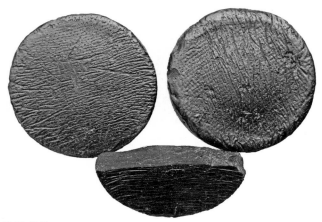

蟾酥药材

巧手取蟾酥

2004 年，我们课题组承担了《香港中药材标准》蟾酥项目的研究，我自己到野外抓了几只癞蛤蟆回来。蟾酥最集中的部位是蟾蜍的耳后腺，但如何取蟾酥真是难住了我。

《本草纲目》记载，用手捏住癞蛤蟆的眉棱骨，把分泌腺里的分泌液挤在油纸或桑叶上，放在阴凉的地方，让它自行干燥，然后集中收纳在竹筒内。

明代徐春甫的《古今医统大全》中记载了另一种用贝壳取蟾酥的方法，用相连的两片贝壳把蟾蜍耳后腺一夹，蟾蜍的分泌液就会流到贝壳里。贝壳的边缘比较光滑，对蟾蜍伤害也比较小，取完分泌液后还可以把蟾蜍放生。关键技术点在于不能用铁器。

最需要注意的是，蟾蜍分泌液有毒性，如果沾到皮肤上，应该立刻用清水冲洗，切记不可用沾有蟾蜍分泌液的手揉眼睛。李时珍在《本草纲目》里特别强调："其汁不可入人目，令人赤、肿、盲。"蟾蜍的分泌液轻者能使人眼睛红肿，严重的还可能导致失明。同时李时珍给出了一个解药，如果毒汁溅进眼睛里，可用中药紫草泡水清洗眼睛。

在香港，我曾承担过剧毒中药蟾酥的研究，取蟾酥的过程中遇到了困难。虽然古书对取蟾酥记载得清楚，但真正自己动手时，一时仍不知如何下手。

天无绝人之路，就在我犯难的时候，我的好朋友杨智钧教授来帮忙了。他是江苏人，江苏是蟾酥的主产地之一。老杨说他从小就抓蟾蜍，而且取过蟾酥，这事他包了。老杨一手抓住蟾蜍，

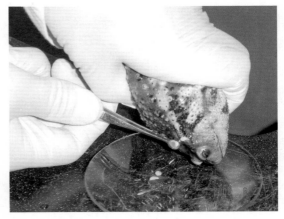

杨智钧给蟾蜍"做手术"

另一手用镊子刺激蟾蜍耳后的腺体，他的动作非常娴熟。没过几秒钟，他手中的蟾蜍就已气鼓鼓的了，这时只见蟾蜍耳后腺里的白汁好像从针管里射出来一样，足足喷出 1 米多远。幸亏我们事先戴了护目镜，要不然被这股毒液溅到眼睛里，后果不堪设想。

要采集 1 千克的蟾酥，得用两万多只蟾蜍，而且全靠手工操作，所以蟾酥价格非常贵，优质的蟾酥每千克价格可高达数万元。蟾酥用量很小，《中国药典》规定每人每日用量仅 0.015 ～ 0.03 克，多入丸散用。因为蟾酥毒性强，所以用量必须严格控制，否则很容易造成安全事故。

蟾酥与蟾皮

在香港，蟾酥已经被列入了《香港中医药条例》严格管控的 31 种毒剧药物的名单里，需要有注册中医师的处方才可以买到。

我曾协助香港政府处理过一起由蟾酥用药错误引起的中药中毒事件。一家药房里新上岗的一位药师，由于没有经验，抓药的时候，误把蟾酥当成蟾皮抓给患者，造成了非常严重的事故，这是人命关天的教训！

蟾蜍的皮入药叫蟾皮，也有毒，不过毒性没有蟾酥那么强。蟾皮和蟾酥所含成分差不多，都属于强心苷类的物质。蟾皮一般用量比蟾酥可稍多一些，每日每人的用量为 3 ～ 9 克，算来也是蟾酥的几百倍。蟾酥和蟾皮仅一字之差，是完全不同的两个药，绝对不能混淆。

青蛙与牛蛙

《本草纲目》记载了蝌蚪的民间用法，可生吞下肚，解毒疮。我记得小时候还见到过这种土方法。人们都说把小蝌蚪喝下去可以降火明目。但考虑到卫生条件、寄生虫感染和环境污染等问题，现在这种方法已经不用了。

《本草纲目》记载了青蛙的别名叫田鸡，有补虚损的功效，适合产妇吃。可能是因为青蛙的口感和鸡差不多，青蛙在南方也叫水鸡。

我年轻的时候也抓过青蛙。1976 年，我插队到了农场，晚上和同伴一

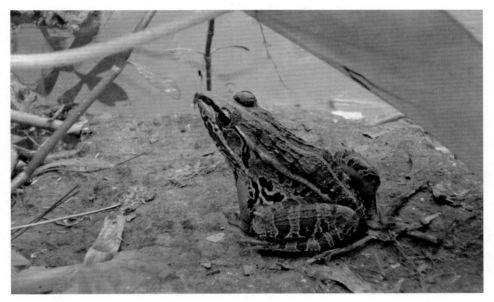
青蛙

起寻着青蛙的叫声去抓青蛙。有人带着布口袋，我图省事，拎上一把烧水用的大铁壶就去了。因为水壶嘴能透气，这样可以保证抓到的青蛙放在里边不会被闷死。在漆黑的夜晚，只要拿着手电对着青蛙一照，青蛙就会一动不

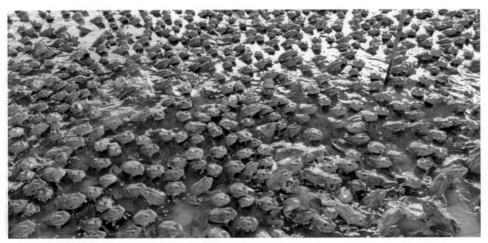
牛蛙养殖场的牛蛙远远望去好似一个"牛蛙军团"

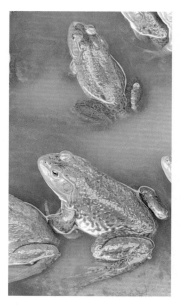

养殖的牛蛙

动乖乖地僵在原地，手到擒来，一抓一个准，一掀壶盖放进去，不一会儿就能装满一大铁壶。当年物质匮乏，一顿煮田鸡能让我们好好地改善一下生活。

但青蛙是对人类有益的动物，夏天能帮助消灭蚊子。时过境迁，青蛙现在已是受保护的动物，国家明令禁止捕杀野生青蛙。

这些年餐馆里新兴一种外来的牛蛙，它原产于北美洲，20世纪60年代前后被引入我国。牛蛙生长快，体形较大，一只可有半斤重，肉质鲜美。牛蛙养殖业蓬勃发展，牛蛙肉的价格和猪肉、鸡肉不相上下，已经逐渐取代青蛙，成为常见的美食之一。

蟾蜍又叫癞蛤蟆，因为体态臃肿，行动迟缓，再加上一身的癞包，有些令人厌恶与畏惧。平常我们说不能以貌取人，对动物也是如此。蟾蜍是有益动物，它们捕食害虫，自身亦可作为药材来源。

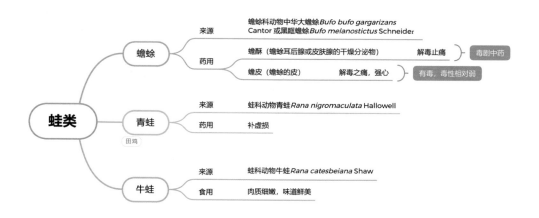

蛙类

蟾蜍
　来源　蟾蜍科动物中华大蟾蜍Bufo bufo gargarizans Cantor 或黑眶蟾蜍Bufo melanostictus Schneider
　药用　蟾酥（蟾蜍耳后腺或皮肤腺的干燥分泌物）　解毒止痛　毒剧中药
　　　　蟾皮（蟾蜍的皮）　解毒之痛，强心　有毒，毒性相对弱

青蛙（田鸡）
　来源　蛙科动物青蛙Rana nigromaculata Hallowell
　药用　补虚损

牛蛙
　来源　蛙科动物牛蛙Rana catesbeiana Shaw
　食用　肉质细嫩，味道鲜美

蝎子、蜈蚣与壁虎
——断尾再生可救伤

蝎子摆尾

"五毒"中的蝎子、蜈蚣、壁虎体形稍小。蝎子谐音"携子",寓意招子、多子。蜈蚣多足,具有富足的寓意。蝎子昼伏夜出,喜潮怕湿。北京胡同里的老房子特别多,过去在修房子、拆房子的时候,偶尔能见到蝎子从犄角旮旯儿、砖缝、地缝里嗖地窜出来,又钻进去。我记得小时候见过一次,墙根里突然出现一只蝎子,吓得我赶紧跑开,生怕被蝎子蜇了。

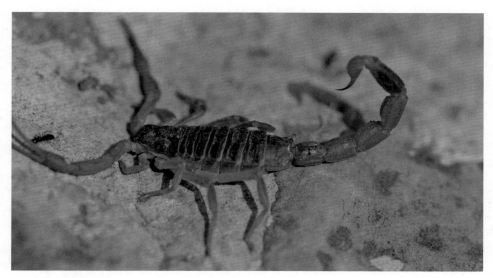

蝎子的钩状毒刺令人生畏

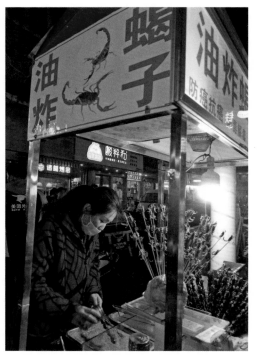

油炸蝎子小吃

蝎子最明显的特征是它前面的一对大钳子和带钩状毒刺的尾部，毒刺里充满毒液。有个足球射门动作叫蝎子摆尾，腿向后踢，身体姿态像个准备蜇人的蝎子。偶尔有足球运动员在射门的时候能使出这个高难度的动作。

《中国药典》收录蝎子来源为钳蝎科动物东亚钳蝎 *Buthus martensii* Karsch 的干燥体。

蝎子味辛，性平，有毒，具有息风镇痉、通络止痛的功效。

李时珍认为，蝎子是治风的要药，所以在很多治疗风证的方子中都会加入蝎子，主要用于治疗中风引起的半身不遂等疾病。入药时可用蝎子的整体，称为全蝎，也可称为全虫。仅用蝎子尾部，则称为蝎梢，蝎毒主要集中在尾部，蝎梢的药力更强。

现代研究也表明，蝎毒对神经系统疾病、脑血管系统疾病、癌症等一些疑难杂症都有不错的疗效，蝎毒逐渐成了一项研究热点。

蝎子除了药用之外，油炸蝎子还进入了菜品的行列。由于市场对蝎子的需求日益增长，蝎子价格水涨船高。这些年有不少药农走上了养蝎致富之路。

百足之虫蜈蚣

蜈蚣又被称为百足之虫，其身体由 22 个环节组成，共有 42 只脚，虽不至百，亦足够多。干燥后，蜈蚣头部是红色的，通体乌黑发亮，像上过油漆一样。

蛇在中国的形象又毒又凶猛，常被赋予出神入化的能力。但是一物降一物，传说中蛇最怕蜈蚣。李时珍在《本草纲目》当中记载了一段故事。蛤蟆怕蛇，蛇怕蜈蚣，蜈蚣又怕蛤蟆，把它们3个放在一处，会互相盯着不动，相互制约。

现在《中国药典》规定中药蜈蚣来源为蜈蚣科动物少棘巨蜈蚣 *Scolopendra subspinipes mutilans* L. Koch 的干燥体，主产于湖北、江苏、安徽、浙江等地。

安徽中医药大学王德群教授的家乡在安徽全椒县，位于江淮之间的丘陵地区，盛产蜈蚣。他向我介绍，每到春天，男女老少齐上阵，上山抓蜈蚣。春天是蜈蚣交配的季节，只要将山石扒开就能找到。抓住以后，去除头部的毒钳，放进袋子里，带回家用开水烫过后，用竹片将蜈蚣身体撑起来阴干。

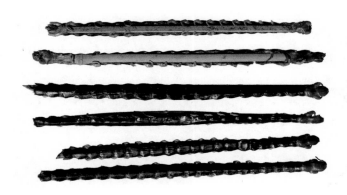

蜈蚣药材

我国著名的民间蛇医季德胜，早年在研究研制蛇药的过程中，曾经以身试毒，测试过一种小花蛇的毒性。

他让小花蛇在自己手臂上咬了一口，毒素迅速扩散，顿时整条胳膊变得红肿发紫。他原本准备的蛇药都没能奏效，将要进入昏迷状态，当时在场的人都束手无策。危急关头，还是季德胜强撑着让周围的人赶快抓来几条蜈蚣。他当即生吞了5条大蜈蚣，一时还不见效，于是继续加量，当他吃到第15条生蜈蚣的时候，奇迹发生了，他伤口附近的黑颜色开始慢慢消退，神志

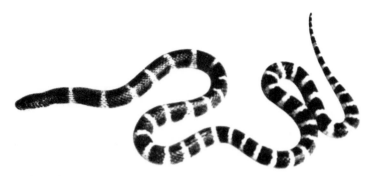

金钱白花蛇

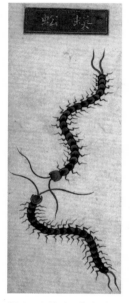

蜈蚣（摘自《补遗雷公炮制便览》）

也渐渐清醒了过来，缓了一阵儿，恢复了正常。现在季德胜蛇药享誉中外，组方中就有蜈蚣。

蜈蚣在《神农本草经》中被列为下品，味辛，性温，有毒。蜈蚣的功效和全蝎类似。蜈蚣可治疗毒蛇咬伤，是典型的以毒攻毒。蜈蚣和全蝎在中医临床上是一组药对，经常配合使用。中医名方牵正散，主要治疗由于风痰阻滞头面部经络导致的口眼㖞斜、面瘫等证。方中用到了蜈蚣和全蝎。

还有一种爬虫与蜈蚣十分相似，那就是马陆。马陆身体外层有坚硬的表皮包裹，每节有两对附足，而蜈蚣每节只有一对附足，马陆共有将近百对足。"百足之虫死而不僵"，就是从马陆引申而来的。"僵"是指仰面倒下。马陆足多"扶之者众"，即使死了也依然趴着，不会倾覆。

攀岩能手壁虎

五毒当中毒性最小的，可能就是壁虎了。

壁虎是俗称，中药正名为守宫。

由于壁虎一直贴在墙壁上，以墙壁为家，守着家，所以称为守宫。在中

国北方的一些地区也俗称它为歇
咧虎子，并得到一个属于它的歇
后语：歇咧虎子掀门帘——露一
小手。

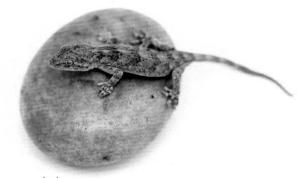

守宫

　　壁虎的爪子形态特殊，有类
似吸盘的功能，使它能长时间地贴
附在墙壁上。到了夏天，窗户上或者天花板上，经常能见到壁虎。壁虎是
昼伏夜出的小动物，专门上夜班。壁虎可以捕食蚊、蝇等，对人类来说是有
益的。

　　壁虎还有一手绝活，"断尾求生"。当壁虎遭遇敌人、困于危境时，它会
自断尾巴，留下断尾吸引敌人的注意力，自己乘机逃跑。过两三个月，断掉
的尾巴还会再长出来。

　　记得在我小的时候，有时见到一些男孩子过于淘气，抓到壁虎后，故意
把它的尾巴弄断，看看它是不是还能继续生存。

　　守宫的种类也不少，一些习性比较温和的守宫可以作为宠物，如豹纹守
宫，饲养时要注意安排合适的环境。

金龙胶囊

　　李时珍在《本草纲目》当中第一次将壁虎以守宫的名称正式记载，同时
也收载了含有守宫的 14 首新的处方，多用于小儿脐风、瘫痪等疾病。

　　讲到药用壁虎，必须提及一位研究壁虎的专家，他是一位将鲜动物药、
鲜壁虎用活了的高手，来自北药都河北安国的李建生大夫。

　　我早就听说过李大夫的传奇故事，但与他相识，促膝交谈，还是在
2019 年端午节前夕的一次高铁列车上。我们一起去汨罗江畔参加一个活
动庆典。

　　当时李大夫已经 80 岁了，但精神矍铄。他听说我刚从马来西亚和泰国
回来，马上就和我聊起了东南亚饮食风俗。泰国菜里有海鲜、蛇、生的爬

虫，还有蛤蚧，口味生猛。我跟李大夫聊着聊着就聊到了爬虫类的药用，他还向我讲述了当年研发金龙胶囊的经历。

李大夫原本是一名退伍的军医，在1978年进入中医研究院和北京中医学院联合举办的首届研究生班学习。有一次，指导老师谢海洲教授给了他一份马来西亚的报纸，报纸上用一整个版面介绍了一位当地的老年癌症患者通过吃生壁虎转危为安的事件，还配了彩色照片。

李大夫主攻癌症研究，看了报纸后他开始从民间经验当中寻找线索。他发现了一册由香港谢永光先生写的小书《抗癌中草药》。书中提到了一位18岁的泰国橡胶园女工，患了乳腺癌，遍寻名医，经过两次手术治疗，病情还是再度复发并扩散了。就在患者绝望之际，她遇到了一位老渔翁，老渔翁教给她生吃壁虎的办法。患者靠吃生壁虎转危为安，不但活了下来，而且重返了工作岗位，恢复了健康的生活。

这些见闻激发了李大夫的灵感，给他提供了研究思路。他从"壁虎再生能力"中得到启发，走上了探索鲜动物药之路。

壁虎也有很多种，哪些能吃，哪些不能吃，能否直接吃，还是要去除哪

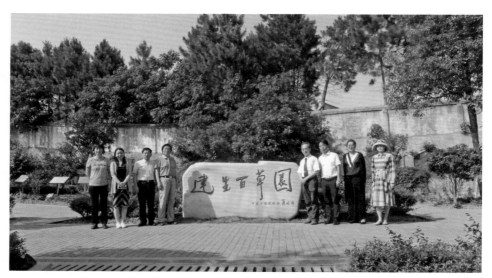

笔者（右四）与李建生（左四）在汨罗江之行中

些部位，保留哪些部位，是否有危险，如何保鲜，治病的机理如何，一大堆难题摆在面前。

李大夫多次深入产地，亲自试药，并将现代的新技术、新工艺应用到鲜动物药的研究开发当中。从零起步，他在研究中遇到过一次又一次的失败，但凭着百折不挠的军人精神，经过多年的潜心钻研，最终成功研发出了一种中药三类新药——金龙胶囊，并且获得了国家新药证书。金龙胶囊的主要成分来自新鲜壁虎等爬行动物，为一种新型的广谱抗癌中成药。金龙胶囊问世20多年以来，已在全国广泛使用，为数十万的肿瘤患者带来了福音和生机。李大夫很谦虚地说，他能够有这项发明成果，仰赖谢海洲、朱良春等几位擅长使用鲜药、虫类药物的大专家的指导。

事业上成功的李大夫，不忘回馈社会，多年以来他积极支持中医药的教育事业。汨罗江之行期间，李大夫出资在当地的春雷学校兴建了一座药用植物园。很荣幸我创绘的中医药文化树被选中装置在校园内，与大家共享。共同的中医药事业，让我与李大夫有缘相识，并当面得教。

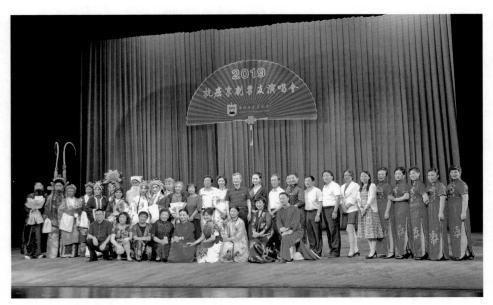

欣赏抗癌京剧票友演唱会

回到北京以后，李建生大夫邀请我观看了一场由中国癌症基金赞助举办的京剧演唱会，国医大师王琦院士等人也前来观看。那次登台的演员不但舞台技艺精湛，而且大多数的演员曾是癌症患者。他们以顽强的毅力、乐观的心态，在中医药的帮助下，战胜了病魔，重登舞台。抒豪情，寄壮志，他们亲身证明了癌症并不是不可战胜的。

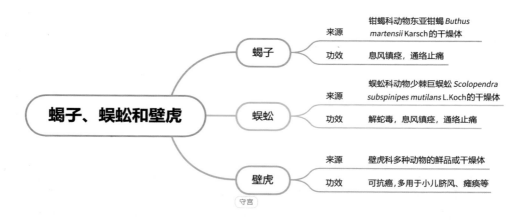

蝎子、蜈蚣和壁虎

蝎子
　来源　钳蝎科动物东亚钳蝎 *Buthus martensii* Karsch 的干燥体
　功效　息风镇痉，通络止痛

蜈蚣
　来源　蜈蚣科动物少棘巨蜈蚣 *Scolopendra subspinipes mutilans* L.Koch 的干燥体
　功效　解蛇毒，息风镇痉，通络止痛

壁虎
守宫
　来源　壁虎科多种动物的鲜品或干燥体
　功效　可抗癌，多用于小儿脐风、瘫痪等

鲜药
——滋阴清热效宏彰

～ 鲜药溯源 ～

人们平常如果得了病，都希望找名医、大医看。大医首先要医德高尚，而开出的处方和用的药不一定大。药用得很多很贵重的未必是好大夫。很多健康小妙招使用的是身边的小药，有时在厨房里就能解决大问题，那才是简、便、验、廉的方法，最应该提倡。

鲜药就是新鲜的、不经过干燥可直接治病的中药。鲜药不仅在坊间使用，古来不少名家都以擅长运用鲜药而著称。对了症，鲜药不但起效快，而且疗效佳。鲜药是登得大雅之堂，并且被详尽记录在经典古籍中的一类药物。

鲜药贯穿于中医药兴起到发展的全过程。古人对药物的发现大多时候始于使用鲜药。神农尝百草，品尝的多是鲜药。《神农本草经》当中多次出现"生者良"这样的记录。

鲜药治疗的病证不限于内科疾病，还可用于外科、妇科、儿科及五官科等疾病，包括慢性的疾病以及多种疑难杂症、危重症等。

医圣张仲景使用鲜药治疗过多种病证。治疗百合病的百合地黄汤用了鲜地黄汁。生姜泻心汤用生姜来和胃消痞，散结除水。

现在最为人们所熟知的，可能是葛洪在《肘后备急方》中治疗疟疾的方法："取青蒿一握，以水二升渍，绞取汁，尽服之"。屠呦呦教授正是受到了葛洪使用新鲜青蒿汁的启发，才成功地提取出了有效成分——青蒿素。

李时珍用鲜药

李时珍更是将鲜药治病灵活运用。翻开《本草纲目》，李时珍用的基本都是小处方，其中记载的鲜药验方多达1100多首，同时记载了大量使用鲜药的案例。

李时珍使用新鲜中药榨汁的用法十分灵活，有牛膝、桑椹、旱莲草、薄荷、青蒿、蒲公英、韭菜汁、冬瓜汁、牛蒡汁、葱汁、藕汁、萝卜汁等。从李时珍在小复方中使用鲜药汁的记录也可看出其用法精妙，比如，在地黄汁中加姜汁，姜汁再加甘蔗汁。李时珍给一位流鼻血不止的危急患者看病，所开处方是萝卜汁配无灰酒，病患服用后鼻血马上就止住了。无灰酒是不加石灰的黄酒，萝卜汁就是大白萝卜的鲜榨汁。

李时珍在运用鲜药汁时秉持因人、因地、因时三因制宜的原则，有的榨汁内服，有的水煎内服，还有的鲜药捣烂外用。一位男性患者尿血，腹部胀痛难忍，痛不欲生。李时珍给他开出了莲藕汁加血余炭，每次只用二钱。患者服用三天后，血止住了，疼痛也消除了，很快便痊愈了。

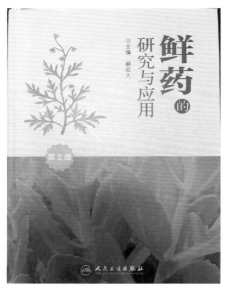

《鲜药的研究与应用》（第二版）
郝近大主编

温病学派与鲜药

鲜药一般药性偏寒凉，具有水分多、挥发油多、气味多芳香的特点。相应的，作用主要偏重于清热、凉血、养阴、解表和解毒。

清代的温病学派在鲜药使用方面达到了一个高峰。温病学派创始人之一，著名医家叶天士，擅长使用鲜荷叶、鲜莲子、鲜地黄治疗暑邪。温病学派尤其重视防治热病伤阴，强调"存得一分津液，便有一分生机"。

遇到热盛阴伤的情况，也有独到的治疗方法。清代医学家吴鞠通在《温病条辨》中记载了用雪梨汁的方法。遇到口中"吐白沫黏滞不快"的患者，可以用五汁饮。五汁饮由梨汁、荸荠汁、鲜芦根汁、麦冬汁和藕汁组成，可以滋补阴液。

我从小在北京长大，京城曾有四大名医，萧龙友、孔伯华、汪逢春、施今墨，他们都擅用鲜药。例如，鲜藿香、鲜佩兰、鲜薄荷、鲜葱白、鲜益母草、鲜蒲公英等。在他们的影响下，各大药铺都有经营鲜药的历史。

生熟异治

炮制是中药的一大特色。炮制前后产生的变化，体现出中药的生熟异治，最典型的代表当属地黄。地黄有鲜地黄、生地黄和熟地黄之分。

在国际学术会议上，向海外中医药同人、爱好者介绍中药的时候，我经常以地黄与生姜为例来说明中药使用的三种形式。

从土里挖出来洗净后直接用即是鲜地黄，清热生津的功效突出。《神农本草经》就已提到鲜地黄的功用，地黄生者良。鲜地黄切制干燥后使用者为生地黄。生地黄也有生津功效，但力度和鲜地黄相比就弱了很多，主要用于凉血清热。"九蒸九制"的熟地黄以补血滋阴的功效为主。

姜有生姜、干姜、炮姜和姜炭。生姜就是鲜的，生姜的应用更加广泛，生姜不仅是一味良药，生姜汁还是中药炮制的辅料之一。生姜较容易保鲜，即使放置几个月都没问题，生姜的鲜用至今都相当常见。生姜不怕冷冻，在家庭中，可以把姜存放在冰箱的冷冻区备用。

青草药市

坊间的青草药使用一直在传承，南方更多见一些。早晨的市场里，有不少既是菜又是药的新鲜蔬菜，如荸荠、莲藕、山药、紫苏、生姜、薄荷、牛

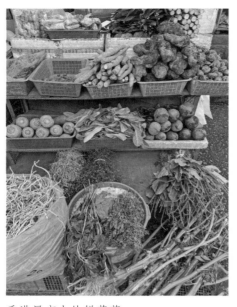

香港早市上的鲜草药

蒡根……在香港、广东的早市里，粉葛、土茯苓、石斛、鱼腥草、白茅根等鲜药几乎每天都摆放在菜摊上。街头巷尾五花八门的果吧、水吧、饮品店里都能找到鲜药的使用，如石斛汁、鲜芦荟汁等。

在宝岛台湾，鲜药的使用也被传承了下来。台北有一条药材街——迪化街，街边大大小小的商铺多有鲜药出售。台中有一条专门贩售鲜药的街道——青草街，药店一般都是敞开的铺面，摆放着成堆的鱼腥草、芦荟、仙人掌、桑叶、穿心莲、榕树根等鲜药。当地的用药习惯和福建十分相似，许多都是闽南青草药的常用品种，且用法相同。

记得有一次我在台中出差，正好赶上有些上火，咽喉发痒，还有痰。进入青草街一家药店里，店老板送给我一杯草药茶，是刚榨好的药汁配热甘蔗汁，凉药热服。我喝下去之后的第二天一早，便感觉神清气爽，痰也祛了，嗓子也舒服了。

在岭南生活多年的我也体会到了鲜药、凉茶的良好效果。记得1990年端午节的时候，我到广西靖西参加第五届全国药史本草学会。会议的组织者考虑要让代表们实地感受一下当地的民间草药，我也亲身体验到了鲜药的魅力。当时学会中有二位谢老，谢海洲教授和我的导师谢宗万教授，跟随着中医药界的老前辈一起外出，我学到了很多宝贵经验。

谢海洲教授不但医术精湛、医德高尚，而且平易近人。他擅于使用鲜药，也推崇鲜药。我们一起外出的时候，谢老向我传授了一个小妙招。如果偶遇外感风寒，不用去医院，就在厨房里找点葱根、香菜根、生姜，一起煮

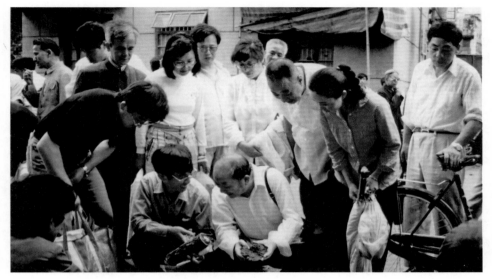

笔者与二位谢老在广西靖西考察（前排右一为谢宗万老师，后排右三为谢海洲老师）

水喝，再发点汗就好了。我不但记下了，也用上了，多次亲身试验的确效果很好。

20世纪80年代后期，中医临床用药基本以干代鲜，鲜药在各大、中城市少有供应。就是在谢海洲教授等专家的大力提倡和推动下，鲜药的使用才慢慢恢复了一些规模，他为一个学科的振兴起到巨大的作用。

用鲜药和吃新鲜蔬菜一样，在我看来，保障鲜药的使用有三大要素，一是有栽培的资源保障，二是有效的运输，三是质量保鲜。现在中药的栽培大多已成规模，运输也

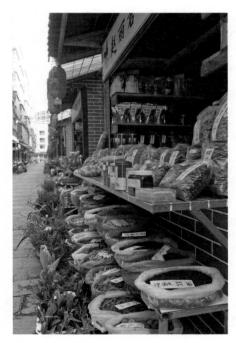

瑶药市场多鲜药

方便快捷，几乎家家户户都有冷藏设备用来保鲜。发展到现在，出现了更多药材加工保存的方法。鲜药也迎来了大发展的好时代。

> 我大学时的中药启蒙老师，张世臣教授曾经说过一句话："鲜药是中药之母。"这句话概括得十分精辟。
>
> 我的师兄郝近大教授，从事中药鲜药研究四十余年，成果卓著。他主编的《鲜药研究与应用》，是近年鲜药研究领域的代表性著作。众多有识之士发起成立了全国鲜药研究学术委员会，我曾经指导过的彭勇博士担任了这个学会的现任会长，学会活动开展得有声有色，鲜药研究大有可为。

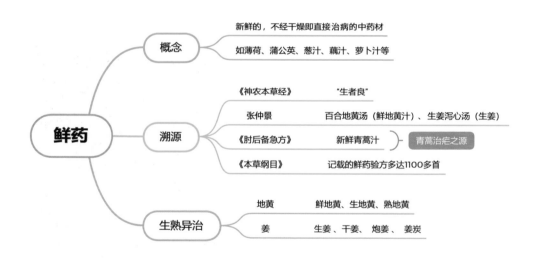

龙涎香
——前世今生尽是谜

不可以貌取石

中国古代四大香，龙、檀、沉、麝，龙涎香一直保持着一些神秘感。关于龙涎香，几年前有一条新闻。2014 年 6 月 1 日，有位陈先生和家人一起到厦门的观音山海滨去游玩。他在海滩上看见了一块拳头大的"石头"，他捡起来一摸是软的，分量也不重，看上去又有些像被海水浸泡过的树桩，但是气味难闻，于是他赶紧扔掉了。陈先生走出去没多远，忍不住好奇又转回来了，再捡起来又闻了闻，又丢在海滩上了。第三次，他已经走出去很远了，但又折回去捡了回来。就这样，一日三回头，最后还是把这块"臭石头"带回了家。他去找专家鉴定，得到令他喜出望外的结论，这块"石头"居然是传说中的龙涎香。经过化学分析后，其中龙涎香醇的含量高达 25%，属于龙涎香中的上品。

这条新闻播出后，那片海滩一下成了寻宝圣地。原本在海边游玩的人，也不捡贝壳了，注意力转移到了海岸边的石头上。可是贝壳易寻，龙涎香可遇而不可求。

灰色琥珀之谜

在各种香料之中，龙涎香价位最高，也最为神秘。

龙是传说中的动物，常出没于大海，而龙涎香来自海上，古人把它和龙挂上了钩，这给龙涎香更增添了一层神秘的色彩。

古时候，不仅中国人不清楚龙涎香的来源，外国人也不清楚。龙涎香是个外来香药，最初在阿拉伯海及非洲海岸被发现。

晚唐时期，段成式的笔记小说集《酉阳杂俎》中有关于龙涎香的描写，在拔拔力国有象牙及阿末香。阿拉伯语中龙涎香的读音为 Ambar，所以在中国古代将其音译为俺八儿香或阿末香。龙涎香的英文名字 Ambergris，字面意思翻译成中文是灰色的琥珀。

龙涎香被收录于《本草纲目》鳞部第 43 卷。李时珍记载，龙涎香，出西南海洋中。关于龙涎香是何物，李时珍没能溯清来源，只按前人记载作出推断。古有记载它是龙的涎沫，又说可能是大鱼腹中的产物。究竟是哪一种，李时珍没有下定论。

到了现代，科学家们终于厘清了龙涎香的基原。

龙涎香是抹香鲸消化道中的异常分泌物，但不是每只抹香鲸体内都能产生龙涎香。抹香鲸 *Physeter macrocephalus* Linnaeus 是世界上最大的齿鲸。我在印度尼西亚的一家博物馆内曾见过抹香鲸骨架标本，体长约 20 米，这

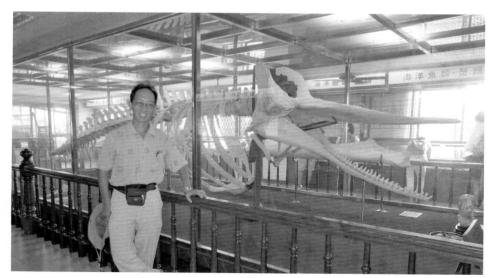

印度尼西亚博物馆内展览的抹香鲸骨架

个海中的庞然大物实在令人难忘。

　　抹香鲸特别喜欢吃乌贼、章鱼、鱿鱼等软体动物，甚至包括深海里体形巨大的大王乌贼。

　　软体动物虽然身体柔软，但它们体内有一对特别坚硬的角质腭。抹香鲸将软体动物吃进体内后，软体动物的硬质器官如同一把插入抹香鲸肠胃的利刃，不但不会被消化，还容易刺激到抹香鲸的消化道。出于生物的自我保护机制，抹香鲸的肠道内会分泌出黏稠而质密的油状或蜡状分泌物，将不消化的物体包裹住形成一种"块状结石"，长期留在抹香鲸的体内。

　　等到抹香鲸死亡之后，随着尸体的腐烂，这些"块状结石"被排放到大海之中。由于富含蜡质的缘故，"块状结石"如同"漂流瓶"一样，随波逐流，长期漂在海面上。经过大自然长期持续的氧化与转化，最终成为珍贵的龙涎香。一块龙涎香需要在海上浮沉几十年，甚至上百年。一般来说，在海上漂浮时间越久的龙涎香，杂质越少，颜色越浅，品质越好。

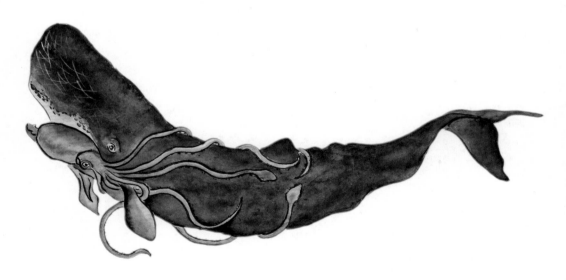

抹香鲸捕食大王乌贼（段煦绘）

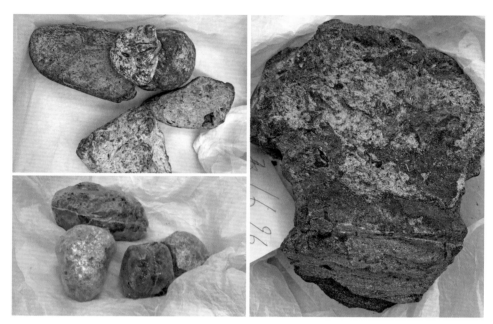

龙涎香药材貌不惊人，可价格不菲，如果在海滩上见到，是否能够认识它

初识龙涎香

我本人也是在从事中药工作 30 多年后才见到龙涎香的真容，那是在香港一个中药老前辈李震熊先生的店铺里。李老先生是专门经营名贵中药材行业的前辈，龙涎香是他店中的珍藏之一。

当李老先生打开存放龙涎香的柜子时，我闻到一种特殊的气味。那种气味难以用"幽香""浓香""淡香""清香"等词汇形容，它是一种异香。以往文献记载龙涎香有异香，但什么是"异香"，闻过龙涎香以后我才知道，它的异香就是一种腥臭。物极必反，龙涎香和麝香都是这样，香过了头，反而不觉得是香的。

李老先生把一大块龙涎香摆在我的面前。只见这块龙涎香形状不太规则，外表偏灰白色，断面有些偏黑褐色的物质，手感较软，质地也比较轻。仔细观察还能看见里面的残留物，有消化不了的白色墨鱼骨小块，或细碎的骨头渣的痕迹。我取了一小点尝了尝，味道有些酸涩，粘牙。

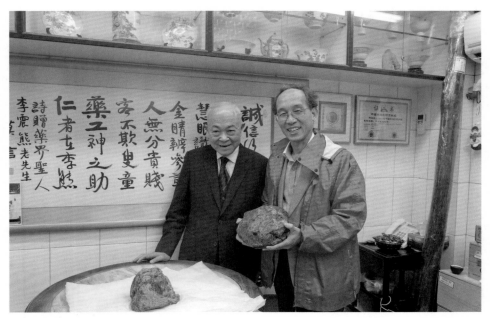

笔者与李震熊先生一同鉴赏珍品龙涎香

古人的诗句中经常能看到龙涎香，其中也带出了一些龙涎香的鉴别要点。北宋文学家秦观曾写诗称赞："恼人香蒻（ruò）是龙涎。"

鉴定龙涎香可以用火试。龙涎香点燃后冒白烟，有香气。如果遇到用琥珀冒充的伪品，点燃后冒出的是黑烟且为松香味。

龙涎香的妙用

龙涎香主要功效为化痰平喘，行气散结，利水通淋。

宋代的《太平惠民和剂局方》共收载788种方剂，其中257种含有香药，约占方剂数量的30%。虽有不少古今的医药著作记载了龙涎香，但落实到具体应用的记载却不算多。

20世纪50年代出版的《全国中药成药处方集》中保留了鹭鸶咳丸。这是一种金箔包衣的蜜丸，组方中就用到了龙涎香，主要用于小儿百日咳等疾病。

我小时候得过百日咳，记得当时久咳不止，痛苦不堪，试过不少偏方，还吞过猪苦胆。虽然最后治好了，但是经过漫长的病程，身体实在难受。现在回想起来，要是那时候能有鹭鸶咳丸，也许就不会遭那么多罪了。

香药多数应用在中成药中，单用的较少。古代的香也是由单一香药制成的单品香很少，主要还是以合香为主。制香则有香方，如同中药有复方。

李时珍记载，龙涎香能聚香，有合群之妙，恰如中药处方里常用甘草调和诸药一样。李时珍写道："龙涎，方药鲜用，惟入诸香，云能收脑（龙脑香）、麝（麝香）数十年不散。"他对龙涎香的应用记载，类似现在所说的定香剂的作用。

现在评价香水等级的其中一条要求就是留香时间。市售香水所用的香料里，最珍贵的定香剂依然是龙涎香。龙涎香可令香气更富有层次，并让香的效果发挥到极致。

> 2018年我曾在《中国中医药报》发表过一篇科普文章《上古味极今何在，散作龙涎几阵香》，文中简单介绍了龙涎香的特性和来源。
>
> 龙涎香与牛黄、猴枣一样，是一种病理产物。与众不同的是，抹香鲸体内的这种"块状结石"需要在海上漂浮至少数十载，经过时间的打磨、岁月的洗礼，才能变成真正的龙涎香。

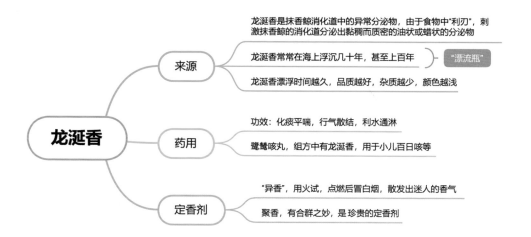

蕲蛇

——龙头虎尾翘天鼻

捕蛇者说

目前世界上约有 3000 种蛇，其中毒蛇约有 600 种。李时珍的故乡在湖北蕲春，蕲春有四宝：蕲艾、蕲竹、蕲龟和蕲蛇。

我跑野外的时间也不算少了，上山寻药不以为苦，但最怕进山遇到蛇。我的恐惧大概来自一本小书和一篇文章。一本小书是 1961 年中国少年儿童出版社出版的《蛇岛的秘密》，讲的是科考队在大连附近的海上孤岛探险一个蛇的王国的故事，刻在我的脑海中。一篇文章是唐代文学家柳宗元的《捕蛇者说》。捕蛇者蒋氏一家，祖辈和父辈都死于捕蛇，乡邻生计难以维系，文章的深层意义揭示苛政之毒甚于毒蛇，同时也令我记住了毒蛇的厉害。

《捕蛇者说》里永州之野的异蛇，大概就是蕲蛇，也就是各路小说里出现过的五步蛇。传说被这种蛇咬后，五步之内伤者就会倒地身亡。养蛇人还有一种说法，这种蛇很懒，一天到

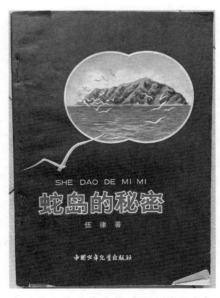

儿时的启蒙科普读物《蛇岛的秘密》

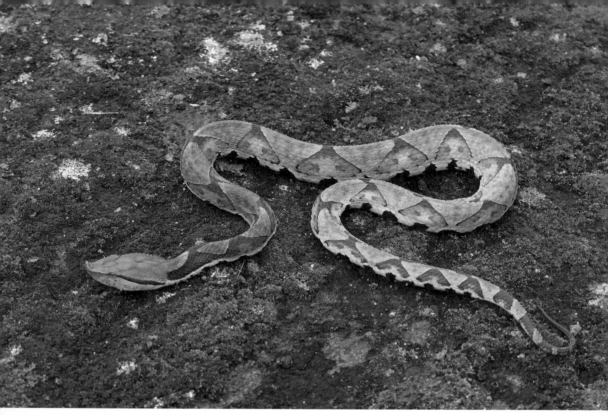

蕲蛇（尖吻蝮）：全体

晚就盘在野外阴凉潮湿的石头下，一动不动，别说五步，半步都懒得挪动。

我在1983年第一次到湖北的大别山考察时，惊蛰刚过，正是蛇虫出洞的季节，山中的动物活动频繁程度更胜村镇。那次出差，我还随身带了季德胜蛇药，以防万一。

带我一起进山的向导王大哥，曾参加过对越自卫反击战，是一位一往无前的勇士。王大哥见我怕蛇，拍着胸脯对我说，别怕，跟着他保管没事，他自小玩蛇，有经验。说着他还给我展示了一个小木棍，前端有个分叉。他说只要用小木棍叉住蛇头，就可以抓住蛇的尾巴，铆足了劲抡圆了甩出去，蛇就散架了。再用他抽烟的烟袋，弄一点烟袋油抹到蛇嘴上，蛇会立刻晕过去，任凭摆布。在王大哥眼里，蛇是最好的东西，抓到蛇后可以先取蛇胆，蛇胆可以明目；再剥蛇皮，蛇皮能卖钱；剩下的蛇肉又可以美餐一顿。

大别山里的毒蛇不少，说来也怪，那天我跟在王大哥后边走，有意四下找蛇，竟然连一条蛇的影子都没见到。后来他只好带我去了养蛇基地。

王大哥说，其实蕲蛇在蕲春并不多见，反而在相邻的安徽、江西比较多。现在，蕲蛇的主产地在安徽、浙江、江西、福建等地，和古代记载相差无几。蕲春位于大别山南麓，在历史上既是水陆要塞，也是药材的集散地，使得很多人误以为蕲春是蕲蛇的主产地。那时，蕲春已经开始养殖蝎子和蛇了。

反鼻之蛇

1987年，我留学去了日本，曾到日本养命酒厂参观。养命酒的处方上写着"反鼻"二字，让我对"反鼻"究竟是什么药产生了好奇。起初我还以为那是个日文的汉字，后查找《本草纲目》，才解开这个疑惑，原来反鼻就是蕲蛇。

《本草纲目》中这样记载："诸蛇鼻向下，独此鼻向上。"蕲蛇的鼻子是向上翘的，所以日文中才用反鼻作为名字。翘鼻头这个特征也是鉴定蕲蛇必

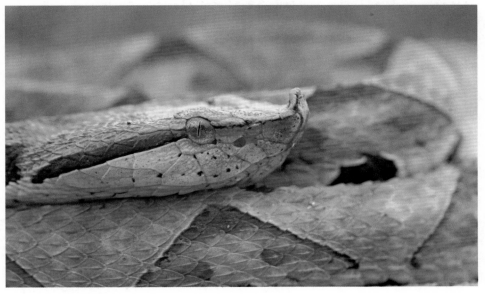

蕲蛇（尖吻蝮）特征：翘鼻头

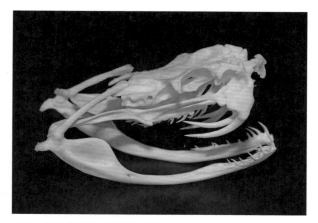

蕲蛇（尖吻蝮）之头骨及毒牙

需的关键点之一。

2017年，香港亚洲电视台拍摄100集系列节目《世说本草》，我担当专家解说。那次解说也给了我再次仔细观察蕲蛇的机会。我可以从标本瓶中把整条蕲蛇拿出来，从头到尾、从里到外逐项仔细观察再讲解。

蕲蛇的头部呈扁平的三角形，翘鼻头，鼻尖朝上，嘴部宽大，这项特征称为"龙头虎口"。它的口腔内上腭有两个管状毒牙。背部两侧分布着17～24个黑褐色V字形方胜纹。方胜纹

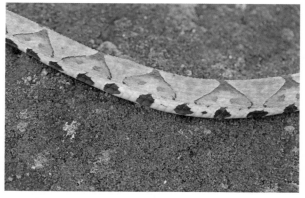

蕲蛇（尖吻蝮）特征：念珠斑

是一种传统的纹样，由两个菱形压角相叠组成的图案。原是古代汉族神话中"西王母"所戴的发饰，明清以来作为吉祥图案多出现在生活用品上，多有书生戴方胜帽。蕲蛇尾部极细，末端有1枚呈长三角形的角质鳞片，称为"佛指甲"。

～～ 蕲蛇药酒 ～～

中医理论认为动物药是"血肉有情之品"，动物药的许多功效往往是不可被植物药替代的。《本草纲目》中记载了很多药酒的制作方法。李时珍说：

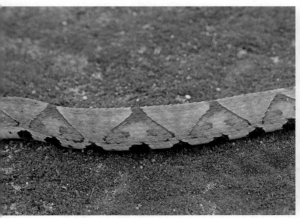
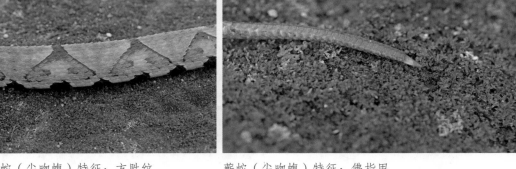

蕲蛇（尖吻蝮）特征：方胜纹　　蕲蛇（尖吻蝮）特征：佛指甲

"蕲蛇能治风，得酒良。"蕲蛇借助酒力，可直达病所，能更好地发挥药力。

蛇虽有毒，但用蛇泡的酒一般情况下可以放心饮用。蛇酒大多浸泡半年以上，酒精早就让蛇毒失去了毒性，并且泡酒前应拔去蛇的毒牙。

《本草纲目》记载了李时珍独创的一种蕲蛇药酒，濒湖白花蛇酒，以蕲蛇肉加羌活、当归等药材制成。濒湖是李时珍的号，这酒是他的独家秘方，可以舒筋活血，治疗中风湿痹、半身不遂。

蕲蛇蛇胆可用于祛痰止咳，疏肝明目。蛇脱下的皮——蛇蜕，又称龙衣，可以祛风止痒，用于治疗皮肤病。

蛇毒既能伤人，也能救人。我几次到黄山采药，曾见到那里有一些截肢的残障人士。熟悉当地情况的安徽中医药大学王德群教授告诉我，很多当地人被蕲蛇咬伤后没有条件及时救治，才迫不得已截肢保命。

现代临床研究表明，蛇毒血清就是治疗毒蛇咬伤的有效药物。蕲蛇的蛇毒量很少，价格十分昂贵，堪比黄金，功效亦十分独特。麻风病曾经是令世人毛骨悚然的一种疾病，蕲蛇毒就是麻风病有效的治疗药物之一，也是以毒攻毒的成功范例。蛇毒还有止血与抗凝血的功效，研究学者们对蛇毒抗癌的功效进行了有益的尝试。现在，在海内外有不少专门研究蛇毒的机构，蛇毒在医药领域有着广阔的开发应用前景。

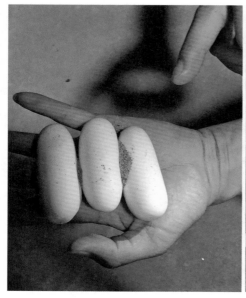

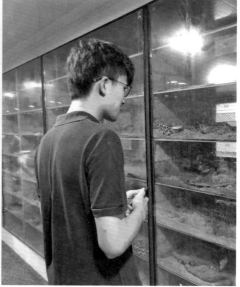

长椭圆形蕲蛇蛋　　　　　　　　蕲蛇养殖基地

养蛇致富

目前《中国药典》记载的蛇类药材共有三种，蕲蛇、乌梢蛇和金钱白花蛇。蕲蛇的养殖技术最为成熟，这也和蕲蛇"懒"的习性有关。乌梢蛇无毒，俗名"草上飞"，行进速度飞快，倏地就不见了，大规模的养殖有一定的难度。金钱白花蛇有剧毒，对环境敏感，通常圈地造蛇池养殖，很难形成大规模的养殖场。

蕲蛇的养殖相对容易，养殖技术已经比较成熟。养殖基地的防护设施也比较齐全。养蛇人再也不用担心因此而丧命。现在的饲养基地多采用多层重叠的木质小隔间，大蕲蛇一蛇一间，小蛇几条一间，平时特别安静，正如饲养员所讲，蕲蛇的习性就是懒得动弹，连进食都懒，一般一到两周才进食一次。

野生的蕲蛇已被列为国家二级保护动物，不能随意捕捉，更不能入药或作他用。现在供药用的蕲蛇都来自养殖场。人工养殖的产业不仅满足了药用需求，同时也帮助了当地农户致富，做到了资源可持续利用，这是一举多得的举措，应当大力提倡。

蕲蛇真伪

药用蕲蛇的加工方法比较特别，剖开蛇腹，除去内脏，洗净，用竹片撑开腹部，盘成圆盘状，干燥后再拆除竹片。

曾经有位朋友参与制定蕲蛇鉴定标准的时候，托我在市场上看看蕲蛇的情况。不看不知道，一看吓一跳，蕲蛇造假的情况还真是五花八门。

市场上的伪品，有用同科的圆斑蝰来冒充的。圆斑蝰与蕲蛇明显的不同点在于身上没有方胜纹，而有圆形的斑纹。还有一种伪品更具有欺骗性，各种特征都符合，方胜纹、翘鼻头和佛指甲一个也不少，但肉却特别厚。这种伪品是不法商人把别的蛇肉粘在蕲蛇的皮和肉之间，人工贴"膘"，也属劣质伪品。

如橘井、杏林的传说一样，西方文化中也有很多与医药相关的传说。世界卫生组织的标志中间是一根蛇杖，这是希腊神话中的医学之神阿斯克勒庇俄斯的蛇杖。

传说中，一条毒蛇悄悄地盘在了阿斯克勒庇俄斯的手杖上，医神遂将蛇杀死。这时又冒出了另一条毒蛇，口衔药草，居然把前一条蛇救活了。后来阿斯克勒庇俄斯手中一直拿着这根蛇杖，云游四方，治病救人。

蛇杖的标志已成为国际通行的医药卫生标志，象征着智慧和生命力。

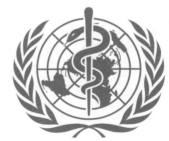
世界卫生组织标志

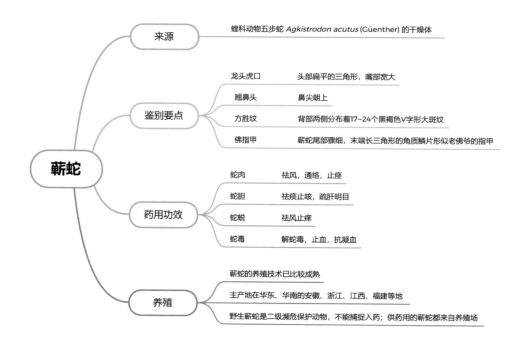

蕲蛇

- 来源 —— 蝰科动物五步蛇 Agkistrodon acutus (Güenther) 的干燥体

- 鉴别要点
  - 龙头虎口 —— 头部扁平的三角形，嘴部宽大
  - 翘鼻头 —— 鼻尖朝上
  - 方胜纹 —— 背部两侧分布着17~24个黑褐色V字形大斑纹
  - 佛指甲 —— 蕲蛇尾部骤细，末端长三角形的角质鳞片形似老佛爷的指甲

- 药用功效
  - 蛇肉 —— 祛风，通络，止痉
  - 蛇胆 —— 祛痰止咳，疏肝明目
  - 蛇蜕 —— 祛风止痒
  - 蛇毒 —— 解蛇毒，止血，抗凝血

- 养殖
  - 蕲蛇的养殖技术已比较成熟
  - 主产地在华东、华南的安徽、浙江、江西、福建等地
  - 野生蕲蛇是二级濒危保护动物，不能捕捉入药；供药用的蕲蛇都来自养殖场

河豚与海洋药
——尝罢此物不问鲜

❧ 舍命吃河豚 ❧

《本草纲目》虽然涉及了海洋药，但并未把海洋药单独列出，而是分散在石、虫、鳞、介、兽、水草部之中，淡水产品与海水产品也没有截然的区分。

河豚被收录在《本草纲目》鳞部第44卷。河豚主要生活在暖温带及热带近海底层，只有少数种类能够进入淡水江河中。河豚有洄游的习性，在淡水区域产卵，秋季水温下降后再游回大海。在食客眼里，河豚是难得的美味；在医家眼里，河豚可作为一味药材。

苏轼有诗赞河豚，《惠崇春江晚景（其一）》：

竹外桃花三两枝，
春江水暖鸭先知。
蒌蒿满地芦芽短，
正是河豚欲上时。

河豚的美味与剧毒并存，让人又爱又怕。

人们通常泛称的河豚是指硬骨鱼纲鲀科多种鱼类的统称，通常不单指一种。河豚的豚字右边是豕，原为猪的意思，河豚就像是河里香嫩的猪肉，单

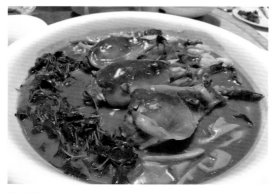

炖河豚

看字面也能想到它的美味。

李时珍在《本草纲目》里解释之所以叫作豚，是因为它味道鲜美，然而外形其貌不扬，"触物即嗔怒，腹胀如气球浮起"。在遇到外来危险时，河豚会吸入水和空气，胸腹部膨胀起来，鼓胀如球，浮在水面上，同时竖起皮肤外的小刺来自卫，因此有些地区也叫它气鼓鱼、气泡鱼。河豚虽然个头小，但河里、海里的水獭和大鱼，都不敢侵犯它或捕食。

古时候，处理并食用河豚需要极高的技巧。中国历史上有两位从厨房入仕的丞相，一位是商朝的伊尹，"治大国如烹小鲜"的名言便是出自他之口。另外一位就是明代朱元璋的一任丞相胡惟庸，他有一手烹调河豚的绝技，朱元璋也欣赏他的厨艺。

早在唐代《本草拾遗》中已记载："其肝、子有毒。"《本草纲目》中也见记载，河豚的肉是无毒的，可以补虚，去湿气，利腰足，去痔疾，杀虫。

河豚的毒素之剧，大约是砒霜的100倍。河豚的毒素主要存在于其卵巢和肝脏内，其次是血液、眼睛、鱼鳃和皮肤。但鱼死后，其内脏毒素很快会溶入体液中并进入鱼肉内，这样整条鱼就都有毒了，是不可食用的！

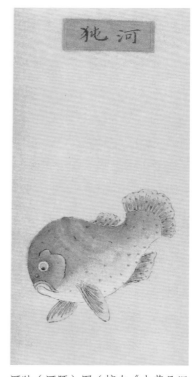

河狪（河豚）图（摘自《本草品汇精要》弘治本）

即使是这样，还是有人用盐和酒把河豚腌制后埋起来过一段时间再吃，李时珍也不免感叹，真是"舍命吃河豚"。

从古至今，吃河豚除了选在特定的时间、特定的地点，还要请有经验的厨师来料理，尝河豚的人也要有点不怕死的勇气。

河豚料理

在亚洲，中国人、日本人、韩国人都喜欢吃河豚。

中国吃河豚，最出名的地方在江阴（今江苏无锡），那也是我的偶像徐霞客的故乡。李时珍记载过，他在江阴见到一名读书人，吃河豚中了毒，丢了性命。我去过江阴两次，当地朋友告诉了我一句话："河豚不毒江阴人。"我学了这么多年中药，一般的中药或食品都要口尝试味，但一直

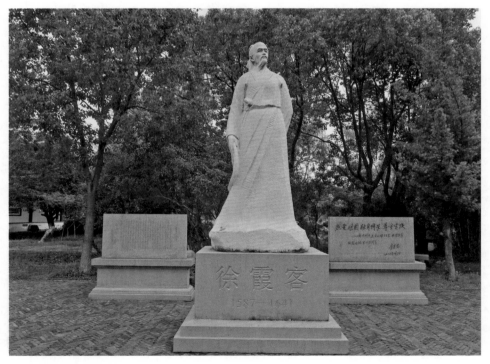

江阴徐霞客雕像

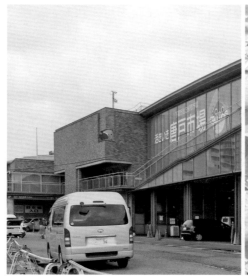
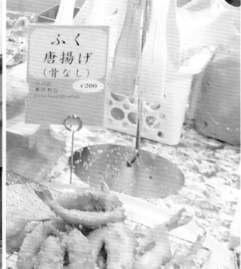

日本下关的唐户市场　　　　　　　　唐户市场里售卖的炸河豚

对河豚望而却步。直到60岁了，抱着豁出去的心态，我才第一次品尝了河豚。

那是一次我到日本下关市考察的经历。下关市是日本山口县最大的城市，在本州岛最西端。下关市曾经叫马关，也就是甲午战争失败后，李鸿章签订《马关条约》的地方。

当地出产河豚，那里有一个专门出售河豚的唐户市场，从早到晚人群总是熙熙攘攘。在日本，处理河豚的厨师必须持有专门的执照。据说要想拿到这一执照，要经过5年系统的训练。这样的训练同训练一名外科医生差不多，而且同样是人命关天。

在下关吃河豚，按照老规矩，每次做好的河豚厨师要先尝一尝，不出问题才能拿给客人吃，在这里吃可完全放心。很多人专程来到此地一饱口福。河豚不但可以做熟了吃，也可以生着吃刺身。河豚刺身薄如纸，几乎透明。品尝着生河豚、熟河豚，再配上一口日本清酒，那种鲜美是其他鱼类无法与之相比的。

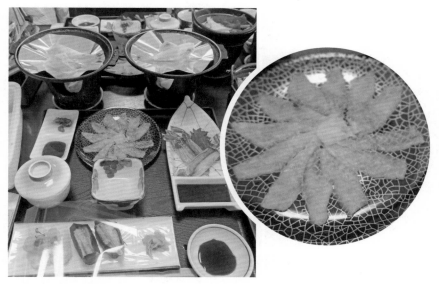

河豚刺身

海洋中药

有很多名字中带有海的中药是来自海洋的，比如，海马、海龙、海螵蛸、海藻、海狗肾等。海洋药的功效以补益和清热为多，也可化痰、止咳、平喘、利水渗湿。临床应用广泛，涉及内、外、妇、儿各科，在眼科方面用得也比较多。

《神农本草经》已经收载了12种海洋中药，有牡蛎、龟甲、乌贼鱼骨等。

到了唐代，对外交流比较频繁，与南海诸国、印度、阿拉伯国家多有往来。在《新修本草》当中收载海洋药物25种，增加了珊瑚、石燕等。

到了宋代的《开宝本草》和《证类本草》，又增加了海带、石蟹、鲈鱼、玳瑁、珍珠、海狗肾等多种海洋中药。

《本草纲目》收载的海洋中药有190种，涉及116个物种，与明以前本草著作相比，新增了12种；所收载海洋中药的附方多达275首，数量之多，为宋代以前的3倍。

在李时珍所处的明代，航海技术有了很大的发展，郑和七次下西洋，促进了中国与东南亚各国的交流。

正因为如此，《本草纲目》中除了收录明以前历代本草中所有的海洋中药品种，还新增了龙涎香、章鱼等深海、远海的药物。

《本草纲目》除了增加了一些新品种，还对原有的老品种增加了药用部位。比如，蟹、鲎（hòu）等。李时珍在蟹的原有药用部位上增加了蟹壳和盐蟹汁。鲎的条目下增加了鲎壳和鲎胆。

鲎是世界上现存最古老的生物，它在地球上已经生存了 3 亿年以上，是真正的"活化石"。鲎的头胸部很大，呈马蹄形，外表看上去像一个大盖子加一条长刺样的尾部，好似独角兽一样。鲎的血液是蓝色的，并且可从其提

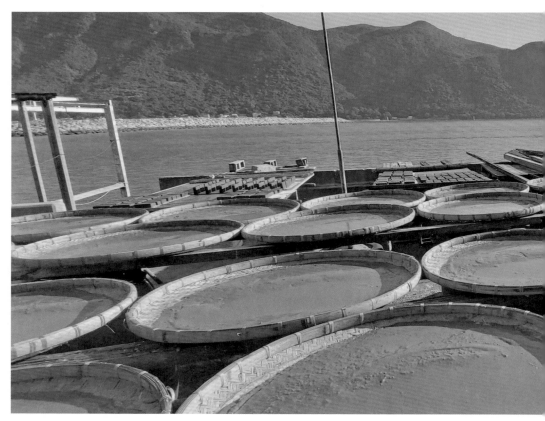

香港渔村大澳，靠海吃海，当地渔家晒虾酱，虾酱虾膏乃大澳名产

取物中研制疫苗或新药试剂，具有独一无二的医用价值。

我自己对海洋中药研究不多，不过我曾多次到广西求教于邓家刚、侯小涛教授，与他们一起进行实地考察，从他们那里学到了很多经验。我在北海的海滩上捡到过一个特别大的鲎的外壳，我把它带回学校用作教学标本了。

海产食品

海产品是健康食品，对人类的健康大有好处。我小时候物资供应极为贫乏。曾经有一部科教片《对虾》，反复播放过多年，20世纪五六十年代出生的中国人可能都看过，通过它几乎人人都知道对虾，但真正品尝过对虾的人

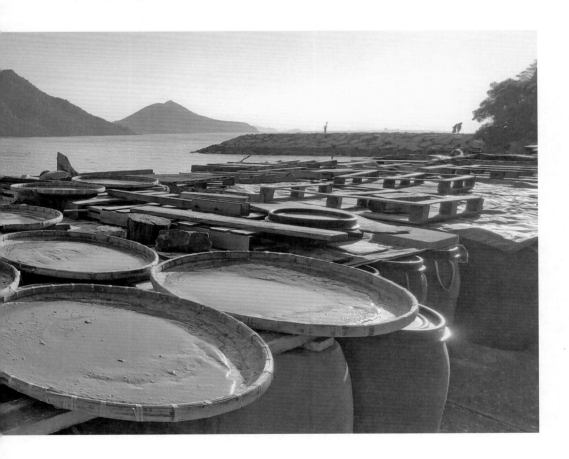

寥寥无几。

改革开放 40 多年来，我觉得中国人饮食结构最大的变化之一，就是海产品的数量增加了。以前连带鱼、虾皮都不常见，现在可以一日三餐有鱼虾。海参、鲍鱼也不稀罕了，海鲜面、海鲜火锅，老百姓们都能想吃就吃了。

中国有 960 万平方公里的土地，内海和边海的水域面积超过了 470 万平方公里。我国的海洋药物资源十分丰富。2020 年版《中国药典》共收录中药成方制剂超过 1500 个，其中海洋中药制剂有 145 个品种，涉及的海洋中药共有 14 种，尚有巨大的开发潜力与价值。

> 海洋药物的研究方兴未艾，海洋抗癌药、海洋心脑血管药、海洋生物毒素的研究方面都十分值得深入探索。面向大海、面向世界、着眼未来，汲取本草智慧，也可促进我国海洋中药产业的发展。

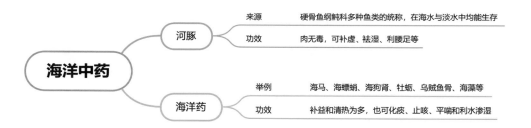

海洋中药

河豚
　来源　硬骨鱼纲鲀科多种鱼类的统称，在海水与淡水中均能生存
　功效　肉无毒，可补虚、祛湿、利腰足等

海洋药
　举例　海马、海螵蛸、海狗肾、牡蛎、乌贼鱼骨、海藻等
　功效　补益和清热为多，也可化痰、止咳、平喘和利水渗湿

龟板与甲骨文
——占卜神龟录古文

在中国人的传统认知中，"麟、凤、龙、龟"为四灵，都是祥瑞的象征，其中只有龟是真实存在的动物。在殷商时代，人们笃信鬼神，流行占卜。由于古人相信龟可以通神灵，便用它的甲壳做占卜的工具，龟甲还得了一个别号——漏天机。在占卜之前，占卜者要先将欲问之事刻在龟板上，然后在龟板上钻凿一些小孔，用木枝烧灼龟板，向鬼神祷告。最后，占卜者根据龟板上展现出的裂纹来推断未来、吉凶、疾病、健康等方面的趋势。

真假甲骨文

2003年，我正在筹建香港浸会大学中药标本中心时，有一位热心的朋友捐赠了一个大龟甲，长70多厘米，上边刻有很多字，并说上面刻的可能是甲骨文。

我才疏学浅，不认识甲骨文，幸亏找到了研究古文字的陈致教授，询问他那些文字的来龙去脉。他看了以后笑着告诉我：这块大龟板也许很不错，不过上边的字，有的认识，有的不

真龟甲假铭文（香港浸会大学中药标本中心藏）

认识，此乃假的甲骨文。这块甲骨文赝品让我长见识了，造假手法有高有低，造假之人无所不用其极。

说来，甲骨文与中药渊源颇深，甲骨文的发现就是从中药铺里开始的。

药铺发现甲骨文

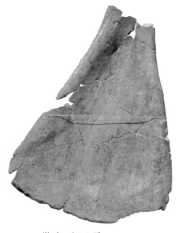

带卜辞甲骨

甲和骨牵涉到两个中药，龟甲与龙骨，二者常被混为一谈。龟甲指的是乌龟的甲壳。龙骨是古兽化石，来自远古时代大型哺乳动物，如猛犸象、犀牛、黄牛、鹿等动物的骨骼化石。

我国传统的中药店铺一般有两个功能，一是卖药，二是收购中药材。

清朝末年，1880年前后，在河南安阳的小屯村，当地农民在翻地耕田时，经常会刨出一些龟板与兽骨，他们把这些东西当作药材卖给了药材铺。与其他地方收来的龙骨不同，这里出土的龙骨上面常带着一些谁也看不懂的"符号"。看到药材表面有符号，当地人怕卖不到好价钱，有时就把字刮去了。一批货出手了，中间商人又转过头来再向村民购买，当地的货源很充足，这项营生就倒腾了十来年。

直到1899年，终于有一位明眼人破解了这些天书。这个人就是当时官居国子监祭酒的王懿荣。他是位大学问家、金石学家、收藏家和书法家。一次他生了病，从北京的一家药铺买来一些药材，他在摆弄药材时，无意间看到了药材上奇特的符号。这些符号与他以往见到的金文、小篆、隶书、行书、楷书都不一样。最后王懿荣断定：这很可能是有价值的一批古代文物。于是他顺藤摸瓜，追踪到了这批甲片的出产地河南安阳，正是殷商故都。接着王懿荣便开始大量收购骨片进行甲骨文的研究。

第二年，1900年，在八国联军侵入北京的时候，王懿荣以身殉国。他的好友，《老残游记》的作者刘鹗，接过了甲骨文研究的接力棒。此后，更多

学者陆陆续续地加入了甲骨文研究
的行列。

20 世纪 30 年代初，历史语言
研究所的所长傅斯年和董作宾等人
有计划地组织了 15 次抢救性发掘，
又发掘出了 25000 余片珍贵甲片，
原件收藏在中国台北。据统计，现存
的甲骨片约有 15 万件，散在各地。

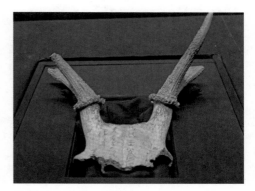

带刻辞鹿头骨

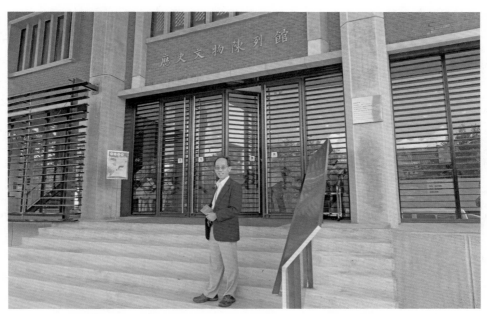

笔者于台北历史文物陈列馆

龟甲上下板

目前《中国药典》收载的龟甲原动物仅是龟科动物乌龟 *Chinemys reevesii*
(Gray) 的一种。乌龟的俗名很多，名叫金龟、草龟、泥龟、山龟、墨龟的，
一般指的都是这种动物。

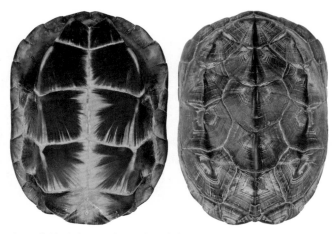

龟甲药材（左：下板，右：上板）

关于龟甲的药材，目前最大的问题不是品种，而是药用部位的问题。

追溯历史，早在《神农本草经》中就开始有龟甲的药用记载了，但在历史的演变过程中出现了变化。到了明代，许多医家只用乌龟平坦的下半部分腹甲。很多人认为这个部位属于阴中之阴。而有隆起花纹的背部甲壳却被扔掉了。这样一来，龟壳药用的资源相当于浪费了一半。

李时珍已经注意到了这个情况，并且明确表达了他的观点："古之上下甲皆用之。"但是李时珍的结论并没有引起当朝临床方面足够的重视。一直到《中华人民共和国药典》开始编纂时，内容也仅收载了龟甲的腹甲。

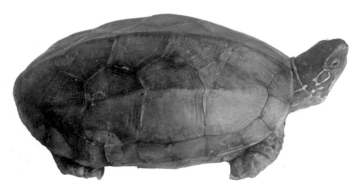

乌龟（摘自《中药材鉴定图典》）

郑金生教授是我学习路上对我影响至深的一位良师益友。1982年时我便有幸结识了他。那一年他刚硕士毕业，并在《中医杂志》上发表了一篇有关龟甲药用历史的研究论文《龟甲、败龟、龟板考辨——论龟甲当用上下板》。

郑金生教授经过深入考察，旁征博引，发表了他的研究结果。更难能可贵的是，他并没有把自己的论文束之高阁。郑教授的夫人杨梅香教授是一位出色的中药药理学家。她在郑教授考证的基础上，进一步对龟甲的上板与下板进行了现代药理学的对比实验研究，用翔实的科学数据证实了龟甲上板和下板可以等同入药。这个结论后来被1990年版《中国药典》正式采用，从此结束了千百年来废弃乌龟背甲的错误，有效地利用了中药的资源。

龟甲与鳖甲

龟甲具有滋阴潜阳，益肾强骨，养血补心的功效。

金元四大家之一的朱丹溪是滋阴派的领军人物，大补阴丸是其学说思想的代表方。处方以龟甲、熟地黄为君，可以滋阴潜阳，常用于更年期综合征、甲亢等疾病属阴虚内热证者。清代著名医家陈修园曾称赞："大补阴丸多奇效。"陈修园还有一个比喻，人的生命好似一盏燃烧的油灯，大补阴丸是在给生命之灯添灯油。人的内在平衡，扶阳固然重要，养阴也同样重要。

古方龟鹿二仙胶，方中的君药是龟甲和鹿角，熬胶后成为龟甲胶和鹿角胶，龟甲胶能滋阴填精，鹿角胶能补肾壮阳，两者

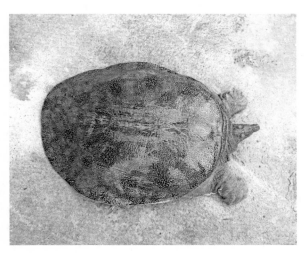

鳖原动物

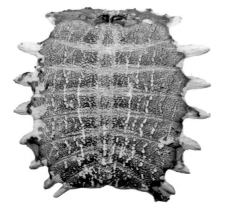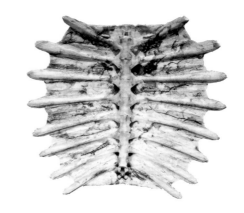

鳖甲药材（左：背面，右：腹面）

相辅相成，是常用药对。

在食养方面，龟甲的应用更为人们熟悉，龟苓膏是以龟板为主料的一款健康食品，也是广东、广西一带传统药用食品的代表之一。龟苓膏里的"龟"原用的是一种金钱龟，苓为土茯苓，两种药材也都是岭南地区的道地药材。金钱龟现在是我国二级保护动物，已经严格规定不可再用，所以现在的龟苓膏用的是乌龟的龟甲。

在中药中除了龟甲，还有一个和它相似的中药——鳖甲，鳖科动物鳖 *Trionyx sinensis* Wiegmann 的背甲。

王八、甲鱼都是鳖的别称，岭南一带还把鳖叫作水鱼，四川一带称鳖为团鱼。乌龟和鳖外观有些相像，若要区分也不难。龟是"甲里包着肉"，鳖是"肉里包着甲"。鳖甲上覆盖着一层硬皮，边缘是又厚又软的结缔组织，也称为"裙边"。这使鳖煮出来的汤黏稠得像肉皮冻一样。但是鳖下甲却很薄，一触碰就容易散架。市场上有龟上甲与龟下甲，但是鳖只有上甲，没有下甲，鳖甲也就不存在药用部位的问题了。

鳖甲功效与龟甲类似，区别在于龟甲滋阴力强，鳖甲退热力胜。著名的方剂青蒿鳖甲汤是养阴退虚热的代表方，组方有青蒿、鳖甲、知母、生地、丹皮。

中华文字承载着中华文明。一个偶然的机会，中药铺里发现了甲骨文。有人说，吃中药不知吃掉了多少中国的文字。但是不吃中药，没有遇到慧眼识珠之人，这些在地下沉睡了三千年的古文字也可能还在继续沉睡。

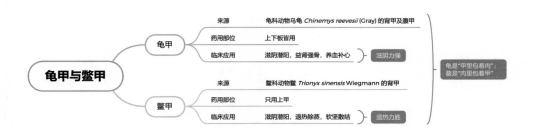

牡蛎
——洛阳桥下固基牢

牡蛎与生蚝

牡蛎，被收录在《本草纲目》介部第 46 卷。

牡蛎的"牡"字，原义为雄性。《本草纲目》里面这样记载："蛤蚌之属，皆有胎生、卵生。独此化生，纯雄无雌，故得牡名。曰蛎曰蚝，言其粗大也。"李时珍认为，牡蛎只有雄性的，没有雌性的，所以才叫这个名字。实际上，大部分牡蛎品种有雌的也有雄的，也有少数雌雄同体的。雌雄异体的牡蛎还经常发生性别转换，也许正是因为这样，古人才误认为牡蛎只有雄性。

牡蛎，俗称海蛎子，有个更大众化的名字——生蚝。其实，生蚝一般指比较肥大的，海蛎子是个头比较小的。

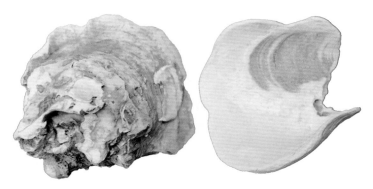

牡蛎药材（左：外表面，右：内表面）

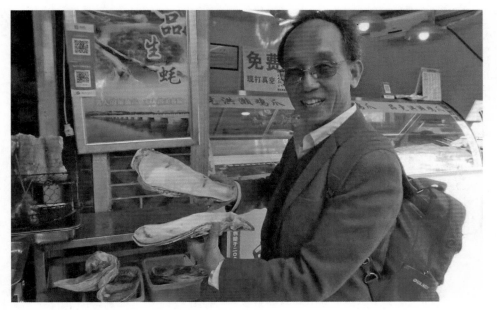

牡蛎既是药材，又是食材

　　作为食材用的是牡蛎壳里的肉，作为药材用的是牡蛎的外壳。《中国药典》现在收载了 3 种动物来源，即牡蛎科动物长牡蛎 *Ostrea gigas* Thunberg、大连湾牡蛎 *O. talienwhanensis* Crosse 或近江牡蛎 *O. rivularis* Gould 的壳，全年均可采收。

～ 蚝豉"好吃" ～

　　蚝肉细嫩，味道鲜美，可以生食，可以烧烤，可以炒菜，可以熬粥、氽汤、打卤，特别是在潮汕、闽南地区，有许多用新鲜蚝肉制作的小吃闻名遐迩，如蚵仔煎、蚝仔烙等。中国台湾夜市里到处都可听到"蚵仔煎"的叫卖声。

　　在海外，生食鲜蚝加柠檬汁或黑胡椒也是一道名菜。有朋友跟我提过，生蚝在海外较贵，有人要请你吃生蚝，算一种特殊的礼遇。听罢此言，我忽然醒悟：我曾在波士顿吃过一次生蚝，是哈佛大学的一位教授做东，原来我

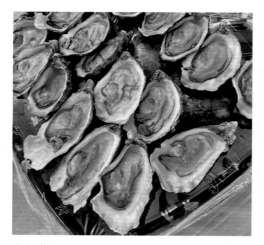
生蚝餐

也曾经"被尊贵"了一次。

但吃生蚝如吃生鱼片一样，一定要新鲜，要选择卫生条件好、没有受到污染的海里的产品，否则生食还是有一定风险的。

蚝，除了味道鲜美，还有生猛、豪情之意。但并不只有男性才适合吃蚝，就像阿胶并不是女士的专利一样。《本草纲目》引用了前人的记载："煮食，治虚损，调中，解丹毒，妇人血气。以姜、醋生食，治丹毒，酒后烦热，止渴。"牡蛎肉是有药食两用功能的，对女性也有补益作用。同时强调了煮食和生食的功效主治是不同的，而且生吃要配上姜和醋。

《本草纲目》中还引述了唐代陈藏器的观点："炙食甚美，令人细肌肤，美颜色。"食用烤生蚝，可以美颜色，使肌肤细腻。因生蚝性寒，炙烤时加蒜茸不仅能增味，还能中和寒性，也是传统"炮制"的智慧。

蚝肉煮熟晒干后就是蚝豉，与"好吃"读音相近。广东人过年的餐桌上一定有蚝豉这道菜，因为它的广东话发音与"好市"的同音。晒蚝豉前煮蚝肉汤的浓缩汁，就是调味佐料——蚝油。

牡蛎与龙骨

牡蛎还出现在很多中药复方当中。包括栝蒌牡蛎散，用于治疗百合病；桂枝加龙骨牡蛎汤，用于治疗虚劳病；桂枝去芍药加蜀漆牡蛎龙骨救逆汤，用于治疗惊悸、心神不安。

生牡蛎能平肝潜阳，常与石决明、珍珠母一起使用，治疗肝阳上亢导致的眩晕耳鸣、惊悸失眠等。炮制以后的煅牡蛎增添了收敛固涩的功效，用于治疗自汗盗汗、遗精崩漏等证。牡蛎煅制以后可用于制酸止痛。因其为动物贝壳，含有碳酸钙，一部分碳酸钙受热分解变成氧化钙，从而增强收敛及制酸止痛作用，煅制以后容易研磨成粉，也有利于有效成分的煎出。

牡蛎粉末局部外用，还有收敛生肌的作用。《本草纲目》记载，刀枪损伤或金疮出血，可敷上牡蛎粉，敛疮生肌。牡蛎粉的吸湿性很强，若有消化性溃疡、胃酸过多的症状，研细末吞服可缓解，作用相当于局部的敛疮生肌。

临床应用中，牡蛎与龙骨是一对很好的搭档，一起用可敛汗，常治疗多汗、尿频、遗尿、遗精、妇女白带过多。

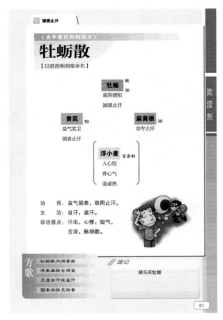

牡蛎散（摘自《百方图解》）

中成药龙牡壮骨颗粒是治疗小儿多汗和软骨病的常用药，其中的龙牡，分别指的是龙骨和牡蛎。在《本草纲目》中牡蛎的主治项下有记载："久服，强骨节。"我想这也是龙牡壮骨颗粒中，煅牡蛎补钙强筋骨的古代文献依据吧！

养蛎固基

我国牡蛎主产于福建、山东、辽宁、广东等沿海地区。广西的钦州是中国的"蚝乡"，那里培育出的"牡蛎苗"可移到广西北海去饲养，有点类似植物水稻育苗移栽。

我曾到广西合浦考察，亲眼见着海岸边一众小伙子将一担担的牡蛎从船上挑上岸，那些牡蛎苗都来自牡蛎之乡钦州。

据渔船的船老大说，牡蛎苗离开海水只能存活 2 天。只见海岸边，渔家女子一排排，争分夺秒地将一块块布满幼苗的牡蛎块捆绑在桉树桩上，然后

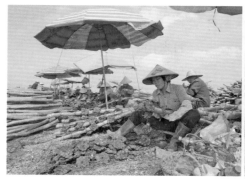
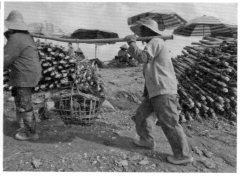

渔家女绑牡蛎 　　　　　　　　　　渔家小伙担牡蛎

再放回大海，这样养殖两年就可以收获了。她们的操作紧张、有序，一派繁忙欢快的景象。

　　牡蛎除了肉可作食物，壳可入药，还是资源综合利用的一个范例。《本草纲目》是一部博物学著作，不仅药食功能在书中有记载，李时珍同时记载了"养蛎固基"的技术应用。

　　我国有四大名桥，赵州桥、卢沟桥、洛阳桥、广济桥。赵州桥在河北赵县，卢沟桥在北京，洛阳桥在福建泉州，广济桥在广东潮州。洛阳桥是我国现存最早的跨海石桥，它的杰出贡献不仅在于其造桥技术，"养蛎固基"也是

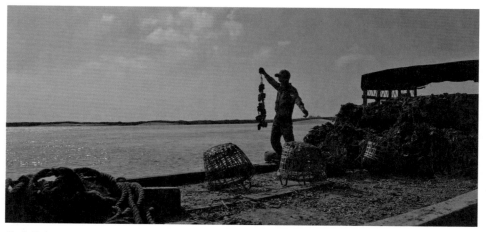

收获牡蛎

一大特色。

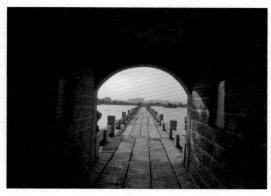

"养蛎固基"指的是在桥墩的石缝间培育牡蛎，利用牡蛎，就好似胶漆水泥一样，把桥墩牢牢包裹固定起来，成为桥墩的天然保护层，使得千年桥墩坚如磐石。

养蛎固基，广济桥千年永固

直到现在，广州的沙湾古镇还可以见到一种叫作蚝壳屋的建筑，用牡蛎壳砌墙，体现着岭南人智慧的结晶。

牡蛎作为一种常用的海洋药物，早在《神农本草经》和《伤寒杂病论》中就有记载了。

李时珍不仅在《本草纲目》中记载了牡蛎的医药应用，也记载了直接用蚝壳来砌墙的方法。南海人经常用牡蛎烧成灰粉刷墙壁，建出来的房子冬暖夏凉。

虽然世界上不少沿海国家出产生蚝，但在综合利用方面，我国走在了前列。

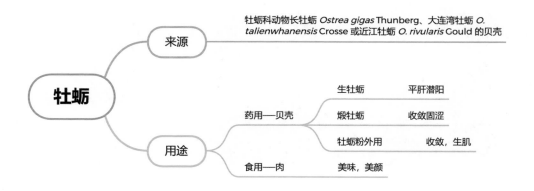

牡蛎科动物长牡蛎 *Ostrea gigas* Thunberg、大连湾牡蛎 *O. talienwhanensis* Crosse 或近江牡蛎 *O. rivularis* Gould 的贝壳

牡蛎
- 来源
- 用途
  - 药用——贝壳
    - 生牡蛎　平肝潜阳
    - 煅牡蛎　收敛固涩
    - 牡蛎粉外用　收敛，生肌
  - 食用——肉　美味，美颜

珍珠

——饰物医人效两殊

珍珠与真珠

珍珠入药对人们来说并不陌生。珍珠有两大用途，第一是药用，第二是配饰。自古富者，以珠为荣，将珍珠装饰在冠冕、首饰上，以张扬其身份显赫。珍珠在古代陪葬品中也不鲜见，清东陵慈禧太后墓中，发现陪葬的珍珠有2万多颗。

物以稀为贵，珍珠的产生带着神奇色彩。当小小沙粒等异物侵入珍珠贝体内时，出于生物自我保护的本能，珍珠贝会分泌一些有机物质把异物包住，然后逐渐形成层层包裹的珍珠。珍珠也有由于内因生病而形成的。这一过程既是漫长的，也是痛苦的。其发生过程，有些类似牛黄与猴枣的形成，都属于动物的病理产物，自然出现的概率并不高。

市场中可见多种多样的珍珠产品，海水珍珠、淡水珍珠、天然的珍珠、人工养殖的珍珠。颜色有白的、粉的、黑的。有国

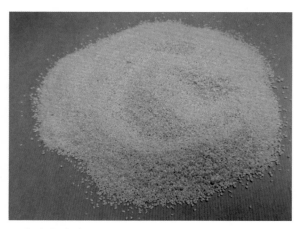

天然海水珍珠

产的，也有进口的。珍珠对于人类来说早已经不再神秘陌生了。

鉴定珍珠一般从其大小、形状、光泽、颜色来判断。好的珍珠，光泽是从内部透出的，自然、圆润，而不是锃光瓦亮的"贼光"。将两颗珍珠相互摩擦，会感觉到有沙粒感。鉴定珍珠需要经验积累，要经过实战演练才能体会。

合浦南珠

古时候，中国称最适宜珍珠生长的海域为珠池。中国古代有七大珠池，其中六个位于广西的合浦郡。时至今日，合浦还是孕育海水珍珠的马氏珍珠贝最为集中的地区。

我追根溯源，去到了广西的合浦一探究竟。广西合浦不仅出产珍珠，还是历史上海上丝绸之路重要的连接点。分布在世界各地的珍珠贝品种是不同的，我国合浦地区特产的马氏珍珠贝是一种优质的珠贝，所产的珍珠一般较淡水珍珠大，称为南珠。

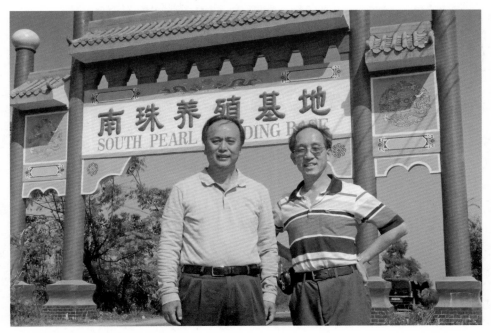

笔者与邓家刚在南珠养殖基地

广西之行由广西中医药大学的邓家刚教授带领，邓教授精确计算好了潮水涨退的时间，才通知我赶来。让我体验了真实的赶海，也体会到"赶海"一词的含义。记得山海关孟姜女庙门前，有这样一副有趣的对联："海水朝、朝朝朝、朝朝朝落，浮云长、长长长、长长长消。"潮涨、潮落与月亮密切相关，除了每日有潮涨潮落，每个月内还有两次高潮。如果算不准抵达时间，不但看不到珍珠，还很有可能被大海吞没。

大海变幻莫测，我们中午到达珍珠养殖基地时，眼前还是一片茫茫大海，潮水一退，竟然退出了四五公里的滩涂。下海前，因为怕被贝壳割伤了脚，所以我们全副武装，穿上厚底的胶鞋，准备长途跋涉去赶海。宋建强场长再三告诫我们一定要在日落前赶回来，不然大家可能再也见不到面了。中

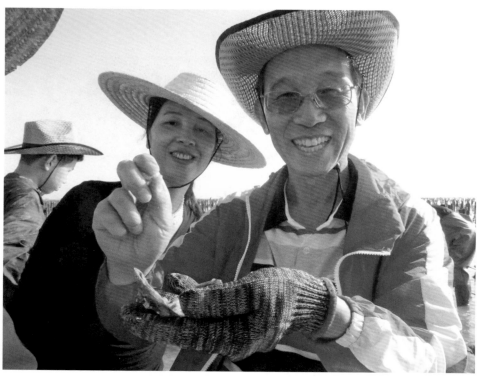

打开一个珠贝，发现一颗晶莹的珍珠

途，他还是不放心，特意安排水上摩托送了我们一程。我在海水中攀上了十几米高的瞭望塔，放眼望去，海滩上有挖沙虫的，有拾贝壳的，还有收牡蛎的。在夕阳的映照下，我第一次见到了人工养殖珍珠的全景，那是一幅十分生动、壮观的画卷。

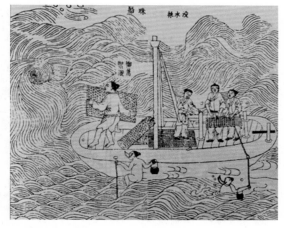

采珠图（摘自《天工开物》）

现在人们可能会觉得养珍珠、采珍珠很浪漫，但是在古代，那是极为艰辛和危险的，常常以生命作为代价。

《本草纲目》详细记述了古代原始的潜水采捞珍珠贝的方法。"蜑（dàn）人每以长绳系腰，携篮入水，拾蚌入篮即振绳，令舟人急取之。若一线之血浮水，则葬鱼腹矣。"被称作蜑人的海

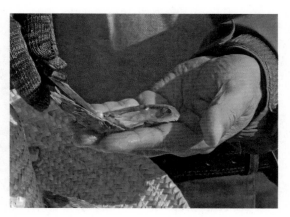

取珠

上渔民，携带着竹篮，下到二三十米甚至更深的海底，将长长的绳子系在腰部，这是一条救命绳。为了深潜到海底，脚上还要绑上大石头。用这种方式来采珠极为危险，海水冰冷刺骨，深水区域水压更大，使本已无法正常呼吸的采珠人更加艰难，同时还要冒着可能被鲨鱼袭击的危险。

采珠人找到珍珠贝后，要赶快放到竹篮里，摇动绳子，发出信号，留在船上的人要迅速拉起绳子把采珠人拉出水面。假如船上的人看到有血水出现，说明不幸的事情发生了，采珠人可能碰到了鲨鱼，生还的机会就很渺茫了。

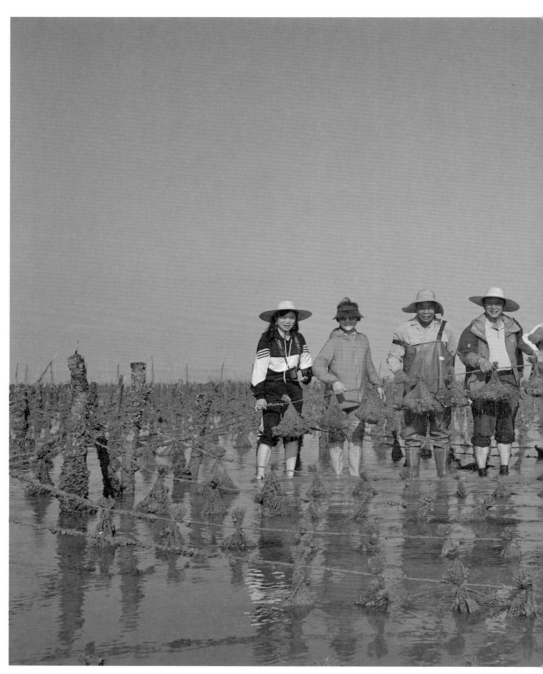

赶海寻珠，丰收的期盼

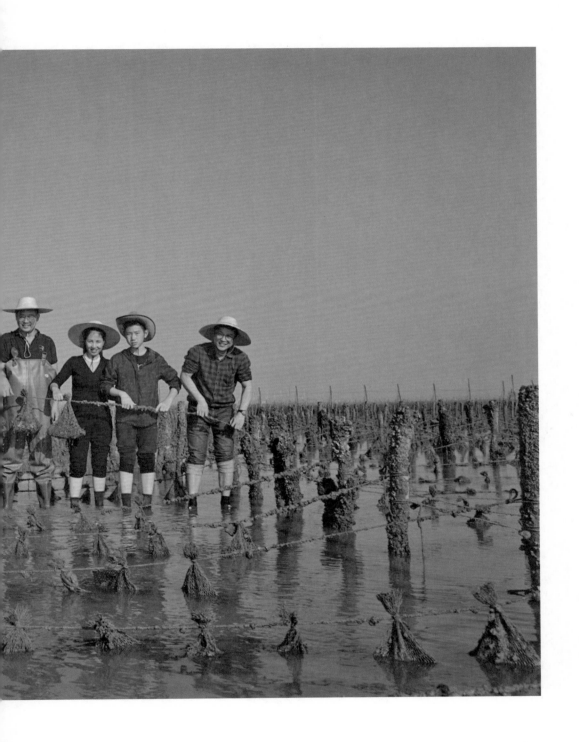

当我站立在合浦珍珠集散地白龙城前，看到那里堆积如山的白色贝壳，眼前浮现的却是曾经采珠人的累累白骨。

可以说，在海水珍珠养殖技术诞生之前，每一粒珍珠都是采珠人冒着危险，用汗水和生命换来的，粒粒珍珠都浸透着采珠人的血与泪。

现在合浦南珠大多数采用了笼子平养的方式，把珍珠贝放到一个个小网兜里，拴在木桩上，平时浸泡在 1～2 米深的海水之下，让珍珠贝稳定安全地生长。

人工插核术

在合浦珍珠养殖场，我们观看了现代"珍珠插核"的全过程，这项技术就是一台小型外科手术。

只见姑娘们将珍珠贝放在操作台上，非常熟练地用铁钳把贝壳撑开，然后用小镊子将事先准备好的砗磲小珠子作为母核，迅速地插入珠贝体当中，

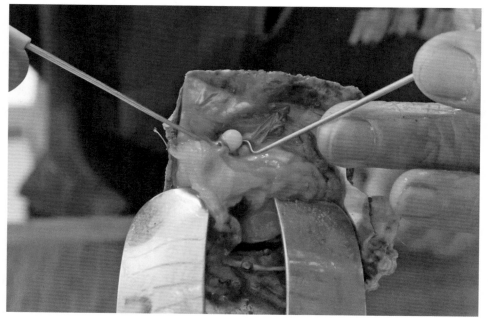

"珍珠插核"如同一台小手术

这一过程被称作"插核"。手术既要快又要准，要把母核安放到珠贝的卵巢和肝脏旁切开的部位，一丝一毫也不能差，否则不仅形不成珍珠，还会导致珠贝死亡。

一般来说，一个珠贝体内可插入 2～3 个母核，这一切要在一分钟之内完成。

成功插核仅仅是第一步。人工插核后，便要把珠贝再放回到珠池里，等它们的伤口完全愈合后，才能放回到大海中。即使回到了大海中，如果遇到台风、寒潮、病害等情况，珍珠贝仍有可能会死亡。所以最后幸存下来的，不过只有原来数量的 50% 左右。

宋场长为我们当场拨开一个珠贝，一颗晶莹的珍珠就好似从中跳出来一样，余下的贝肉还可以吃。那天晚上，我们就品尝了一顿珍珠贝的火锅，味道很是鲜美，这也为我们赶海寻珠增加了一段美妙的插曲。

功效主治

在国外，珍珠主要用来做装饰品和护肤品。中药临床方面主要将珍珠用于治疗眼科相关疾病以及小儿惊风。药用珍珠以天然的海水珠为主。《本草纲目》明确记载，珍珠可以镇心，除小儿惊热，安魂魄。外用点目，可以去

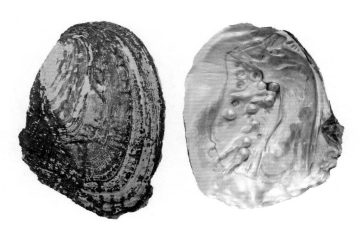

珍珠母药材（左：壳面，右：内面）

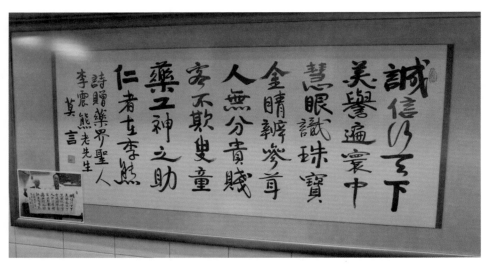

诺贝尔文学奖获得者莫言，赠诗予中药业界老前辈李震熊先生

翳障膜。涂面，可令人皮肤润泽好颜色。涂手足，去皮肤逆胪。在广东，有经验的老人家会常备一些珍珠末，以防刚出生的小婴儿受惊或惊风抽搐。现在市场上有珍珠滴眼液，这种药剂在一定程度上是对《本草纲目》中所载用法的发挥。

香港的高升街药材商铺如林，我经常去那里考察市售药材，也常拜访中药业界老前辈。一次我在拜访中药业界前辈李震熊先生的时候，见到他办公室的墙上新添了一幅诗作。我仔细一看，原来是诺贝尔文学奖获得者作家莫言亲自题写的一首诗。当我问起李老先生这首诗的来历，他就给我讲了这背后的故事。

莫言因长期写作，劳累过度，患有眼病。他曾三次来这家店铺购买海水珍珠用于治疗眼病，后来他的视力恢复了，就写下这首诗表达感谢。店主李老先生这时才知道那位顾客是大名鼎鼎的莫言。诗中写道："诚信行天下，美誉遍寰中。慧眼识珠宝，金睛辨参茸。人无分贵贱，客不欺叟童。药工神之助，仁者在李熊。"

珍珠在《本草纲目》中记载的名称仍是"真珠"二字，这个名字可以追溯到唐代或更早，也说明珍珠在古代就有出现过造假的。

　　对中药来说，开创品牌不容易，维护品牌更不容易，药材质量至关重要，做生意重在诚信。这也正如莫言先生那首诗中所提到的："诚信行天下，客不欺叟童。"

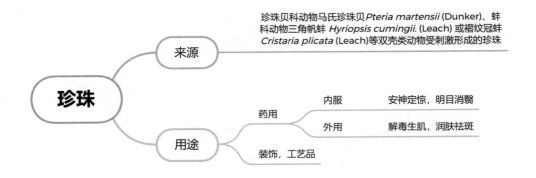

珍珠

来源　　珍珠贝科动物马氏珍珠贝 *Pteria martensii* (Dunker)、蚌科动物三角帆蚌 *Hyriopsis cumingii.* (Leach) 或褶纹冠蚌 *Cristaria plicata* (Leach)等双壳类动物受刺激形成的珍珠

用途
　药用
　　　内服　　安神定惊，明目消翳
　　　外用　　解毒生肌，润肤祛斑
　装饰，工艺品

桑螵蛸与海螵蛸
—— 树梢水下两螵蛸

螳螂与桑螵蛸

《本草纲目》里的两种螵蛸：桑螵蛸和海螵蛸，一个来自陆地的树上，一个来自海洋里。螵是虫字旁，蛸也是虫字旁，看似都和虫子有关，确实这种虫就是螳螂。

有一个关于螳螂的谜语："穿绿衣，戴绿帽，手举两把大砍刀。"螳螂身体天然的颜色可伪装成树叶，一动不动静待捕猎的时机。有猎物靠近，螳螂

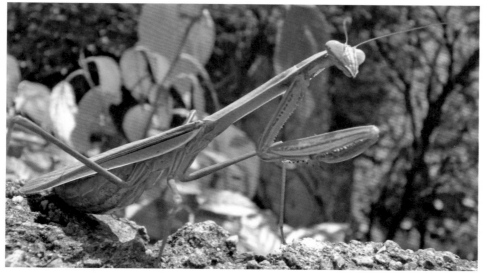

螳螂，正静止观察周围环境

会高举两只镰刀形的前足，迅速出击，一举将猎物拿下。中国武术有螳螂拳，是模仿螳螂的动作演变而来的拳法，以出手快为特点。

20世纪80年代系列动画片《黑猫警长》曾风靡一时，其中有一集就叫《吃丈夫的螳螂》。故事讲的是螳螂姑娘和螳螂小伙儿一见钟情，动物王国的小动物们为它们举行了盛大的婚礼。新婚的第二天早晨，不幸的事发生了，新郎失踪了。黑猫警长前来破案，查明了真相，原来在新婚之夜交配后，新郎被新娘吃掉了。这是螳螂的一种生物本能，它们为了生存、为了繁育下一代要补充营养，新郎献身完成了自己的使命。吃掉雄性螳螂后没过多久，雌性螳螂会落在桑树枝或树皮上，分泌出一种泡沫状的黏液，然后将受精卵产在里面，一粒一粒的螳螂卵规律地分行排列，干燥后形成一种卵鞘，长2～5厘米。这就是中药桑螵蛸，即螳螂产卵的子房。

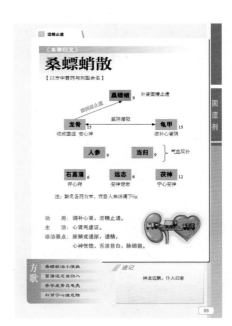

桑螵蛸散（摘自《百方图解》）

李时珍记载："螵蛸，其状轻飘，如绡也。"绡是轻而薄的生丝织品，桑螵蛸药材质地很轻。螳螂是节肢动物门的昆虫，在世界范围内有2400多种。中药桑螵蛸的来源为大刀螂 *Tenodera sinensis* Saussure、小刀螂 *Statilia maculata* (Thunberg) 或巨斧螳螂 *Hierodula patellifera* (Serville) 的干燥卵鞘，药材行分别称三者为"团螵蛸""长螵蛸"和"黑螵蛸"。

止遗之王

《本草纲目》引用了古本草的记录："螳螂……逢树便产，以桑上者为好，是兼得桑皮之津气也。"药用桑螵蛸以产在桑树上的为佳，此种记载也

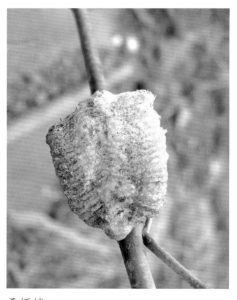

桑螵蛸

强调了道地产区，植物有产区，动物也一样有产区。

桑螵蛸又被称为"止遗之王"。桑螵蛸主治肾虚不固之遗精、滑精、遗尿，也包括尿频、妇人白带。李时珍引用了宋代寇宗奭《本草衍义》中的一首方子——桑螵蛸散，君药就是桑螵蛸。此方能安神魂，定心志，治健忘，补心气，止小便频数。

桑螵蛸采收后，需要蒸制处理，杀死其中的虫卵才可以入药。1999年我来到香港，开始筹办中药课程。我们白手起家，必须想办法节约每一个铜板。很多药材标本都是我们自己采回来的，一件件逐个积攒，自己能上山采到的，就不去外边购买。

我告诉一个实验员，桑螵蛸在桑树枝上就能见得到。实验员从山上采

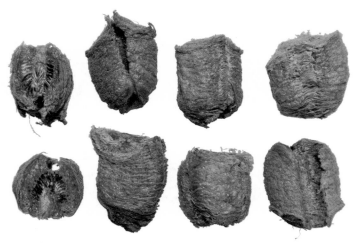

桑螵蛸药材

回来几个，存放在实验室收纳的抽屉里。过了没几天，我在实验室讲课的时候，只见一个个小螳螂，从实验室抽屉里慢慢爬了出来。那时我才想起，是我忘记要先把桑螵蛸蒸一下灭活，结果让实验室变成昆虫馆了。

乌贼与海螵蛸

海螵蛸是乌贼科动物无针乌贼 *Sepiella maindroni* de Rochebrune 或金乌贼 *Sepia esculenta* Hoyle 的干燥内壳。之所以称为海螵蛸，李时珍在《本草纲目》乌贼鱼项下解释道："骨名海螵蛸，象形也。"是因为海螵蛸像桑螵蛸。乌贼鱼的骨状内壳，腹面有细密的波状横层纹，就像放大的桑螵蛸，乌贼生长在海里，所以称为海螵蛸，也俗称乌贼骨。

《本草纲目》中同时列出了乌贼鱼、鱿鱼、章鱼三个可入药的动物，都是头足类软体动物。区分三者有一个较直观简单的方法。

乌贼，体内有一个墨囊，当它遇到天敌时会以"喷墨"作为逃生的手段，在海水中施放墨汁烟雾弹，趁机逃跑。乌贼也称缆鱼，其前部有两条粗长的触手。遇到风浪时，乌贼的触手如同大船在海水中抛下的锚一样，能紧紧地粘在石头上，好似固定用的缆绳。

鱿鱼，在《本草纲目》中的名称为柔鱼。鱿鱼虽形似乌贼，但身体比较狭长，体内没有墨囊，且内壳背骨是透明的。鱿鱼一加热就会卷起来，好似

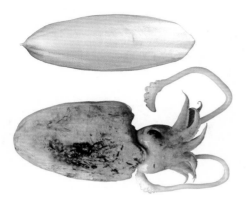

海螵蛸药材（上）与乌贼（下）

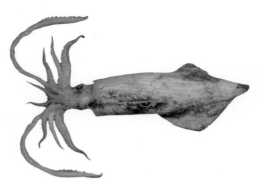

鱿鱼

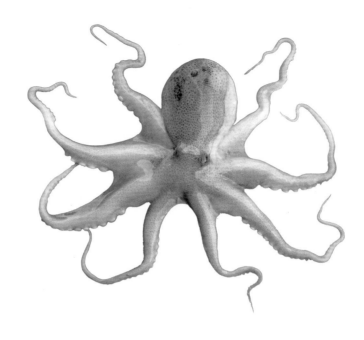

章鱼

打起了铺盖卷。员工被老板开除叫炒鱿鱼，就是让人卷铺盖走人。

章鱼，又叫八爪鱼，身体呈囊状，也具有墨囊，有 8 条腕，较粗长，每条腕有两排吸盘。

简而言之，乌贼和鱿鱼有 10 条触手，章鱼有 8 条腿。乌贼和章鱼有墨囊。

李时珍记载这三种鱼都是药食同源的。"乌鲗无鳞有须，黑皮白肉，大者如蒲扇。炸熟以姜、醋食之。"鱿鱼与乌贼的食用类似，也能以生切成鱼片的方法生食。章鱼由《本草纲目》首次收载，李时珍认为章鱼具有养血益气的功效，"闽、粤人多采鲜者，姜、醋食之，味如水母"。

制酸之王

海螵蛸能收涩，收湿，敛疮，擅长抑制胃酸过多，又被称为"制酸之王"。其中所含碳酸钙高达 80% 以上，以此制酸止痛。现代药理研究也证实，海螵蛸具有抗胃溃疡的作用。

我在日本学习工作了十年，出于职业习惯，对日本人经常生什么病、吃什么药多有留意。胃病是日本人的多发病，与当地的饮食习惯和生活习惯有关，胃病也是普遍的现代都市病之一。

日本市场上有一个特别受欢迎的胃药——在中国生产并直接进口的中成药快胃片，当年我也参与了向日本厚生省申报这个药的工作。这个中成药的组成很简单，只有延胡索和海螵蛸两味药，一个止痛，一个收敛，患者服用后普遍表示疗效好、起效快。

中医有一首名方左金丸，由黄连和吴茱萸两味药组成，治疗肝火犯胃，嘈杂吞酸。我遇到过一位有经验的老中医，在用左金丸治疗胃酸过多引起的胃部不适时，就将海螵蛸加入此方里。

海螵蛸还擅长治疗血证，临床上内服可用于吐血、衄血、崩漏、便血。海螵蛸还能敛疮生肌，治疗湿疹、湿疮。海螵蛸细粉可用于外伤出血的情况，在伤处撒上一点很快就能止血。临床上用来收敛止血的乌及散，即由乌贼骨和白及组成。

> 桑螵蛸、海螵蛸，来源、功效各不相同的两味动物药，二者只是名称相近，一个生在树上，一个潜入海里；一个是"止遗之王"，一个是"制酸之王"。它们也是用药简、便、验、廉的代表。

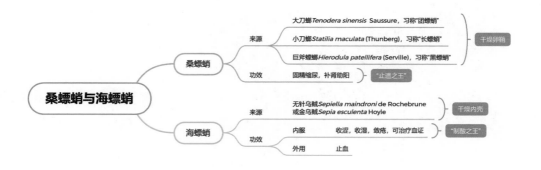

鸡

——五德之君助益多

禽部知多少

《本草纲目》禽部记载的是飞禽类药物，李时珍在此部首先给出了一个简明扼要的禽类定义："二足而羽曰禽。"有两条腿、有羽毛的是禽类。

根据统计，现在全世界共有鸟类9000多种，在我国发现了1400多种。在《本草纲目》禽部中，一共列有76个鸟类的条目，涉及现代鸟类157种。

李时珍按照鸟类的生活习性，分为四类：水禽、原禽、林禽、山禽，即生活在水里的、平原的、林中的和山中的。

在《本草纲目》记载的禽类当中，我认为人类最熟悉的应该是鸡。鸡既是食材，也是良药。

李时珍对鸡的各部位入药的情况都做了详尽的记录，鸡条目下一共用了15500多字来记述，为李时珍描述最详细的药用

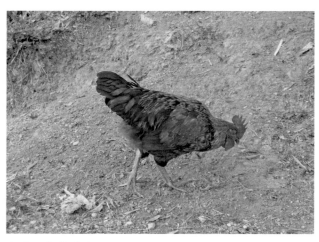

公鸡，悠哉觅食

禽类，可见其重要性。

民以食为天。全国各地美食里，以鸡为原料的菜品层出不穷。东北的小鸡炖蘑菇、新疆的大盘鸡、四川的口水鸡、重庆的辣子鸡、江西的三杯鸡、海南的椰子鸡、云南的汽锅鸡、山东的黄焖鸡，还有广东的白切鸡、水晶鸡、豉油鸡、脆皮鸡……

五德之鸡

我属鸡，凡是和鸡相关的内容，我都会多看几眼，喜欢收集鸡的图案、鸡的故事。

闻鸡起舞、金鸡报晓、鸡飞蛋打、鸡犬不宁，这些成语无论是褒还是贬，背后都有一段典故。

十二生肖中，禽类动物只有鸡这一种。六畜，马、牛、羊、鸡、狗、猪当中，鸡也是唯一的家禽。古人归纳鸡有五德：文、武、勇、仁、信。每日清晨，伴随着公鸡一声啼，太阳跃出了地平线。古人观察到这一现象，将对鸡的崇拜变成了对太阳崇拜的一部分。

1986 年，在三星堆遗址出土文物当中有一件青铜鸡。青铜鸡的鸡冠、鸡眼、鸡爪、羽毛都刻画得非常细腻而生动，鸡胸前有一个火纹。博物馆的专家解说，这就是古代传说中的"神鸡"。

"鸡"融入了中国人的日常生活。在中国内地，《半夜鸡叫》的故事几乎无人不知，还被拍成了动画片。记得当年我的中学英文课本里边还有这篇课文 *The Cock Crows at Midnight*（《半夜鸡叫》）。

三星堆出土青铜鸡（复制品）

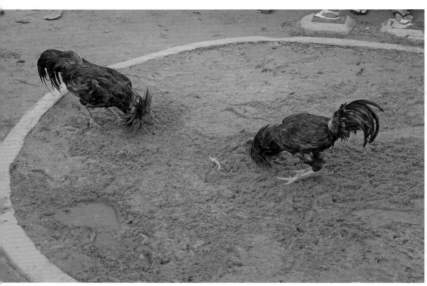
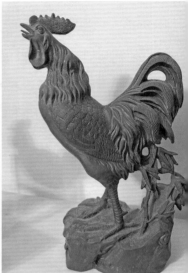

印度尼西亚斗鸡　　　　　　　　　　　　雄鸡报晓铜像

　　斗鸡是民间一项娱乐竞技活动，历史十分悠久。唐玄宗好斗鸡，他曾于宫中设立鸡坊，专门饲养和训练斗鸡。斗鸡现在已经少见了，仅存在于少数几个地区。我却在印度尼西亚看过斗鸡，地上画一个直径大约两米的圆圈，两只公鸡进入斗鸡场后，互相示威，怒目圆睁，怒发冲冠，鸡头后面的一圈鸡毛都竖了起来。两只鸡上蹿下跳，你来我往，犹如战场上视死如归的战士。

鸡之药用

　　《本草纲目》中，李时珍把鸡分为六种，也是鸡在人工饲养过程中演化出的不同品种，有丹雄鸡、白雄鸡、乌雄鸡、黑雌鸡、黄雌鸡以及乌骨鸡。李时珍将鸡的药用部位细分开，并且记述了各个部位的不同功效，有鸡肉、鸡头、鸡脑、鸡冠血、鸡心、鸡肾、鸡肝、鸡胆、鸡肠、鸡皮、鸡嗉囊、鸡骨、鸡脚、鸡内金、鸡蛋、鸡蛋壳、鸡翅毛、鸡尾毛等。

　　我国驯养鸡的历史非常悠久，至少有四千多年，并且在各地形成了不同的品种。按照现代动物学的分类学观点，鸡的来源都是同一种动物，即雉科

原鸡属的动物家鸡 *Gallus gallus domesticus* Brisson。

鸡内金

我在上大学的时候，还对照着《本草纲目》解剖过一只鸡。鸡除了鸡嗉囊，还有两个胃，腺胃和肌胃。肌胃会存留没有消化的小石子，肌胃内壁有一层金黄色的角质膜，这就是鸡内金。鸡内金表面有细密的条棱状皱纹。鸡没有牙齿，不能咀嚼食物，只能把食物和小石子一起囫囵吞下去，在肌胃里面不停地摩擦，但鸡的胃不会受到损伤，全靠鸡内金的保护。鸡内金剥下来干燥以后呈褶皱状的脆片，很容易研磨成粉，口尝有一点苦味。

鸡内金具有健胃消食，涩精止遗的功效。它所含成分中有蛋白质，包含一些胃蛋白酶、淀粉酶和胃激素等。现代研究也发现，鸡内金具有通淋化石的功效，可用于治疗胆结石和尿路结石。

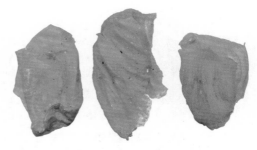

鸡内金药材

鸡子黄与凤凰衣

人类养鸡主要还是为了食用鸡肉、鸡蛋。《神农本草经》将鸡列为上品，说明我们的祖先早就认识到鸡肉的食补价值。

美味的炖鸡汤有很多益处。例如，产妇产后身体处于血虚的状态，在坐月子期间，喝老母鸡炖的汤，可以补血。

现在，鸡蛋的供应足够丰富了。一个鸡蛋的营养对现代人来说早就不算什么了，但在物资匮乏的年代，古人视鸡蛋为与人参差不多珍贵的补品。平民百姓只有生病时，才有可能吃上鸡蛋。

鸡蛋黄入药，叫作鸡子黄。我在北京中医药大学读书的时候曾见过研究《伤寒论》的大家刘渡舟教授，他给我们班一个失眠的同学开了一个药方，阿胶鸡子黄汤。没想到就是这么简单的药方，同学吃了没几服就已经见效了。阿胶和鸡子黄是方剂里常见的一个药对，合用可增强滋阴和养血安神之功，对治疗血虚内热导致的心悸、心烦、失眠有良好的效果。

鸡蛋的内皮，也就是敲开蛋壳后，里边那层薄薄的白膜，其实也是一味药，名为凤凰衣。凤凰衣有利咽喉的作用，名古方铁笛丸中利用凤凰衣补肺止咳，用于治疗阴虚咽痛造成的声音嘶哑或失音，沿用至今。

乌鸡与白凤丸

全身毛白如雪的乌骨鸡，也叫丝绒乌骨鸡。其实乌骨鸡有白毛的，也有黑毛的，无论什么毛色，骨头一定是黑的，头上的鸡冠也乌黑发亮。

乌骨鸡与其他家养鸡的不同还在于药性，一般的鸡药性偏温，乌骨鸡药性偏凉，有滋阴退虚热的功效。岭南地区气候炎热多湿，岭南人常因出汗太多而导致阴津不足，体质会有些阴虚易上火的特点，以乌骨鸡做的药膳就特

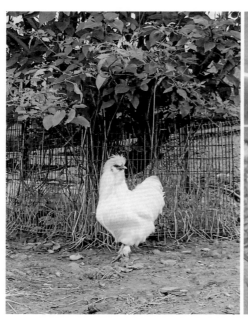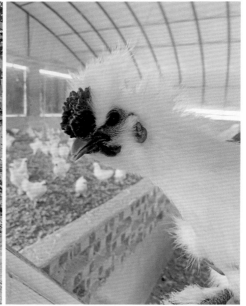

泰和乌骨鸡，白羽如雪，耳似绿松石

别适用。

李时珍专门记载了一种泰和老鸡，因产自江西省泰和县而得名。泰和鸡的典型特点是身披羽毛白如雪，耳朵似绿松石。

人们给乌骨鸡封了一个雅号——白凤。乌鸡白凤丸是著名的中成药，也被誉为"妇科圣药"。明代的医书《寿世保元》中已记载了白凤丹和乌鸡丸，二者都用到了乌鸡，也都可治疗女性的月经不调。将两个方子融合到一起就成为后来的乌鸡白凤丸，擅长调理月经紊乱，滋补孕前、产后的身体。凤，指的是乌鸡，也代表着治疗女性病症。其实，男士如果想滋阴补虚，一样可以服用乌鸡白凤丸。

乌鸡白凤丸不仅在中国受欢迎，在海外也是热销药品。我在马来西亚的药店里见到过中国生产出口的乌鸡白凤丸。因当地很多人信奉伊斯兰教，所以在商品旁边一定要摆放一个证明，由清真寺的阿訇签署，证明这个药是清真的，才可以出售。

> 中药大多源自天然的植物、动物和矿物。随着野生动物资源的减少，现在很多动物药已经被禁止使用了，如虎骨、犀角等。鸡是人类驯化家禽的代表，它满足了人类相当一部分的动物蛋白需求。全球每年存栏的肉鸡已超过了700亿只，平均每个人10只。人工驯养是动物资源保护和可持续利用发展最好的途径。

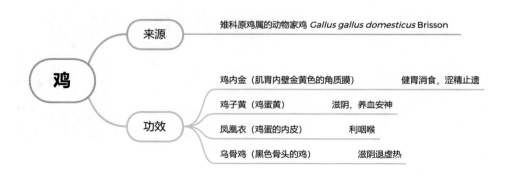

鸡

来源　　雉科原鸡属的动物家鸡 *Gallus gallus domesticus* Brisson

功效

鸡内金（肌胃内壁金黄色的角质膜）　　健胃消食，涩精止遗

鸡子黄（鸡蛋黄）　　滋阴，养血安神

凤凰衣（鸡蛋的内皮）　　利咽喉

乌骨鸡（黑色骨头的鸡）　　滋阴退虚热

外来香草
——悦人身心体自香

好一朵美丽的茉莉花

《本草纲目》当中收录了不少外来的芳香植物，如茉莉花、迷迭香等，这些药物背后还引出了一种疗法、一个学科——芳香疗法。

有一首家喻户晓的江南民歌《好一朵美丽的茉莉花》，歌曲轻松甜蜜，朗朗上口，已经成为中国最有代表性的歌曲之一。

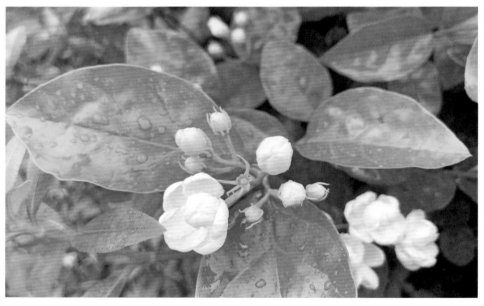

茉莉花原植物

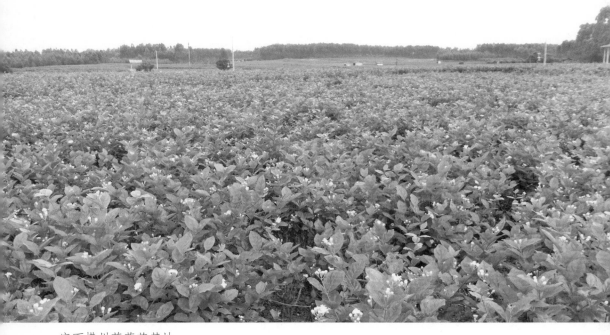

广西横州茉莉花基地

不过，歌中唱的茉莉花并非中国原产植物。茉莉花来自木犀科 *Jasminum sambac* (L.) Aiton，原产于印度等地。李时珍是第一位将茉莉花载入本草典籍中的医家。茉莉比较怕冷，引入中国后先被种植在江南地区，后逐渐扩大范围，但仍以南方多见，现在福州市把茉莉花定为市花。

茉莉花茶非常有名，但这不是茉莉花泡的茶，而是用茉莉花窨（xūn）制的、茉莉花味的茶。

北京人爱喝茶，尤其常喝茉莉花茶。从前北京的井水苦的多，茶

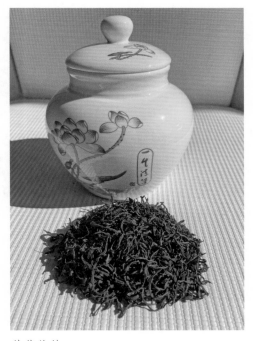

茉莉花茶

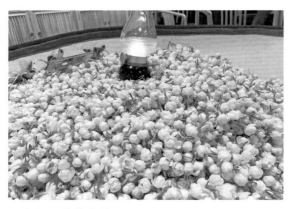

正在加工茉莉花茶

香能遮苦味。虽然北京不产茶叶，但北京也有茶庄老字号以茉莉花茶闻名。茉莉花茶，简称"花茶"，南方叫香片，制茶时在绿茶的制作过程中加入鲜茉莉花窨制的步骤。茉莉花清香、淡雅，享有"天下第一香"的美誉，与绿茶搭配，香气缭绕。

但茉莉花中的精油含油量并不高，只有约 0.2%，采集 500 朵茉莉花蕾，才能提炼出 1 滴纯茉莉精油。这令高纯度的茉莉精油有了"液体黄金"之称。

古埃及与芳香疗法

茉莉花令人赏心悦目，其实也悦心。《本草纲目》中记载，茉莉花可以平肝解郁，理气止痛。与芳香药物相关的有一种疗法——芳香疗法。

芳香疗法（Aromatherapy），是一种将植物精油运用在"香熏""按摩"和"沐浴"当中，通过调整心理和生理，达到保健和治病效果的方法。现在盛行于全球，其起源可以追溯到古埃及。

早在 5000 多年前，古埃及人就掌握了提取芳香精油的方法，已经制作出香油、香膏等用品。古埃及有这样一种传说，埃及艳后克利奥帕特拉七世喜欢在沐浴时加入精油，浴后还把精油涂在身上，并斥巨资兴建了一座"香膏花园"。

古埃及早期的"芳香疗法"流传到了古希腊、古罗马和后来的阿拉伯国家，精油也被广泛用于治病、抗菌和驱魔。

早期人们对精油的认识，还停留在经验的层面。直到 20 世纪初，法国化学家盖特佛赛（Rene Maurice Gattefosse），在一次实验事故中烧伤了手，

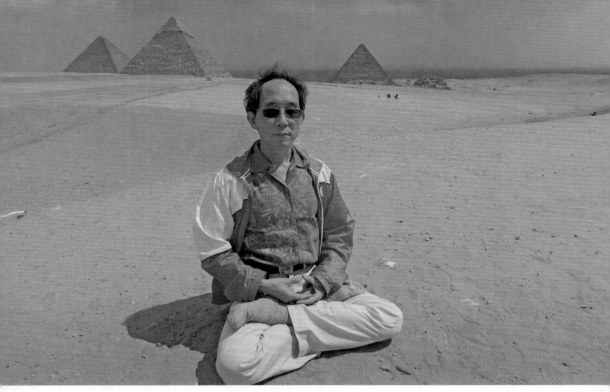

回眸一顾七千年，置身芳香浸润的古老文明，在埃及金字塔前打坐

意外发现了薰衣草精油对烧伤的疗效。在第一次世界大战期间，他使用不同的精油治疗战场上士兵的伤口，取得了很好的效果。接着他撰写了《芳香疗法》一书，正式提出了"芳香疗法"（Aromatherapy）的专业术语。

"Aromatherapy"一词由 Aroma 和 Therapy 两部分组成。其中，Aroma 源自希腊文，意为芬芳、香气；Therapy 即治疗法。

进行芳香疗法时用到的精油（Essential Oil）和挥发油的概念稍有不同。挥发油是通过水蒸气蒸馏获得的挥发性油类。精油更注重精华，制备方法包括萃取、压榨或蒸馏等几种方法。现在最常见到的精油有迷迭香精油、玫瑰精油、薰衣草精油和尤加利精油等。

在芳香疗法中，也常把不同品种的精油按一定的比例进行混合，可用来防病、治病，这点与中药的复方配伍类似。

香料是古埃及重要的贸易物品之一，亚历山大港能够闻名于世，得益于香料贸易，后来那里逐渐成为世界香料贸易中心。芳香疗法在埃及有物质基础和广泛的民众基础，所以能够发展起来。

埃及的精油店很多，这些店也是游客经常光顾的地方。我在当地的一家精油店里见到了数十种精油产品，都装在精美的小玻璃瓶里，以古色古香的风格展示着芳香疗法的作用，令人留恋不舍。玻璃瓶与精油相互借势，打开了市场，流行至今。

精油与玻璃

成语买椟还珠的故事，说的是春秋战国时期，有个楚国人在郑国买珍珠，装珍珠的匣子制作得非常精美。这位不识货的楚国人，买下盛放珍珠的匣子，却把匣子里的珍珠还给了卖主。反观现在，很多商品内容质量如何虽未可知，但外面的玻璃瓶都做得像一件件艺术品。

古埃及是玻璃制作工艺的发祥地，古埃及人在烧火取暖时意外地发现，被融化的砂石冷却以后可变成一粒粒具有明亮光泽的玻璃珠，于是，最早的玻璃就这样出现了。在公元前后，罗马人已经能够烧制玻璃花瓶、水杯，并且制造出含有铜铁等金属的彩色玻璃。现代人们知道，玻璃原料的主要化学成分是二氧化硅。

现代药学家朱晟在他所著的《中药简史》当中，对玻璃的历史进行过详细的研究。他客观地指出，虽然玻璃很早已在我国出现，但玻璃的制造技术逐渐落后于欧洲。

李时珍在《本草纲目》金石部中也收载了玻璃。书中记载，玻璃本作颇黎，出南番，称为水玉，"其莹如水，其坚如玉"。

物以稀为贵，直至清朝，玻璃制品在中国还是昂贵的奢侈品，且大多来自海外，只有达官贵人才装饰得起。

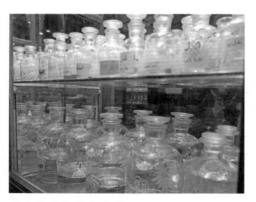

琳琅满目的精油产品

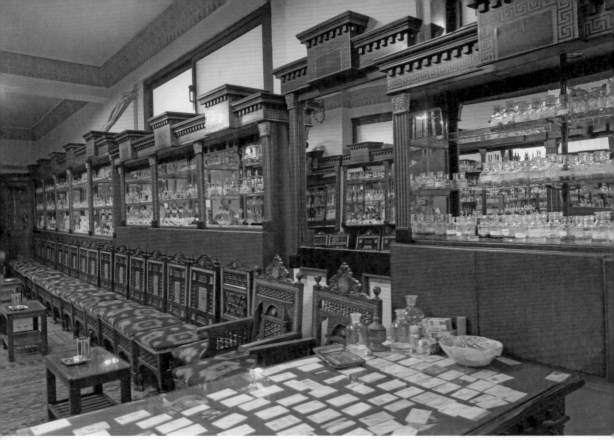

埃及香料香精店铺中精美的玻璃器皿与香料

　　《红楼梦》中就出现了几幕由玻璃制品引发的故事。刘姥姥一进大观园，在玻璃穿衣镜前闹出了笑话。宁国府里贾珍要请一位贵客，为了装饰门面，让贾蓉向王熙凤借玻璃炕屏。这些文字都说明了玻璃制品在当时的中国是稀有和珍贵的。

　　直到民国时期，北京的四合院中，大部分窗户还是木头窗户棱贴窗户纸，有的人家只在一扇窗中间一格安上一小块玻璃，好似一个观察窗。凡是20世纪五六十年代过来的人，都有过糊窗户的经历。

　　制造玻璃的砂岩原料熔点很高，加热到2000℃以上才能熔化，烧制玻璃时需要反复地烧。在现代的玻璃工厂，已经能够制造出各种玻璃工艺品了，无论平面的、钢化的、有色的、透明的、各种形状的，都有了更先进的制作方法。玻璃，从生活用品到高大建筑，已经无处不在了。

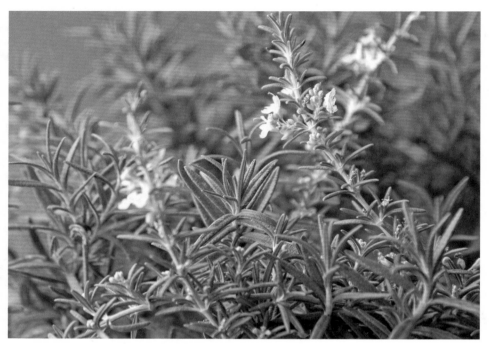

迷迭香原植物

迷迭香

《本草纲目》记载的外来香草还有许多，迷迭香是其中一种。迷迭香来自唇形科迷迭香属植物 *Rosmarinus officinalis* L.，原产于地中海沿岸地区。

李时珍著书时参考八百余家典籍资料，其中不仅有医药书，也有中医药行外的书。《本草纲目》记载，迷迭香自三国时期从西域传入中原，得到了魏文帝曹丕的青睐，栽种在宫苑里。

曹丕与曹植之间"煮豆燃豆萁"骨肉相残的惨剧，为人熟知。但是他们也曾因对迷迭香共同的喜爱，聚在一起吟诗作赋。曹丕作《迷迭香赋》赞赏来自西域的迷迭香："播西都之丽草兮，应青春而凝晖。"在春天里熠熠生辉，取其鲜嫩叶，装入香囊袋，佩戴在身上，芳香迷人，这也被收录在《本草纲目》中。

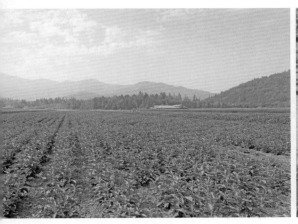
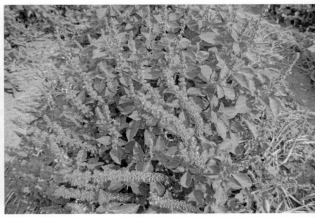

北美的罗勒栽培基地　　　　　　　罗勒原植物

每年一到夏天，日晒天热惹人烦躁。其实比烈日当头更可怕的是夏天的蚊蝇，让人恨得要死、怕得要命。用蚊香驱蚊古已有之。李时珍在《本草纲目》中记载了迷迭香和羌活一起做成丸药，点燃后驱蚊的方法。

迷迭香作为辛香料食材，更是出现在各国餐桌上。西餐经常把迷迭香、罗勒等香料的粉末撒在主要食材上，既可调味又是装点。迷迭香烤肉、迷迭香炖菜、迷迭香做的面食等不胜枚举。

外来罗勒

罗勒现在比较常见，罗勒的名字是外语的音译，昭示着它是外来的。很多外来药的名字中有勒字，比如，诃子原叫"诃黎勒"，余甘子原叫"庵摩勒"，丝瓜原叫"天罗勒"。

罗勒 *Ocimum basilicum* L. 为唇形科罗勒属植物。统称的罗勒是一大类，品种很多，比较常见的有甜罗勒（Sweet Basil）、紫罗勒（Purple Basil）和柠檬罗勒（Lemon Basil）等。在这一大组香草当中，九层塔也是罗勒中的一种。

九层塔名称的由来，主要由于它的花序重重叠叠，如同宝塔。潮州菜、客家菜经常用到九层塔。潮州人称九层塔为"金不换"，客家人称九层塔为

"满园香"。现在安徽等地也流行配菜放入九层塔，九层塔作为凉拌菜也变得越来越普遍。

芳香疗法也是世界传统医学当中的一个重要分支。人有五觉：视觉、听觉、嗅觉、触觉、味觉，将五官的功能一起调动起来，有助于达到防病、治病的目的。只要是对人类健康有用的方法与材料，我们都可采用、吸收，博采众家，无论中西。

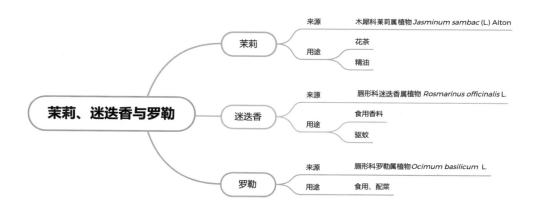

植物油
——百样油有千般用

民间有句话："三百六十行，行行出状元。"社会分工各有不同，各行各业都有出类拔萃的人物，都可以干出成绩。这三百六十行当中的第八十三行是卖油郎，围绕这个走街串巷的行业，古代文学中有很多话本故事。明代冯梦龙的小说集《醒世恒言》中有一篇《卖油郎独占花魁》，讲的是才貌双全的花魁娘子和卖油郎之间的爱情故事。

开门七件事，柴、米、油、盐、酱、醋、茶。过去，人们形容处于贫困时会说肚子里没油水；形容哪家富有时会说富得流油。这都说明，在日常生活当中，油是一个标志。

食用的油

人的饮食离不开油。植物的种子当中主要含有淀粉类、蛋白质类和油脂类成分，这些都是构成植物生命的主要物质。

中国榨油的历史十分悠久，早在北魏贾思勰的《齐民要术》中已有压榨取油的记载。

明代科学家宋应星在他的著作《天工开物》中，曾有个非常形象的比喻，炒菜时锅里如果没有油，就好似婴儿没有奶吃，会哇哇大哭。《天工开物》记载了很多油料作物，原料涉及胡麻、亚麻、大麻、白菜籽、油菜籽、萝卜籽、油茶、油桐、黄豆以及棉花籽，数目达到 15 种之多。每种作物的

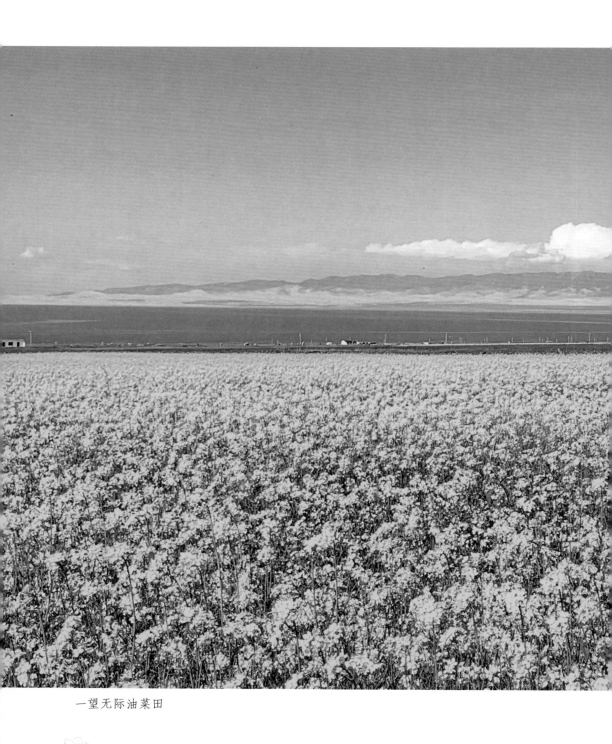

一望无际油菜田

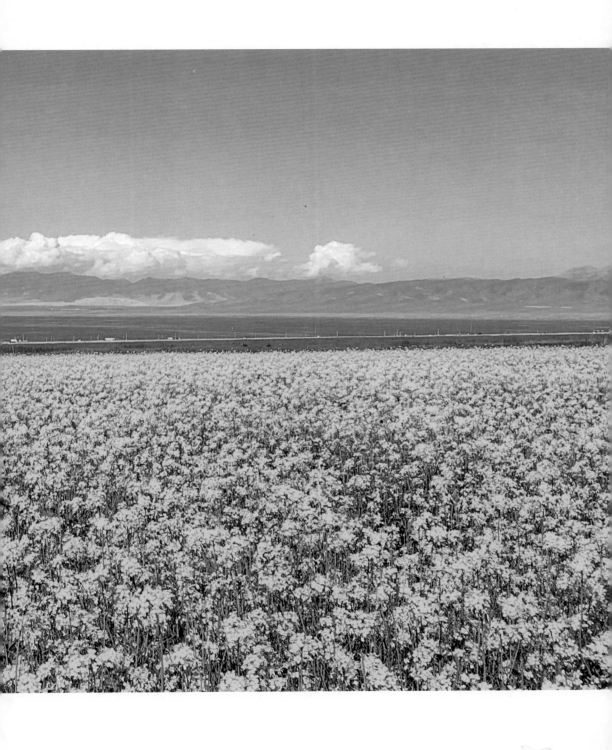

出油率、油的性状、优劣排名以及当时的榨油工艺、榨油器具都被详尽记录，并配图。

明代《补遗雷公炮制便览》也有一幅压榨胡麻油的绘图，压榨过程描绘得形象生动。李时珍也将胡麻油收载于《本草纲目》中，新增了胡麻油的功效：解热毒，解食毒，解虫毒，杀诸虫蝼蚁。

现在中国北方还能看到"小磨香油"的作坊。人们还在沿用"小磨盘"的祖传技法，讲究的是"淘、炒、磨、烫"的工艺。采用这种工艺磨制出来的香油香飘百里。

诚然，中国人吃的油，随着时代的变迁、物种的引进，发生了明显的变化。花生自明代传入中国后，花生油后来居上，成为常见的食用油。现代社会物产更丰富，交通更便捷，在超级市场里，人们可以买到来自全国乃至世界各地的油。

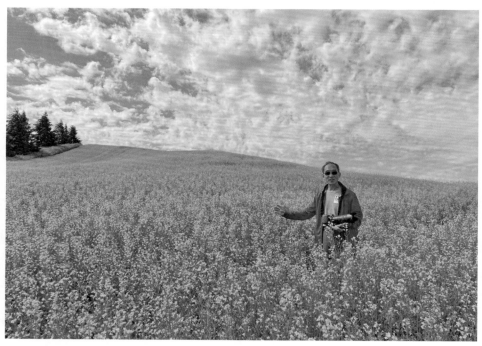

置身油菜田中，令人心旷神怡

一般来说，北方以大豆油居多，南方以菜籽油比较常见，花生油在全国各地都可见到，当然还有橄榄油、玉米油、葵花籽油等，以及混制的调和油。除了食用以外，油还有更多元的用途。

上供的油

信仰佛教的人，宁可自己节衣缩食，也优先把好香油上供礼佛。人们会到寺院供长明灯，祈祷、祝福。人们称捐到寺院的钱叫"香油钱"。

北京明十三陵定陵中，万历皇帝汉白玉的宝座前放置着的青花云龙纹

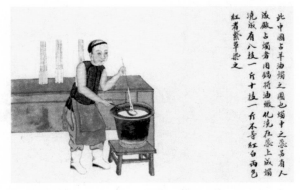

蘸羊油烛图（摘自《北京民间风俗百图》）

大缸。据介绍，当年打开地宫的时候，缸里还满载着香油，油中可见长长的灯芯，原来青花大缸是长明灯。

不仅皇帝的陵寝如此，在老百姓的祖庙里也会点香油灯，用的就是平常称之为香油的芝麻油。

照明的油

人们最早用的是动物油，但中国古代直到清中晚期，油灯所用的油都是植物油。

成语凿壁偷光的故事讲的是西汉年间，书生匡衡生活拮据，在墙上凿了一个小洞，借着从邻居家透过来的一点点光线来读书。和凿壁偷光相似的成语，还有囊萤映雪，晋代车胤勤奋好学，但家境贫寒，没钱买油点灯，夏天夜里靠捕捉萤火虫来照明夜读。另一位孙康，利用雪地反光来读书。

上面小故事的立意都是关于刻苦攻读的，也说明在古代油比较贵重，贫

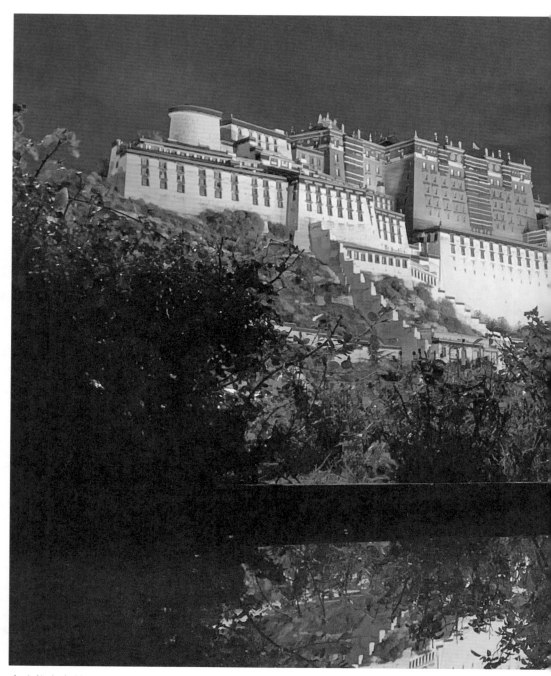

布达拉宫夜景

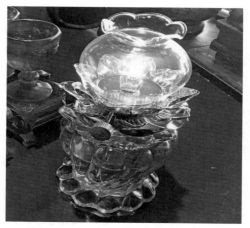
庙宇内供奉的长明灯

苦人家买不起、用不起油灯。

中药当中有一味药叫灯心草，"油干灯草尽"。灯心草用的是植物灯芯草的干燥茎髓。灯心草入药有利水通淋的功效，此外灯心草还有一个用途就是作油灯里的灯芯，燃烧的时间比较持久。

交通用油

古代舟车旅行与现代相比非常不便利。古代车的车轮、车轴都是木头做的，如果没有润滑油的话，走不了多远就会被磨坏。没有油驾驶不动车。

20世纪70年代时结婚办喜事，一般要准备四大件，简称"三转一响"：手表、自行车、缝纫机和收音机，代表着那时的富裕生活水平。当年要是有人骑一辆飞鸽、凤凰或永久牌的自行车，再加上一个大链套封闭的护链板，那就和现在街上开豪车的感觉差不多。

这三大转儿，运转起来都需要油，尤其是自行车的车轴需要经常"膏油"，有时家里没有机油就滴上几滴花生油，照样好使。

除了车，船运更需要油。加固船体木板需要舱缝，填补船壳木板间的空隙，通常用的是桐油。造一条木船，没有几十公斤桐油是不行的，而且要定期刷油维护。

药用的油

桐油也常作为外用药的调和剂，《本草纲目》中就有不少用桐油调膏的方子。不过桐油是有毒的，不可以内服。《本草纲目》记载的可药用的油，基本散在于各个药材条目内，并没有单独列出。

在李时珍之后大约 200 年，清代赵学敏的《本草纲目拾遗》把一些药用油分开列出了条目，主要有肉桂油、丁香油、茶油、檀香油、柏树油、杉木油、椰子油、核桃油、花生油、大米油，还有来自动物的狮子油、海狗油等。

《中国药典》除了记载有治疗作用的植物油，还记载了作为辅料的油，这也是传统中药制剂中必不可少的。

油作为辅料的应用范围相当广泛，例如，狗皮膏药的制作必须用到芝麻油。有些传统外用散剂，可以加入植物油做成油膏，如常用来治疗湿疹、烧伤的紫草膏。

在日本，《日本药局方》的附表也收载了许多作为药用的植物油，有茴香油、橘子油、桂皮油、丁香油、松节油、薄荷油、桉树油等。

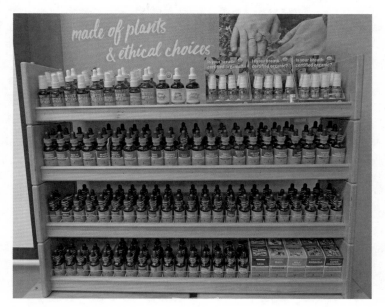

种类繁多的植物精油

有毒的油

有的油是有益的，有的油是有毒的，先人医家将它们一一分门别类记录在册，掌握不好使用方法和剂量也会出事故。

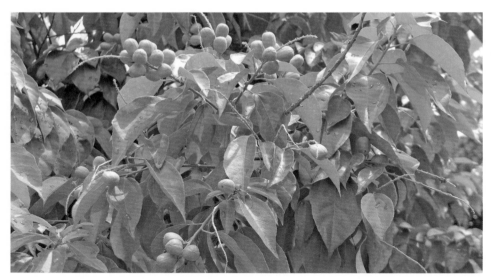

巴豆原植物

巴豆是大戟科的植物，巴豆油是一种泻下药，不能轻易使用。记得我上大学的时候，人们的生活条件还比较差，有的两家人合住一个单元房，共享一个卫生间，共享一个厨房。油、盐、酱、醋这些烹调的佐料也都放在一个厨房。

我们那里有一位老师，不凑巧地和一个爱占小便宜的邻居合住。那位老师平时吃集体食堂，好几天都不回家做饭。他却发现自家油瓶里的花生油一天天地见少。他猜测油是被邻居偷偷用了，但碍于情面，不好当面质问。于

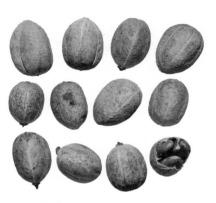

巴豆药材

是他想出一个小计谋来试探一下。他在自家油瓶子里，滴入了几滴巴豆油。当天晚上，就听见共用卫生间的水箱过不了一会儿就有冲水的声音，一晚上没消停。我小时候常听阿凡提扬善抑恶的幽默小故事，那位老师算当了一次现代版的阿凡提，教训了一下这位爱占小便宜的邻居。但是这个处理手段是不提倡的。

我与同事聊天时曾说起过这件事。

一位学西医的老师觉得十分神奇，就从标本室拿了几颗巴豆去做动物的泻下实验，结果小白鼠一点反应也没有。他又问我用药的剂量，我说，巴豆还有一个别名叫肥鼠豆，老鼠吃了不仅不泻下，还会长胖。看来并不是所有的动物实验结果都能照搬到人的身上。

巴豆油泻下作用极强，为了安全有效，中医临床上内服的巴豆，通常都要采用制霜的炮制方法。制霜是将巴豆仁碾碎，用吸油纸按压，吸走冒出来的油，直至大部分油都被吸走，剩下含油量比较低的巴豆仁粉末叫作巴豆霜，它的泻下作用就缓和多了。

我人生的前三十年是生活在物资不足、凭票供应的时代，凭粮票才能买到米，凭油票才能买到油，在北京每人每月的定量只有半斤油。

现在中国已经进入了小康社会，商品经济发达。以前是缺油少脂，现在是油脂过剩。油是好东西，亦是人体必需的，但吃的时候一定要把握好度，这样对健康才有好处。

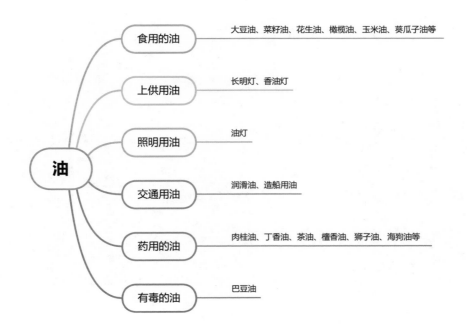

畜类中药

——五畜为益六畜兴

  《黄帝内经》中讲道：五谷为养，五菜为充，五果为助，五畜为益。本草，以草为本，中药里植物药最多，也不乏动物药。古人常用五行来归纳事物，牛、羊、鸡、狗、猪为五畜。而六畜的说法是五畜再加上马。在六种家畜当中，牛、羊、猪占农户养殖的大头。

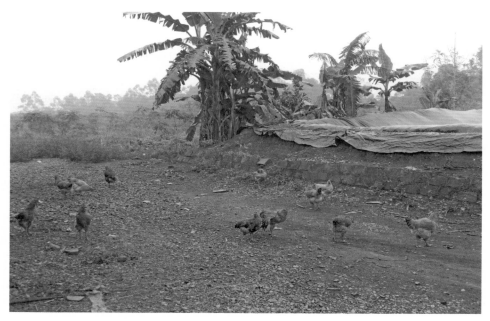

自由自在走地鸡

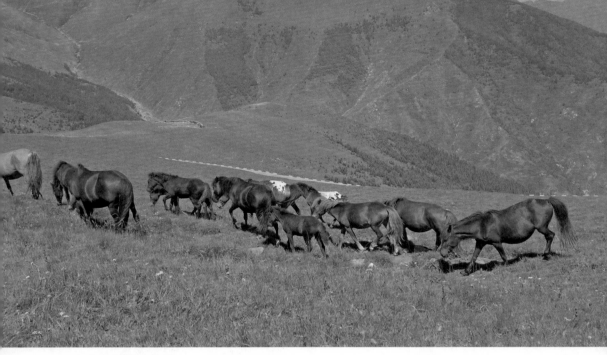

五台山上悠闲的骏马

牛肉与牛奶

　　我国是农业大国，历史上牛的主要用途是耕田、拉车。现代工业时代之后，机械化程度高了，养牛的主要目的是产牛奶、牛肉、牛皮。

　　牛肉不仅是食物，也是药物，是药食两用的佳品。自古就有"牛肉补气，功同黄芪"之说。李时珍记载，牛肉具有安中益气，养脾胃，补益腰脚的作用。

　　牛、羊、猪都是哺乳动物，雌性都会产出乳汁。现代营养学也告诉人们，乳品中丰富的营养物质是饮食结构中不可缺少的。

　　《本草纲目》中记载了三个奶制品，酪、酥和醍醐。酪指的是奶酪，也叫芝士，英文 Cheese，属于发酵的牛

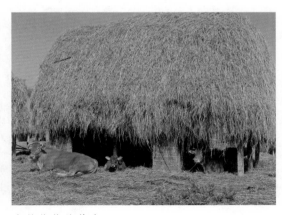

安然悠哉的黄牛

奶制品。酥是牛奶加热冷却以后表面结出的奶皮，也叫酥皮。醍醐是从酥中进一步提炼出来的油。佛教的《大般涅槃经》中记载："从牛出乳，从乳出酪，从酪出生酥，从生酥出熟酥，从熟酥出醍醐，醍醐最上。""醍醐灌顶"一词来源于此，原是佛教用语，比喻佛性，后被形容大彻大悟。

孙思邈在《备急千金要方》中记载，牛奶味甘，微寒。可补虚羸，止渴。而且，"牛乳，老人煮食有益"。其实牛奶微寒，加热食用可能更好。有乳糖不耐受的人，直接喝牛奶会引起肠胃不适，可以选择别的替代品。

《本草纲目》还记录了这样一则故事，一个中药小妙方换来了一个三品大员，引自唐·李亢所撰《独异志》。唐太宗李世民得了气痢，属于痢疾的一种，除了腹痛、便中带脓血等症状，还常伴有放屁。皇帝的这个病症有损堂堂一国之君的颜面，于是唐太宗下诏遍请名医。在皇宫近卫队当中有一个姓张的小头目，他也得过这种病，他把家里的秘方献给了皇上。秘方是用牛奶煎煮一味中药荜茇。荜茇来自胡椒科，有温中散寒的功效，类似胡椒。唐

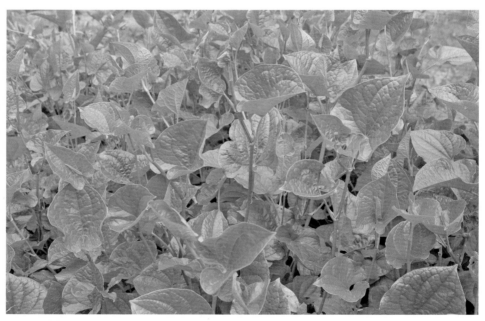

荜茇原植物

太宗吃了以后，效果立竿见影。他大喜之余，下旨晋升献方者为五品官。但魏征为难了这位献方之人，过了一个月还没有提拔他。然而唐太宗旧病复发，又按方服药恢复了，但没见该人被授予官衔。魏征答太宗：皇上没说赐文官还是武官官职。唐太宗这回可发怒了，直接擢升献方之人为三品文官鸿胪寺卿。

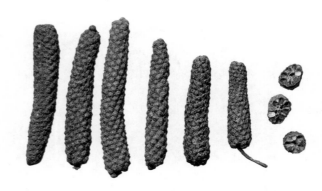

荜茇药材

羊肉与羊奶

现在羊养殖场主要产出的羊产品是羊皮、羊毛、羊肉、羊奶。

"鲜"字由鱼和羊组成，但我小时候的印象，鱼是腥的，羊是膻的。小时候，我家旁边的胡同就叫羊市口，那儿有一家清真牛羊肉店。20世纪五六十年代到七十年代是物资紧缺的困难时期，牛羊肉都是优先供应给回民的。汉民除了逢年过节，平时很少能吃到牛羊肉。平时路过那家清真肉铺，只能眼巴巴地看着。过年偶尔能吃上一次羊肉馅儿饺子，羊肉多是冷冻的，并不新鲜，膻味很浓。所以一提到羊肉，我总会想到一个"膻"字。

彻底让我改变了印象的是到新疆享用了一次当地的全羊宴，我终

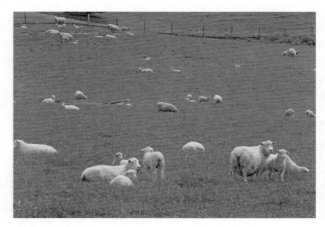

青草伴白羊

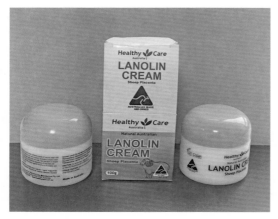

澳大利亚的羊毛脂产品

于体会到了羊肉的鲜美。再后来，我去了日本，吃了生鱼片，才理解到与鱼腥气一线之隔的鱼鲜味。受到古人的启发，前些年有的厨师尝试着把鱼和羊两种食材放在一起，做成了一道味道无比鲜美的鱼羊鲜汤，大受欢迎。也终于让我体会到了：鱼＋羊＝鲜。

有一句俗话，挂羊头卖狗肉，形容的是弄虚作假，同时还说明羊肉在古代很值钱，比狗肉贵。如果说牛肉补气，那羊肉则是补阳的佳品。中医素来有"人参补气，羊肉补形"的说法。冬令进补多离不开羊肉做的菜肴，在寒冷的冬天吃完了羊肉，浑身上下都感觉暖暖的。

羊肉味甘，性温。张仲景有一首经方，当归生姜羊肉汤，可以温中补虚，祛寒止痛。李时珍在《本草纲目》中也记载："羊肉能暖中补虚，补中益气。"

《本草纲目》另引用了《开河记》中的一个小故事。话说隋炀帝开凿大运河时，负责人麻叔谋得了风逆病，外感风邪，坐卧不安。隋炀帝得知后派出大名鼎鼎的《诸病源候论》作者巢元方，给麻叔谋看病。巢太医探视以后，开出了一个药膳方，将鲜肥羊肉蒸熟掺在药里。一个疗程未结束，麻叔谋的病就痊愈了。

《本草纲目》中还提到，羊脂油是中药炮制的一种辅料之一。淫羊藿经羊脂油炮制后，可以增强温肾助阳的作用。

与牛奶相比，羊奶更利于人体吸收，因为羊奶在进入胃以后，形成的凝乳颗粒比牛奶要小得多。

羊还有一种产品绵羊油，常用在化妆品中。绵羊油并不是羊的脂肪，而是从天然羊毛中精炼出来的油脂——羊毛脂。羊毛脂具有很好的保湿能力，唇膏、乳液等化妆品格外青睐于它。澳大利亚盛产绵羊油，绵羊油已经成为澳大利亚的一种特色旅游商品。

我在养猪场

1976年，我下乡在农场干过两年农活，冬天田里没什么活的时候，大家都会去帮忙起猪圈。猪粪对农业来说相当重要，是上好的农家肥。猪圈一般有两米多深，起猪圈的时候，先要用大粪叉把半冻着的猪粪土插起来，然后再铆足力气，把每块十几斤重的冻粪土直接甩到猪圈外的拖拉机上。

记得我和一个知青同伴一起跳进了猪圈，因为猪圈里面的空间很有限，一个动作不协调，同伴一粪叉就插进了我的手背，几乎把手掌捅穿了，鲜血直流。我们急忙放下手里的东西，跑到附近的兽医室，上了点动物用的止血药。至今我的手背上还有一个圆形的伤疤，留下了一个纪念。那段时间，我们天天看着猪，也经常看到杀猪。我关于猪的解剖学知识就是在那个时候扫的盲。

在《本草纲目》里，李时珍生动地描述了取猪奶的方法："须驯猪，待儿饮乳时，提后脚，急以手捋而承之，非此法不得也。"人工驯养的母猪欲取猪奶尚且要趁着小猪吃奶的时候，提起母猪的后腿，用手去挤，才能取到，取野猪奶就更不敢尝试了。

我还请教过养猪场场长老张关于猪奶是否可以喝的问题。张场长告诉我，猪奶当然可以喝，味道也不错。老母猪一般一年可以产两胎，但只有在喂小猪时产奶，猪奶产量低，哺乳期总共不超过两个月。不像奶牛的产奶量大，一年差不多有三季可以产奶。另外，挤猪奶的难度很大，采集猪奶时可能会被猪咬伤，挤奶

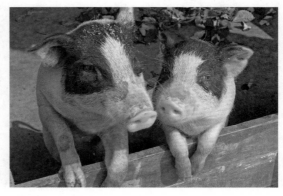

可爱的小花猪

时猪不像牛羊那样驯服。取猪奶的成本太高，张场长也说，要是靠猪奶生存，这个猪场早就倒闭了。

猪肉与猪油

猪肉味道香，营养丰富，是日常蛋白质和脂肪的最大来源之一。

相对而言，牛羊肉性质偏温热，猪肉则较为平和，也有偏寒的记载。民间有句俗语："鱼生火，肉生痰。"我的解读是：肉，整体药性都是偏补的，吃多了容易上火、生痰湿。

无论是产后，还是各种手术后，中医推荐的许多药膳原料都用到猪肉。比如，不温不燥的陈皮瘦肉汤、红枣瘦肉汤等。

《本草纲目》兽部收载的"脂膏"，即指猪油。杀猪时，最珍贵的就是猪肚子内两侧片状的板油。板油的出油率比肥肉高许多，猪油又称大油。中医理论认为，猪油有补中益气，润燥止痒，解毒的功效。

我还记得20世纪70年代的肉价，羊肉7角1分1市斤，牛肉7角5分1市斤，猪肉9角1分1市斤，猪大油1元1市斤。我们小时候排队买猪肉

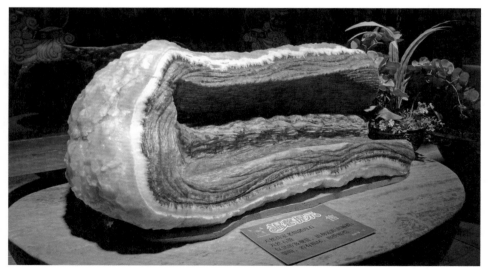

猪肉形的天然石料

时都会说一句，请您多给来点儿肥的。那时饭菜里油少，买肉时都要"挑肥拣瘦"一番。

植物的油和动物的脂为现在餐饮中油的两大主要来源，动物脂主要含有饱和脂肪酸，植物油主要含有不饱和脂肪酸。这两类都是人体需要的，而且不能相互替代。人体没有油和脂不行，但油和脂过量对人体也是不健康的，过犹不及。

中国人的祖先几乎对已知动物的每一部位都进行过观察、实验、总结。如驴脂、鹿脂、骆驼脂、豹脂、熊脂、野猪脂、獾油、狼膏、鳖脂等。他们是否仍可使用，应以保护自然资源为前提，严格遵循法律法规的要求。

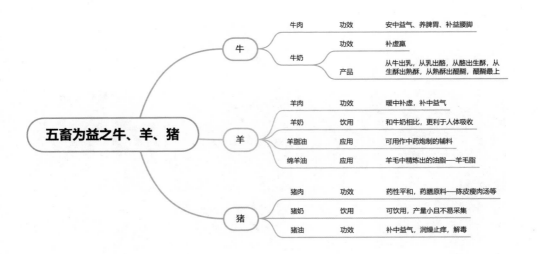

牛之药
——病牛出黄价若金

　　在中医药王国里，有很多植物药是以牛命名的，牛膝、牛蒡子、牵牛子、牛大力等。翻开《本草纲目》，兽部中收载了许多与牛相关的药，牛角、牛尾、牛蹄筋、牛脑、牛脂、牛乳、牛百叶、牛胞衣、牛肉、牛毛、牛皮、牛心、牛肺、牛肝、牛脾、牛胃、牛骨、牛鞭、牛血、牛胆、牛黄。还有不同种类的牛，黄牛、水牛、牦牛和犀牛。其中牛角、牛黄、牛皮，颇具代表性，和中医临床有着深厚的渊源。

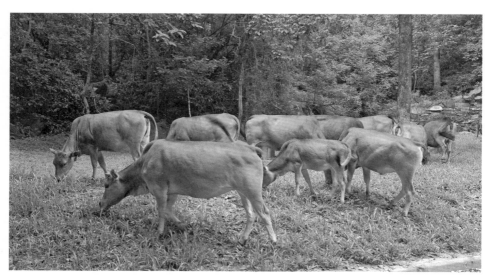

草青牛壮

牛角与犀角

牛角与犀角有相似的功效记载。

《药性赋》第一味药便是犀角："犀角解乎心热。"即指犀角可清热解毒，开窍安神。犀牛是犀科（Rhinocerotidae）动物的总称，属于奇蹄目，蹄子不分瓣，且是当今世界上体形仅次于大象的陆地动物。而牛是来自牛科（Bovidae）的动物，属于哺乳纲的偶蹄目，蹄子分两瓣；而且有黄牛、水牛、牦牛等不同的饲养牛种。明显的体态差异和足趾的不同，可轻松将它们区分。

历史上犀角是可以使用的，有的取自在野外捕捉的犀牛，也有取自人工养殖的犀牛。现在犀角已经被放进了博物馆，国家三令五申，严格遵守《国际自然保护条约》，现在的中药与中成药里已经不允许再用犀角了。曾经武松打虎是英雄，现在打老虎是犯罪行为。天然资源不能滥用，珍稀的动植物资源更应重视。今天中医药用的动物药基本来自养殖的资源，而且尽量用养殖的非保护级的动物药来源替代曾经用的野生来源的动物药。

为保护犀牛资源，犀角需要选用代用品——水牛角。代用品不是伪品，

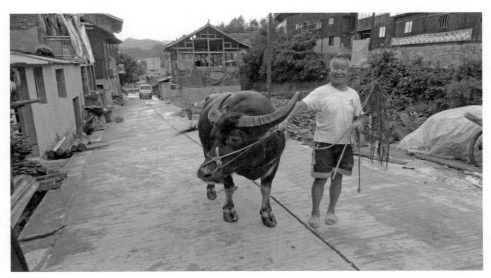

膘肥体壮的水牛

代用品在功能用途上能够替代原物品。水牛角作为中药也有悠久的应用历史，最早记载于古代医书《名医别录》，约有两千年了。"水牛者燔之，治时气寒热头痛。"燔即用火焚烧，水牛角经烧制后可使用。《本草纲目》也记载，水牛角可以清热解毒，凉血定惊。

现在《中国药典》中收录了水牛角以及水牛角浓缩粉。水牛角形状弯曲呈弧形，根部方形或略呈三角形，中空，一侧表面有多数平行的凹纹，角端尖锐。角色黑褐，质坚硬，剖面纹细而不显，气腥，一般多用其角尖部。水牛角味苦，性寒，可清热凉血，解毒，定惊，用于温病高热，神昏谵语，发斑发疹，惊风等证。水牛角浓缩粉则为淡灰色粉末，气微腥，味微咸。

现代科学研究已提供了科学的实验数据和临床数据，都证实了水牛角的效用。

价若黄金的牛黄

一些动物的结石往往能够入药，狗的胃部结石入药为狗宝，马的胃肠结石入药为马宝。牛的胆结石入药即为牛黄。有的沙里可以淘金，而牛黄是"胆里淘金"，出自胆中，且价若黄金。

牛黄是在牛胆囊中形成的病理产物，但不是每头牛都能生出牛黄，牛黄可遇不可求。牛黄别名"丑宝"，《神农本草经》将其收载并列为中品，主惊

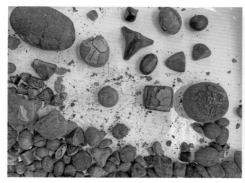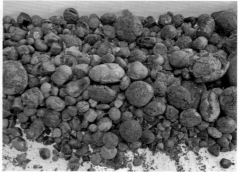

天然牛黄形状各异

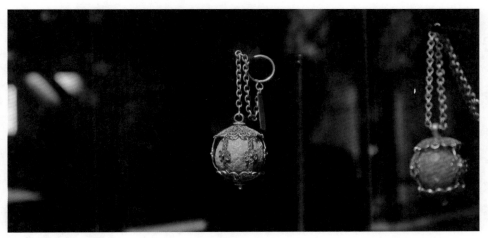

金链挂起一颗圆珠——原来是一粒牛黄（荷兰国家博物馆藏）

痫寒热，热盛狂痓，除邪逐鬼。牛胆内有结石，取牛黄时需要滤去胆汁，将结石取出，除去外部薄膜，阴干。有的牛黄表面有一层黑亮的薄膜"乌金衣"。牛黄品相上以完整松脆、棕黄色、断面层纹清晰细腻者为佳。多数牛黄呈圆形，有鸡蛋黄大小的又叫鸡子黄，也有多面体的、异形的。莲花出淤泥而不染；牛黄则出胆汁而不苦，口尝味道带一点甜，颗粒不粘牙。

牛黄味甘，性凉，可以清心、豁痰、开窍、凉肝、息风、解毒，用于治疗热病神昏，中风痰迷，惊痫抽搐，癫痫发狂，咽喉肿痛，口舌生疮，痈肿疔疮。李时珍在《本草纲目》中做了详细的记载："牛黄入肝，治筋病，凡中风入脏者，必用牛、雄、脑、麝之剂，入骨髓，透肌肤，以引风出。"但如果病患风中腑及血脉，用牛黄恐引风邪流入于骨髓，则起不到治疗作用。

尽管牛黄是废物利用，但天然的病理产物形成毕竟概率较低。现在已开发出体外培育牛黄的技术与人工牛黄，且在临床应用中确实有效，《中国药典》已经将其收载。体外培育牛黄以新鲜牛胆汁作母液，加入脱氧胆酸、胆酸、复合胆红素钙等制成。人工牛黄则由牛胆粉、胆酸、猪脱氧胆酸、牛磺酸、胆红素、胆固醇、微量元素等加工制成，均与天然牛黄一样味甘，性凉，都具有清热解毒、化痰定惊的作用。

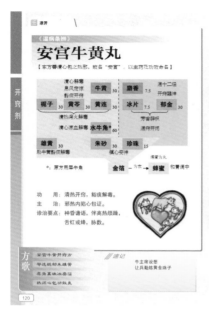

安宫牛黄丸（摘自《百方图解》）

安宫牛黄丸

中医药在急症治疗方面也能发挥很好的作用，著名的"凉开三宝"：安宫牛黄丸、紫雪丹和至宝丸，是经常应用于临床的中成药。

2002年，著名主播刘海若，在英国遇到了重大交通事故，当地医院的医生判定她为脑死亡。她的家人紧急联系了国内的医学专家，多次会诊和沟通后决定将刘海若送到北京宣武医院，采用中西医结合的方法继续治疗。在使用了针灸、中药、中成药等多种综合治疗方法后，终于将已经昏迷多日的刘海若抢救了过来。经过康复训练，她恢复了正常的生活与工作能力。在整个治疗过程中，尤其在高热昏迷时使用的中成药就有安宫牛黄丸，这个药功不可没。

市售的安宫牛黄丸一般为黄橙色至红褐色或包金衣大蜜丸，除去金衣

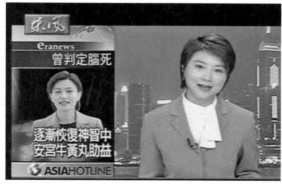

刘海若事件新闻报道

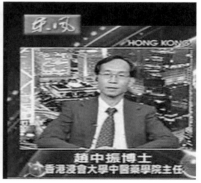

电视台远程连线笔者接受新闻采访

后显黄橙色至红褐色。安宫牛黄丸属于开窍剂，出自清代吴鞠通的《温病条辨》，处方很大，约由 20 味中药组成。其中开窍醒神的中药有牛黄、麝香、冰片、雄黄、郁金等。安宫牛黄丸芳香浓郁，味微苦，具有清热解毒、镇惊开窍的功效，主治邪热内陷心包证，高热烦躁，神昏谵语，舌謇肢厥，舌红或绛，脉数有力；现代常用于治疗中风昏迷及脑炎、小儿惊厥、脑膜炎、中毒性脑病、脑出血、败血症。

安宫牛黄丸是开窍好药，但不是每天都必须吃的补药。在实际运用时，需要严格注意它的适用证候，避免陷入使用误区，否则适得其反，不但不能救命，反而延误救治。无论中草药还是中成药，只有在中医的指导下才能更好地应用。

至宝丸中也用到了牛黄，组方有朱砂、雄黄、水牛角、麝香、冰片等，也以凉开的药材为主，而且是比较名贵的药材。至宝丸可以化浊开窍，清热解毒，可用于治疗痰热内闭心包证的神昏谵语，身热烦躁，痰盛气粗，舌红苔黄垢腻，脉滑数，以及痰热内闭的中风、中暑、小儿惊厥。

牛皮与黄明胶

《本草纲目》兽部中记载的许多动物药中，动物的皮都有一定药效。狗、马、羊、牛等动物的皮都被李时珍记录下应用主治。牛皮制成的牛皮胶是拥有长期药用历史的好药。

李时珍记载，《神农本草经》中所载白胶，一名鹿角胶，为煮鹿角而成的胶。阿胶一名傅致胶，以牛皮熬煮制成，而非驴皮。相传由傅氏和尚发明，"致"通"制"，取制造之意。那时胶中的黄明胶即李时珍时代所称的水胶，其色黄明，而非白色，且不是以阿井水熬制的，所以李时珍命名牛皮胶为黄明胶。《本草纲目》也成为首载黄明胶的本草书籍。

李时珍记载，黄明胶可治疗吐血、衄血、下血、血淋下痢，妊妇胎动血下，风湿走注疼痛，打扑伤损，汤火灼疮，一切痈疽肿毒，活血止痛，润燥，利大小肠。在需要用阿胶而没有阿胶时，则可权衡使用黄明胶。黄明胶性味皆平补，宜于虚热。相较之下，鹿角胶则性味热补，虚热者不宜使用。

好药应该是安全的、有疗效的、有资源的、老百姓用得起的药。
谦虚的牛、低调的牛，冠之地支的"丑"字——丑牛。牛吃苦耐劳，吃进去的是草，挤出来的是奶。牛一点都不丑，牛不仅身强体壮，而且品德高尚。

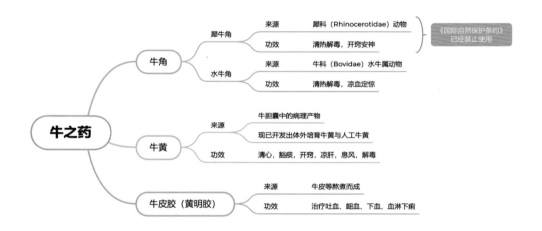

燕窝
——丝燕吐哺筑玉巢

郑和与燕窝

燕窝是被华人社会所推崇的药食两用之品，在名贵药材当中名列前茅。在高档膳食的菜谱里，燕窝常被用作上等的滋补食材。

燕窝是如何进入中国药食领域的？这要从郑和七次下西洋讲起。

据说郑和在第一次下西洋时，他的远洋船队在海上遇到了大风暴，被迫停靠在一个无名小岛上。食物饮水紧缺，船员四处寻找食物，石头缝里的小螃蟹、船底的牡蛎，饥不择食，能吃的都吃了。他们在悬崖峭壁岩洞里发现了燕子窝，于是，取下燕窝充饥。吃了几天燕窝的船员们变得神清气爽、中气十足，原来燕窝是个好东西。

于是郑和的船队回朝时带回了燕窝，献给明成祖朱棣，燕窝得到了皇家的青睐。郑和后来的六次下西洋，每次都会采集燕窝回来进贡。燕窝因此成了皇权贵族的珍贵补品。

明代李时珍所著的《本草纲目》中并没有记录燕窝。关于燕窝最早的记载在清代，与其他的许多中药相比，燕窝入药的历史并不算长。1694 年的《本草备要》和 1695 年的《本经逢原》先后记述了燕窝。书中提到，燕窝味甘，性平，无毒，可养阴清肺、益气补中、化痰止咳。

洞燕采集

新加坡是华人聚集的地方，那里保留了中国的传统与文化，也有很多中药店及一家燕窝博物馆。

新加坡虽然不产燕窝，却是燕窝的主要消费市场之一，透过新加坡也可以了解到出产燕窝的马来西亚。新加坡在 1965 年独立之前是马来西亚的一部分，从古到今，新加坡和马来西亚之间的关系都十分紧密。

在新加坡的燕窝博物馆里，燕窝的生态模型制作得十分逼真，展示有很多燕窝采集过程的影音记录，再加上博物馆里多媒体立体展示的配合，使我感觉身临其境，好像野外燕子的洞穴就在身边一样。

为了更直接地了解燕窝现在的生产和供应情况，我随后又去了马来西亚燕窝主产地之一的新山，实地去看燕窝生产的现状。

燕窝实际是金丝燕 *Collocalia esculenta*（Linnaeus）的巢穴，它是由金丝燕的唾液和细细的茸毛等物混合凝结而筑成的鸟巢。

金丝燕多见于热带的南洋群岛地区，因为金丝燕飞翔能力特别强，在险峻的岩洞里就可以筑巢。

金丝燕喉部有唾液腺，在产卵前非常发达。金丝燕所筑的巢如果是色白洁净的，就被称为"白燕"；如果夹杂一些茸毛、色泽稍暗的，就被称为"毛燕"；野生的金丝燕在山洞内筑的巢穴，被称为"洞燕"。

爬上悬崖峭壁采燕窝非常危险。现在，人们基本不再采集洞燕了。因为有了更好的方式，那就是"引燕入室"，在人造的燕屋之内采集燕窝。

引燕入室

燕屋最早是由定居印度尼西亚的华人创建的，如今，在印度尼西亚、马来西亚和泰国都可以看到燕屋，并已形成了成熟产业链，可以满足市场的需求。

在马来西亚，燕屋一般由个体经营者自己管理。从外面看，一般的燕屋有两三层楼高，方方正正的像个大大的集装箱。燕屋的主人通常不会让外人进入燕屋打扰。在当地朋友的特别安排下，我和张永勋教授进入了一户人家的燕屋。

当我们登着颤颤巍巍的梯子，摸进黑黢黢的燕屋时，心里有些战战兢兢。屋内地上都是鸟粪，进入内部脚上需要穿胶靴，戴上口罩。一打开门，一股异味扑鼻而来，尽管动物房的味道刺鼻，但我们很快就被悦耳的金丝燕叫声吸引住了。

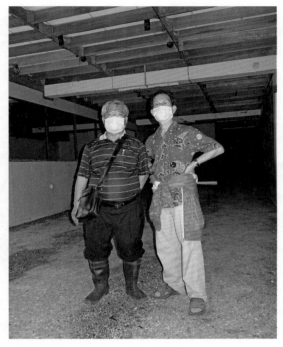

笔者与张永勋在燕屋内实地考察

我定了定神，想在黑暗中寻找金丝燕，却一只也没发现。主人介绍，白天金丝燕都飞出去了，留在窝里的只有孵蛋的燕妈妈和雏燕。

燕屋内的扩音器播放着金丝燕的叫声，以便吸引更多的金丝燕飞来筑巢。他们并不知道金丝燕具体会飞到哪里觅食，但神奇的是，金丝燕仿佛具

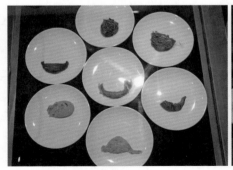

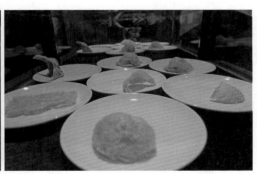

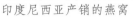

印度尼西亚产销的燕窝

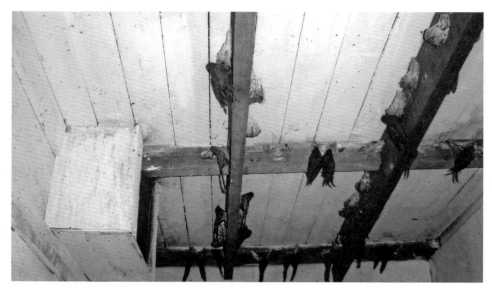

屋燕房顶筑巢忙

有特异功能，无论飞出去多远都会再飞回窝来。热情的燕屋主人还破例打开了照明灯，让我们看清了屋内的结构。在屋顶下，是一个个长方形的格子状的木制棚架，那就是为金丝燕提供的可筑巢的地方。

金丝燕的寿命大约是 10 年，一年可以做 3 次窝，也就是一只燕子一生大约可以做 30 个窝。

在过去，人们在野外见到燕窝就取走，并不管小燕子是否已经长大，造成了很多小燕子无家可归。现在的人工燕屋，只摘取孵出过小燕子的金丝燕燕窝，也就是只摘取金丝燕已使用过的废弃了的窝。这种做法就不会再令小燕子流离失所了。

产地采摘的燕窝还需要经过加工处理。在当地的燕窝加工车间里，我观察了整个加工流程。燕窝采摘后，需要经过浸泡、清洗、剔除杂毛、定型、烘干等步骤，经过这一系列加工程序后才能成为可在市场售卖的统一规格的、干净的、晶莹剔透的燕窝成品。

一只燕窝的重量一般为 5～6 克，在香港浸会大学的中药标本中心里保

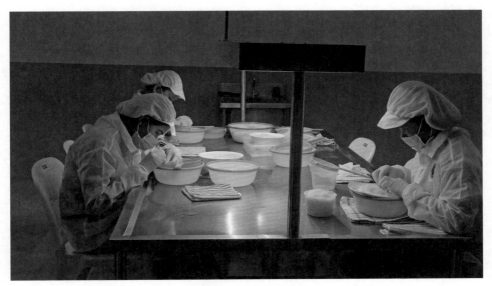

印度尼西亚燕窝加工厂，工人正在处理燕窝

存着一只重量超过 60 克的大燕窝，那估计是几代金丝燕居住过的"老房子"。

血燕之谜

血燕是燕窝商品的一个品种，又称"红燕"。有人说血燕为燕窝的极品，有润肺补血的功效。这种说法以前很流行，甚至被收载在学术书刊中，造成了以讹传讹的情况。

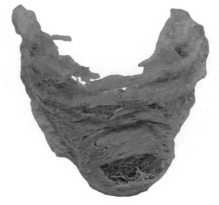

天然特大燕窝（香港浸会大学中医药学院标本中心藏 百成堂提供）

《中药大辞典》中记录，金丝燕在每年 4 月间产卵，产卵前必营造新巢，所筑之巢，为黏液凝固而成，称为"白燕"；燕窝被采后，金丝燕便立即开始第二次筑巢，这时往往带有一些绒羽，颜色较暗，被称为"毛燕"；如果燕窝再被取走，再造的窝有时可见血迹，被称为"血燕"。

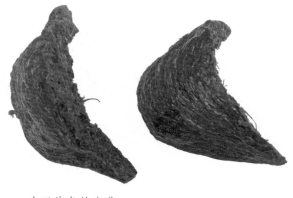

人工染色的血燕

更有民间传说，燕妈妈为了筑巢，唾液用尽后，呕血筑巢。我原本也相信了这种说法，但是在我实地考察后才发现，血燕的真相完全不是那样。

实际上，血燕形成的颜色与金丝燕的生活环境有关，并不是燕妈妈呕血筑成。野外的金丝燕在岩壁上筑巢，岩壁如果有含铁的矿物质，就会慢慢渗入燕窝中，呈现铁锈色，成为人们所说的"血燕"。在一个完整的血燕上可以看到最先形成的燕窝两端红色最深，颜色渗透到中部而慢慢变浅。天然血燕出产的概率是比较低的，根本不可能形成大批量的产品。

2011年下半年有报刊披露，有不法商人为牟取暴利，用鸟粪熏制燕窝着色，制造出人工的"血燕"，虽然外观通体红色，但实际质量很差。

记得那段时间，消费者的负面反应很大。曾有对血燕的形成过程也不太清楚的代理商找到我，想让我出面说句"公道话"，出一份研究证明，证明血燕是自然的产物，对人体无害。药商还告诉我，假如把白燕放上一个星期，让它氧化，颜色就会慢慢变红，变成血燕。

我完全理解他们当时的心情，因为在他们手里积压了数以吨计的"血燕"，如果无法售出，经济损失将会十分惨重。

但由于我进行过实地调查，对血燕已有了解，我将药商送来的白燕与血燕的样品，在控制温度和湿度的条件下，进行了一轮加速稳定性试验。一个星期过去了，白色的燕窝，并没有像药商们所说的那样，由白变红、变成血燕。

同时，我也把这些所谓的"血燕"与来自印度尼西亚、泰国、越南的洞燕和屋燕都进行了实验比较。发现这些人造"血燕"中亚硝酸盐的含量远远高出正常燕窝的数值，高出了惊人的6000多倍。而亚硝酸盐对人体是有害的，人造"血燕"中有如此高含量的亚硝酸盐，并不可取。

药商拿到了我们的实验报告后，实验结果令他们心服口服，遂撤回了原来的请求。现在市场上几乎很少见到所谓的血燕产品了。

商业的炒作，杜撰的传说，可能蒙蔽一时，但真相必将大白于天下。无论是好的药品，还是好的食品，品牌都需要维护，需要消费者、学术界、中医药商业和政府相关部门的通力合作。

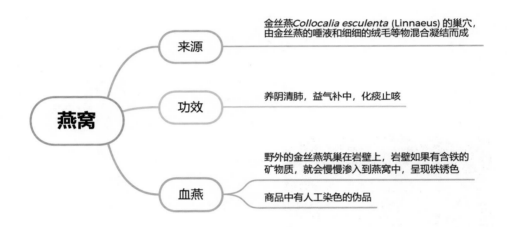

燕窝

来源　金丝燕*Collocalia esculenta* (Linnaeus) 的巢穴，由金丝燕的唾液和细细的绒毛等物混合凝结而成

功效　养阴清肺，益气补中，化痰止咳

血燕　野外的金丝燕筑巢在岩壁上，岩壁如果有含铁的矿物质，就会慢慢渗入到燕窝中，呈现铁锈色
　　　商品中有人工染色的伪品

麝香
——传闻众多伪与真

⌒∽ **难得一见** ∽⌒

许多中成药里都有麝香，在中医药博物馆或中药店铺中可见到各种规格的麝香。在存放麝香的地方，老药工们会请孕妇保持一定距离，都说麝香有引产的作用。另外，人们很少有机会见到真正的麝香药材实物，尤其产麝香的基原动物麝，人们更是难得一见。

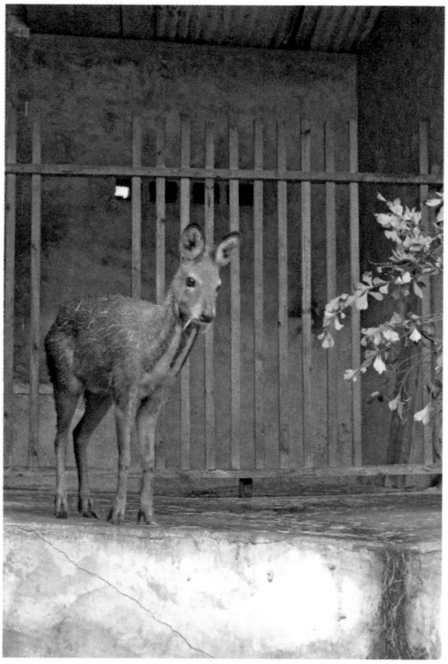

动物园里常见梅花鹿，可少有动物园里饲养麝的，甚至动物园里见到珍稀的熊猫概率都可能大于麝。麝生性十分胆小，对周围的环境十分敏感，一有风吹草动，它就会受到惊吓，会上蹿下跳，不容易饲养，更不适合在公众场合露面，所以麝很难养在动物园内。

麝的外形像一头小鹿，身长 70～80 厘米，体重不足 20 千克，弹跳能力很强，两三米高的墙能一跃而过。但是和鹿不同的是，麝头上没有角。因为麝与同科的另一种小型动物獐也

麝原动物

有些相像，麝有一个别名叫香獐子。獐有獠牙，麝也有，雄麝长有一对獠牙，在发情期和其他雄麝打斗时用。

李时珍在《本草纲目》里解释麝香之意："麝之香气远射，故谓之麝。"每年春夏之交，是麝分泌麝香的季节，雄麝就是靠着这种香气吸引异性求偶及在所在地盘标示领土主权的。在雄麝的肚脐和生殖器之间有一个肉质的小囊袋用来收集分泌物，雄麝两岁时便开始产生分泌物，也就是麝香。

《中国药典》规定麝香有三种动物来源，麝科动物林麝 *Moschus berezovskii* Flerov、马麝 *M. sifanicus* Przewalski 或原麝 *M. moschiferus* Linnaeus，药用部位是雄性香囊中干燥的分泌物。

传统的取香方法是杀麝取香，在每年的冬季到第二年的春季进行捕猎。有一幅清代的《麝香围猎图》，生动地描写了一伙猎人带着一群猎犬在捕麝的情景。明代高僧憨山德清《醒世歌》中的两句话："麝因香重身先死，蚕

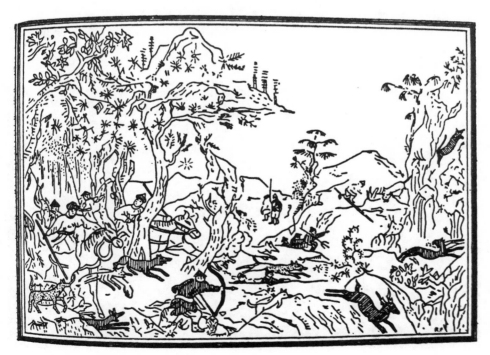

《麝香围猎图》版画

为丝多命早亡。"

杀麝取香这种原始捕猎方法，如"杀鸡取卵"，今天是绝不允许的。麝的动物家族中所有的种类已被列入《濒危野生动植物种国际贸易公约》（CITES）。在我国，林麝、马麝及原麝也都被列为国家一级保护动物。

人工养麝

早在唐代，我国已有人工驯麝取香的记载。通过针刺从香囊中取香，用雄黄消毒创面。但是由于历史条件的限制，这种技术没有得到发展。

从 20 世纪 60 年代起，我国开始对麝进行驯化及人工饲养，虽然现在技术上已经成功了，但饲养难度很大，至今还没能实现大规模的养殖。

目前甘肃、陕西、四川都有麝的养殖场。我曾到四川林麝养殖基地考察，基地位于十分偏僻安静的地区，离大熊猫养殖基地不远。即使是圈养的麝，性情也是胆小易受惊吓。要想拍张麝的好照片也非常不容易，我用长焦镜头对准它，为了拍一张照片，大气都不敢出，生怕惊动了它，要是它跑了，这一趟就白来了。

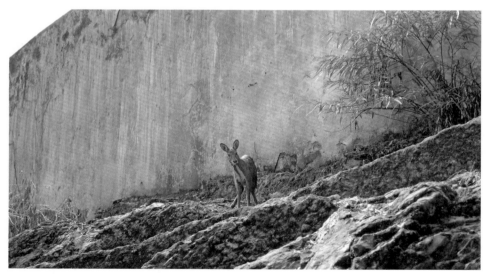

人工养麝

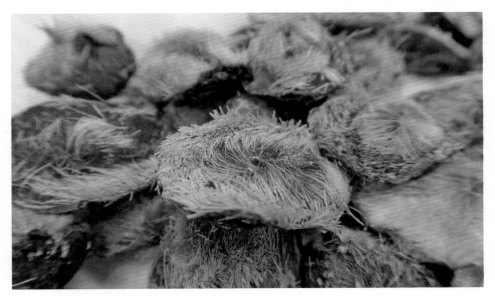

雄麝香囊（毛壳麝香）

　　每年 10 月，基地工作人员直接从成年雄麝的肉质香囊中挖取红褐色膏状物，当地人形象地形容这是用耳挖勺取麝香。一头麝可以取 10 多年香，比起原来的杀麝取香，要好太多了。而现在研发出的人工麝香，更扩大了药用资源。

　　俗语有云：有麝自然香。也未必全对，物极必反。在林麝养殖基地，我闻不到一点香气，靠近了去闻麝香的味道是又腥又臭的。

　　麝香是名贵药材，每年麝香的市场价格都有波动。收购价格一般按 1 克 400 元计，1 千克天然麝香价格可高达几十万元。每头麝一年可产 10 到 20 克麝香，所以也有人称麝香是"软黄金"。

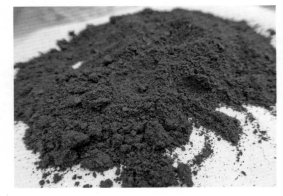

麝香药材（含当门子）

开窍醒神不可少

麝香的贵，除了资源稀少的原因，更是由于疗效好。麝香药用首载于《神农本草经》，列为上品。中医临床应用时，麝香有不可替代的作用。

简单来说，麝香有三大功效：开窍醒神，活血通经，消炎止痛。

《本草纲目》中收载了 20 个含麝香的复方，其中有 13 个是李时珍新增的。现在麝香一般多用在成方制剂中，且多使用人工麝香。

麝香在治疗中风昏迷等危急重症时，必不可少。著名的治疗热闭神昏的中成药安宫牛黄丸、紫雪丹、至宝丸，以及治疗寒凝窍闭的"温开一宝"苏合香丸，方中都用到了麝香。

麝香能活血通经，兴奋子宫。《本草纲目》有记载，麝香可用于难产和死胎不下。有些电视剧的演绎故事也是由此而生的。麝香虽有可能引发流产，但需要一定的剂量和作用时间。不过，为保险起见，嘱咐孕妇避开麝香和麝香产品还是必要的。

麝香消炎止痛的功效可能是被人们了解得最多的，也是应用得最多的。20 世纪 80 年代以前，几乎人人都知道麝香虎骨膏，这个产品现在已更名为麝香壮骨膏。虎骨不能使用而用了替代品，在有限的情况下，麝香还可以用。一些舒经活络、消肿止痛的中成药，如片仔癀、麝香止痛膏、七厘散等，也都用到了麝香。

人工麝香

现在应用的麝香有两种：一种是天然麝香，另一种是人工麝香。人工麝香是一类新药，它的配方是保密的。

目前采用人工麝香制作的中成药品种有近 400 种，涵盖了中成药常用的多种剂型。麝香中的主要成分是麝香酮。出于保护天然麝香资源的原因，人工麝香挽救了历史上以天然麝香为原料的中成药，扭转了因原料短缺而停产的局面。"人工麝香研制及其产业化"项目在 2015 年获得国家科学技术进步一等奖。

天然麝香的价格相当昂贵，且供应量十分有限。目前，我国仅有几个企业特定生产的少数几个产品获得国家指定许可，允许使用天然麝香。同时国家实行了专用标识制度，产品上需明确标注是否用了天然麝香。

真伪鉴别

麝香药材有不同的形态。把整个香囊割取下来阴干，这样的麝香叫毛壳麝香。天然的毛壳麝香剖开后，香气浓烈，内含颗粒状、粉末状的麝香仁和少量细毛及脱落的内层皮膜。以饱满、皮薄、油润、有弹性者为佳。野生麝香仁正对开口处可找到不规则的圆球形块状物，药材行业内称其为当门子。养殖麝的麝香仁，质地比较疏松，表面油润，呈颗粒状，有同样的香气。

在我国古代，麝香还有一种特别用途，就是用于制墨。有的文人雅士喜欢用一种麝墨，用麝墨写出来的字、画出来的画，不仅香气四溢，也有一定防虫、防腐的作用，能让字画长久保存。有诗为证，唐代诗人李贺的《杨生青花紫石砚歌》云："纱帷昼暖墨花春，轻沤漂沫松麝薰。"

麝香的味道是独特。鉴别天然麝香，除了闻味，口尝会感到味微辣、微

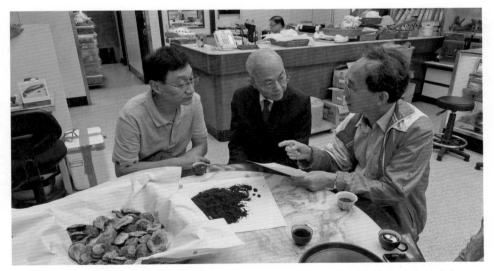

笔者与张镐京（左）一同向中药业界老前辈李震熊先生（中）请教麝香中的学问

苦稍咸。学习鉴别中药时，除了有毒的药材，其他药材可以自己尝一点，增加感性认识。人工麝香的鉴别则主要通过化学分析。

我收藏了一些麝香的伪品，一个用化纤做的表面喷了香水的仿麝香毛球，我在市场上看到它的时候，用 100 元买了下来。卖方说买回去后也能赚钱，原来他把我也当成卖假药的了。我把收集的伪品都存放在香港浸会大学的中药标本中心，用来示范教学，也提醒来参观的市民别上当。

在中医药王国里，麝香可能是知名度最高的一种香了。曾经麝香总伴随着"神秘""珍贵"，离老百姓似乎很近又很远，今天麝香对于我们来说，已经不再神秘。

现在，如天然麝香、天然牛黄等一些涉及保护动物的天然药物，在国家规范管控下指定的药厂被允许使用一定的剂量。

代用品不同于伪品，代用品是有类似疗效的药品。人工合成的麝香缓解了一些中药资源的危机。多一种选择是好事，人工养麝与人工合成麝香都是应当提倡与发展的。

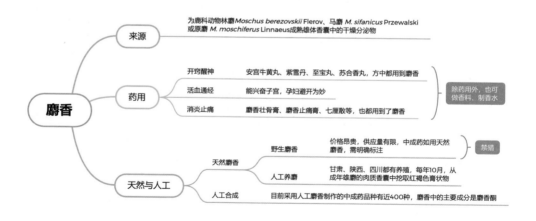

麝香

来源：为鹿科动物林麝 Moschus berezovskii Flerov、马麝 M. sifanicus Przewalski 或原麝 M. moschiferus Linnaeus 成熟雄体香囊中的干燥分泌物

药用
开窍醒神：安宫牛黄丸、紫雪丹、至宝丸、苏合香丸，方中都用到麝香
活血通经：能兴奋子宫，孕妇避开为妙
消炎止痛：麝香壮骨膏、麝香止痛膏、七厘散等，也都用到了麝香
除药用外，也可做香料、制香水

天然与人工
天然麝香
野生麝香：价格昂贵，供应量有限，中成药如用天然麝香，需明确标注　禁猎
人工养麝：甘肃、陕西、四川都有养殖，每年10月，从成年雄麝的肉质香囊中挖取红褐色膏状物
人工合成：目前采用人工麝香制作的中成药品种有近400种，麝香中的主要成分是麝香酮

阿胶
——时珍一锤始定音

牛皮之禁

现在阿胶的产品非常丰富，食养方面，阿胶片、阿胶糕、阿胶粉等都进入了膳食中。阿胶最早的记录出现在《神农本草经》里，"阿胶"二字，第一个字"阿"指的是产地，第二个字"胶"指的是剂型，并未提及驴，阿胶最早使用的原料不是驴皮，而是牛皮。《神农本草经》约成书于秦汉时期，彼时驴在中原还不常见。

记得中学课本里曾经有一篇著名的古文——唐代柳宗元写的《黔之驴》，"黔无驴，有好事者船载以入"。黔是唐朝时的黔中道，今天贵州、重庆、湖北、湖南的部分地区，那时候不仅黔地没有驴，就是整个中原也少有识驴之人。六畜、六兽、十二生肖等传统动物出现列举的地方都没有驴。

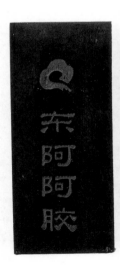

阿胶药材

驴是哪里来的？与核桃、葡萄、石榴入中原的历程相似，驴进入中原人的视野，要多亏张骞通西域。许多原产自异域的珍禽异兽、奇花异草、美食美酒等，随着张骞的出使进入了中原。但驴的普遍饲养又是过了很久之后才形成规模的。

汉昭帝时桓宽的《盐铁论》中写到很多物品只能由官方来经营，盐、铁、战争物资是重中之重，其中包括牛。牛皮可以做甲胄，牛能驮重物，能用于运输，骡驴不及牛马。牛不是随便就能宰杀的牲畜，如果随便杀牛会被判刑，牛肉也不能随意食用。五代至宋朝间，政府颁布了"牛皮之禁"。如此一来，制作阿胶就需要考虑其他原料了。

那时驴的数量慢慢多了起来，形成了规模。羸驴不中牛马之力，驴若上战场不比马能奔袭，若耕田不比牛耐劳，却可在制药方面加以利用，驴皮从而成了牛皮的替代品，临床使用效果上佳。在驴皮胶刚开始发展的时候，牛皮胶与驴皮胶还有过一段共存的时期，但那时的牛皮胶制作不够精细，只可胶粘物品，不堪入药。而后世越来越看中驴皮，驴皮阿胶逐渐后来居上。李时珍一锤定音，将牛皮胶由阿胶改称为黄明胶，区分出阿胶与黄明胶。

《中国药典》明确规定，马科动物驴 *Equus asinus* Linnaeus 的干燥皮或鲜皮等经煎煮、浓缩制成的固体胶为阿胶。

乌驴与阿井水

人们有时说驴有驴脾气，我记得有一次坐在青藏铁路的列车内，透过窗户看到高原上野驴跟着火车跑，跑一段它还要以胜利者的姿态回过头来骄傲地望一望。人工饲养的小毛驴是很温顺的，常用来耕作或运输。

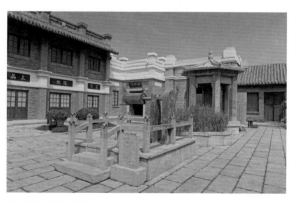

山东东阿的阿井

驴的驴肉、驴奶、驴皮、驴鞭，都被李时珍记载下一定的功效主治。驴皮胶的功效能否等同于牛皮胶，历史上的医家对此有不同的观点。

宋代苏颂在《本草图经》里提到，驴皮胶比其他的胶功效好，是因为驴皮胶得益于产地阿井的水。苏颂在书中搭配了一幅阿井图。

阿胶的产地在山东东阿，从《神农本草经》延续至今。我曾到山东东阿的药厂、养驴场实地考察，找到了宋代《本草图经》所描述的阿井。当地研究所的科研

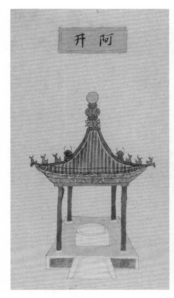
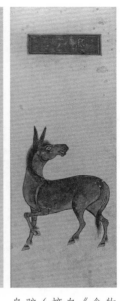

阿井（摘自《本草品汇精要》弘治本）

乌驴（摘自《食物本草》）

人员将阿井水和其他地方的水进行了详细的对比。结果表明：阿井水矿物质含量高，微量元素丰富，比重为 1.0038，比一般的水都要重。

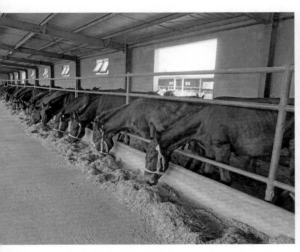
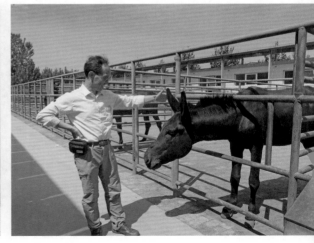

东阿阿胶厂饲养的驴

笔者到山东东阿养驴场考察

李时珍在《本草纲目》中记载，阿胶主治心腹内崩，吐血衄血，肠风下痢，女子经水不调，崩中带下，胎前产后诸疾，男女一切风病，利小便，调大肠等。

阿胶临床方面多用于补血滋阴，润燥，止血。阿胶虽属于药食两用的药材，使用时仍需要根据不同人的体质和病症辨证施治，在中医的指导下合理使用。因胶类药材有滋腻之性，难免对脾胃造成负担，对于有些人群而言，长期大量服用反而得不偿失。

～⁓ 龙印阿胶 ⁓～

2005 年，在筹建香港浸会大学的中医药博物馆时，成都中医药大学王家葵教授把祖上保留下来的两块道光年间的阿胶及与之相配的一张珍贵的仿单，慷慨地捐赠给我们博物馆。

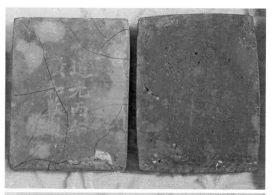
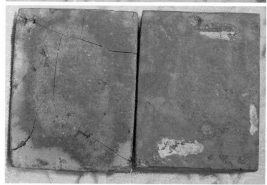

清道光阿胶（香港浸会大学中医药博物馆藏王家葵捐赠）

道光年间的阿胶和现在的阿胶大致上没有什么区别，只是那两块阿胶比现在的商品规格稍微薄一点、宽一点。阿胶上印有龙纹图案，可能代表着来历。

仿单就是古代的药品说明书。那张道光年间的阿胶仿单非常详细地记述了阿胶制作的全过程。包括熬制阿胶如何用水、毛驴的喂养、选皮，以及制胶的一套严格的程序，连银锅金铲等用具使用都有具体的要求与说明。

阿胶不能同其他中药一起煎煮，可以先把阿胶打碎后放在碗里，加入适量的水，再把碗放在锅里，隔水蒸，直到阿胶融化，这个过程叫作"烊化"。这么做的目的是让阿胶被充分利用，并避免因为阿胶黏性大、容易粘锅造成的麻烦。

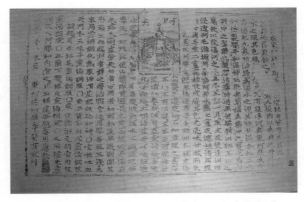

清道光阿胶仿单（香港浸会大学中医药博物馆藏王家葵捐赠）

～ 东瀛风波 ～

阿胶走向国际市场之初，经历了一段坎坷不平之路。

1995 年，我还在日本工作的时候，有一天，日本的海关人员突然找到了我，请我过去做一次专家证人。

突发的事件使我产生了疑惑，到达海关后我了解到，原来是中药进口日本遇到了麻烦。一大批中国的中成药妇宝当归膏被日本海关扣住了。妇宝当归膏主要的原料中有阿胶。它为什么被扣下来了呢？

海关人员说，中国的这些中药违反了《濒危野生动植物种国际贸易公约》（CITES）。他们看到该药品的文件说明书上写着阿胶的原料属于濒危物种，便问我："赵先生，您看怎么办？"

海关人员话说得很客气，但潜台词就是：让我签个字，见证一下，并把这批药退回中国。

我一手拿着 CITES 附录，一手拿着药品的产品说明书核对拉丁学名。说明书上清清楚楚地写着阿胶的来源，驴的拉丁学名与保护动物非洲野驴一样，因为家驴由非洲野驴驯化而来，它们共用同一学名。我看着那张白纸黑字的文件，一时无话可说。

但是我想到国内生产阿胶用的都是人工饲养的驴，而不是野生的非洲野驴！我坐在那儿，一边翻书，一边想办法。好在他们那里资料很多，除了华盛顿公约，还有动物辞典、植物辞典，突然我眼前一亮，想出了一个办法，开始与海关的执行官套磁。

我问他："您喜欢吃北京烤鸭吗？"

海关人员一听，来精神了，他说："喜欢啊，北京烤鸭非常好吃！"

我又问："您到哪儿吃的呀？"他说："日本中华街啊。"

我接着说："您既然喜欢吃北京烤鸭，我可要举报您了。"

他说："为什么举报我？"

我说："您知道您吃的北京烤鸭是什么吗？北京鸭子的祖先是非洲绿头鸭。在 CITES 附录中，它是受保护的动物。"

他一看，附录里赫然在目，美食原料家鸭与非洲绿头鸭共用同一学名。

他说："我们这里吃的都是人工饲养的鸭子啊。"

我说："这说起来，北京烤鸭的鸭子和刚才说的阿胶的原料驴是一样的性质。我们现在用的阿胶确实都是来自人工饲养的驴，说明书中间漏了一点，应该补充说明是人工饲养的。今后这类药品在说明书上都应该加上 Domestic（人工饲养），您觉得呢？"

他说："您说的这是更好的解决办法。"

就这样，中药阿胶和妇宝当归膏顺利出口日本，后来畅销于日本；北京烤鸭也可以继续在日本的餐馆里满足人们的口腹之欲了。

现在我国所有出口的阿胶及原料含有阿胶的药品，说明书都写上了"Domestic"（人工饲养）。所以我说北京鸭子帮了小毛驴的忙，化解了阿胶的一个危机。

动物的驯养与植物栽培一样，长期的驯养中也筛选出了优良的品种。现在世界上驴的存栏数总数约 4300 万头，在工业化发达的国家，如欧美地区，因为机械化程度很高，驴没有作为役畜的用途，所以养驴的越来越少。而在相对贫穷，且主要靠役畜耕地、犁地的地方，驴的数目反而是在增加的。

　　人类对猪、牛、羊、鸡、鸭的需求带动了畜牧业的发展，进而影响到更多人对鸡肉和猪肉等肉类的需求。植物也好，动物也罢，要真正地把资源保护好、利用好，关键在于合理适度地使用，这样才可做到可持续发展。

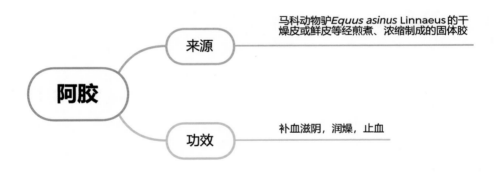

阿胶

来源　　马科动物驴*Equus asinus* Linnaeus 的干燥皮或鲜皮等经煎煮、浓缩制成的固体胶

功效　　补血滋阴，润燥，止血

印度猴枣
—— 实地解剖获真知

　　猴枣一味药，听名字可能会让人自然地想到猴子。按照《中华本草》中的记录，猴枣是猕猴的肠胃结石，可这并非猴枣真正的来源。

　　曾有动物学家专门到西双版纳抓了几只猴子，解剖之后结果什么也没有发现。中药芦荟，别名象胆，记录在《本草纲目》中，叫"象胆"却与大象没有任何关系。别名中借用大象和胆，以表示外观形状大，且味苦。

　　那么猴枣究竟是什么呢？也如"象胆"的解释吗？我从市场考察开始了猴枣来源的考证。我先走访了国医大师金世元老先生。金老在中药行里干了80多个年头，根据他的了解，猴枣是治疗小儿痰症的一味良药。但猴枣是进口药，国内没有货源，比较少见，具体产地便不清楚了。

　　我随后又走访了香港中药业界的老前辈李震熊先生。他在香港经营名贵中药材已超过一

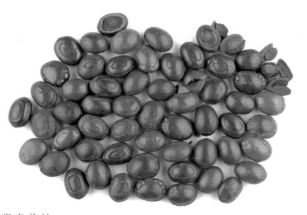

猴枣药材

个甲子。如今李先生年逾八旬，在行业内有"活字典"的美誉。他的药材店收藏了各种贵重中药，包括猴枣，也不乏年代久远传承下来的老药。

李先生说他保存的几粒珍贵猴枣，来自东南亚猕猴或大猩猩两腮食囊中的结石，可是这种结石在市场上几乎绝迹。但有一点可以肯定，猴枣绝不是猕猴胃肠的结石。李先生还提供了一个重要线索，现在市场上销售的猴枣99%来自印度。全国11个生产厂家所用的猴枣散原料都是同一来源，大部分都经过香港转口进入内地。这种猴枣可能是印度一种山羊肠胃中的结石。但李老先生本人没去过印度，不知产地是何样貌。

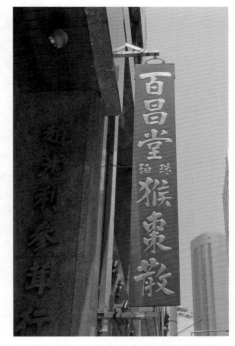

香港药材街上销售猴枣散的药店招牌

市场中见到的猴枣究竟出自哪种动物？哪个部位？如何形成？如何收集？生境与生物链又如何呢？这些与中药基原相关的问题不调查清楚，后续深入研究则无从谈起，一种小儿化痰的名贵中药也可能逐渐消失。

为了正本清源，2018年1月，我和我的博士研究生，来自美国的白效龙（Eric Brand），邀请专业导演浣一平和摄影师柴林进行全程影像记录，一行4人开始了猴枣寻源之旅。

深入印度

印度是一个古老的国度，不但传统医药历史悠久，自然资源也非常丰富。

我第一次走访印度是在2010年，为了考察香料到了印度北部。2018年1月我第二次赶赴印度，深入印度南部腹地考察猴枣，同伴们都是第一次去

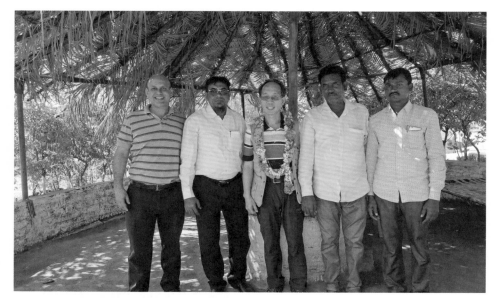

笔者与印度当地牧民汇聚在山羊牧场

印度，多少有些担心。

我们从香港出发，经过 7 个小时的飞行，先到达印度第一大城市孟买，再转机抵达海得拉巴（Hyderabad），接着又开了 4 个多小时的车，终于到达了中南部的特伦甘纳邦（Telangana）。这是一个农牧混交区，当地盛产棉花、玉米、水稻、香蕉等农作物，还饲养着大量的山羊与绵羊。

在当地专门从事猴枣贸易的 A. M. Khan 先生的带领下，我们找到了当地的两个牧羊户，他们早已经在那里等待我们。简单的寒暄后，牧民指着院子里的一只黑山羊说，这只黑山羊的肚子里，就有你们要找的猴枣。

现场解剖

接下来，我们对一公一母两只山羊进行了现场解剖。亲手解剖后才发现，结石形成的准确部位原来在盲肠。羊的盲肠和人的盲肠不一样。羊是反刍动物，有四个胃，盲肠仍有消化功能，体积足有成年人的两个拳头大。

我将盲肠取出，将囊袋里面黄绿色的液体一股脑儿地倒在一个瓦盆里，

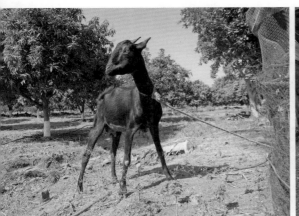

印度家养山羊

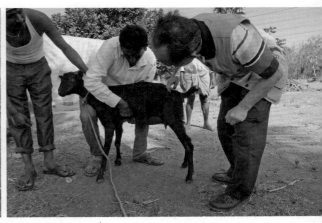

摸摸羊肚子，这只羊已经"怀上枣"了

那都是羊肠道内又混又臭的残留物。我们用 3 桶清水淘洗，沙里淘金一般终于水落石出，淘出了 17 粒褐色发亮的结石——与市售的主流猴枣商品一模一样。

我慢慢地剥去了结石外层灰褐色的外壳，发现结石中心居然是一粒植物的种子。将植物的种皮剥离去除后是两个完整的豆瓣，原来这是一种豆科植物的种子。这粒种子来自哪种植物，成为我们下一个要解决的问题。

我们顺藤摸瓜，在当地向导的带领下，来到附近的山脚下，发现了一种特色植物——阿拉伯金合欢。这种植物的种子和"猴枣"的形成有密不可分的关系。每年 4 月，阿拉伯金合欢树上的荚果开裂后，里面的种子就会噼里啪啦地掉

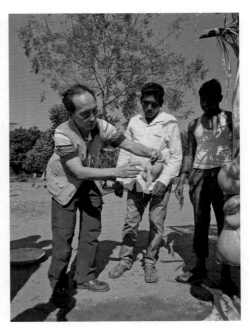

现场解剖取出山羊的盲肠

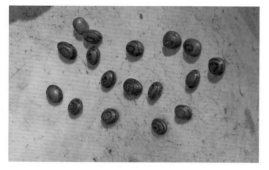
从一只羊盲肠内刚刚取出的羊枣

落在地上。我摘下一颗荚果剥出种子尝了尝，味道很苦。人觉得苦，羊也一定会觉得苦。当地的牧民很聪明，他们用盐水将种子浸泡后再拿给山羊吃，山羊喜欢吃咸的，这样可口的饲料，山羊不仅喜欢吃，还抢着吃。

由于阿拉伯金合欢种子引起的刺激，动物机体出于自我保护，便开始分泌抗炎物质；又因豆科种子富含单宁，单宁与蛋白质结合后，豆子表面会慢慢地形成天然保护层，好似珍珠的形成一样，日积月累，层层加厚。有经验的牧民只要用手触摸羊的腹部，就能感觉到颗粒物的存在，可以知道哪些山羊已经形成了结石。那些有结石的山羊会被牧民特殊饲养起来，用货车批量运到7000～8000米外的山

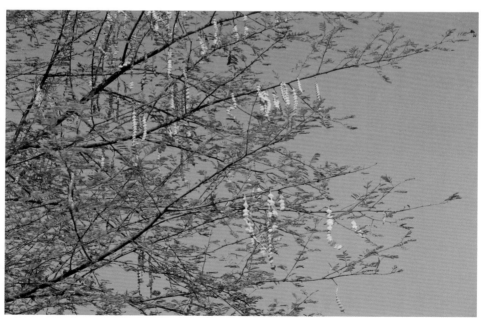
阿拉伯金合欢原植物

林中去放牧，山羊可以食用到多种含有不同营养的树叶。我观察了牧区周围的树种，有豆科、大戟科、芸香科、使君子科的植物。这些植物的叶为山羊的成长提供了多重营养。每年从6月的雨季开始喂养，一直到11月旱季到来，一般在山羊体内120天左右即可形成结石。

过去还有一种说法，只有母山羊才可以产生"猴枣"。这次我现场解剖了公羊与母羊各一只，两只羊体内都找到了结石，说明早前的说法不准确。绵羊是不产"枣"的，因为绵羊的习性是低头吃草，而山羊除了低头吃草外，还仰头吃各种树叶，吃树梢低垂下来的果实，这样才会将阿拉伯金合欢的种子吃进腹内，才会在盲肠形成结石。

据当地牧民介绍，一只山羊体重大约15千克，卖羊肉的收入折合人民币不过300元左右，一只羊的羊皮也不过十几元钱。一旦有了"猴枣"，十几颗的价钱就超过1000元了。

猴枣探秘之行虽是为了做研究，但总归杀了两只羊，有些于心不忍。当地牧民宽慰我，这两只羊两个月前就准备要杀掉了，由于我们要解剖寻找猴枣才多养了一段时间。

真实的童话

依照传统的印度历法，每年的10月至11月是"排灯节"（Diwali）。这个节日源自一个古老的传说。罗摩国的王子自由恋爱了，可老国王不同意，愤怒地将王子流放到森林中，王子心爱的姑娘也不知去向，王子一去就是14年。等到老国王去世后，历经磨难恢复自由的王子才将心爱之人找了回来。他们重归故里时，举国欢庆，全国上下点起油灯。此后，那里便形成了一个传统的节日，每年的这一天都要大摆筵席，摆上丰盛的千羊宴。大量的山羊会被宰杀，山羊体内的"猴枣"也随之被发现了。

经过实地考察，我们知道了所谓市售的"猴枣"其实是来自印度的山羊盲肠的结石。山羊在吞服了阿拉伯金合欢的种子后，盲肠中便会形成结石，以此结石入药，把它叫作"印度羊枣"更为准确。

外来药是中医药王国当中的重要组成部分,《本草纲目》记载的药物中有大约 10% 是外来药。

"印度羊枣"也是中外药物交流史上一颗璀璨的明珠。我们的印度考察也为猴枣这味中药洗脱了滥杀野生动物的罪名。"印度羊枣"有疗效、有历史、有资源、有成熟的培育技术、有稳定的供应链,从医学伦理的角度也可以接受,值得深入研究和开发利用,避免传统宝贵的用药经验失传。

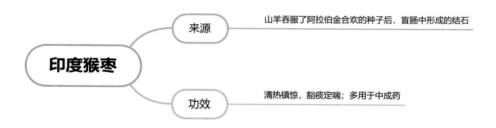

印度猴枣

来源 —— 山羊吞服了阿拉伯金合欢的种子后,盲肠中形成的结石

功效 —— 清热镇惊,豁痰定喘;多用于中成药

鹿茸
——强督助阳展雄风

—— 鹿的文化与传说 ——

　　鹿从头到尾的许多部位都能入药。《本草纲目》的兽部里记载了鹿的多个部位，包括鹿茸、鹿角、鹿角胶、鹿血、鹿肉、鹿胆、鹿胎、鹿筋、鹿鞭、鹿尾巴等，它们分别具有不同的功效。

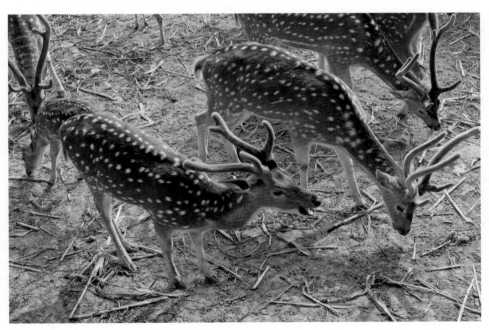

梅花鹿原动物

鹿也是佛教里的圣物。上海美术电影制片厂制作的动画片《九色鹿》，一经播出大受欢迎。《九色鹿》的故事是根据敦煌壁画中的素材改编而来的。一头九色神鹿挽救了一个落难药商的性命，后来忘恩负义的小人把神鹿的踪迹密告给国王。当国王派出皇家卫队围捕神鹿，想要谋取鹿皮时，九色鹿含泪向国王讲述了事情的原委。国王听后幡然悔悟，卑鄙小人最终也得到了应有的惩罚。

梅花鹿外形可爱，头上有分叉的鹿角，身上有漂亮的斑点，显得与众不同。

《诗经·小雅·鹿鸣》有云："呦呦鹿鸣，食野之苹……呦呦鹿鸣，食野之蒿……呦呦鹿鸣，食野之芩。"这几句里的重要意象是鹿。2015 年，由于屠呦呦研究员获得了诺贝尔奖，这首诗也被更多人熟知了。

最初"鹿"的象形文字写出来就像一头鹿，鹿角、鹿头、鹿身、鹿足、鹿尾巴各个部位的特征都展现在字型上。

清代学者顾景星撰写的《李时珍传》，开篇写到李时珍出生时："白鹿入室，紫芝产庭。"白色的鹿来到李时珍家中，厅堂里长出紫色的灵芝。白鹿和灵芝都是中国传统的祥瑞象征。鹿身姿挺拔，动作轻盈，擅长奔跑和跳跃，仿佛一举一动都展示着它的灵性。

鹿在外国也备受欢迎。圣诞老人出场的时候就是架着一辆驯鹿拉的雪橇奔跑的欢乐场面。《Do-Re-Mi》这首英文歌的第一句是："Doe, a deer, a female deer."母鹿 Doe 的发音和音符 Do 的发音一样。这首欢快的歌曲自发行以来一直非常流行，让很多人记住了哆来咪。

〜 人工养鹿 〜

李时珍对鹿的描述形象生动："鹿，处处山林中有之。马身羊尾，头侧而长，高脚而行速。"在鹿的【释名】项下，李时珍提到鹿，又名斑龙，也就是长着斑点的龙。龙的形象形成时大概结合了多种动物身上的特点，鹿角的特征也出现在龙身上。

鹿是典型的草食性动物，喜欢吃草、树叶等。但是它们并非生活在草原上，而是生活在森林中。绝大部分种类的鹿，只在年幼时身上才有斑点，而梅花鹿一生中身上都有斑点，发情期的梅花鹿斑点颜色更为鲜艳。

"牡者有角"，"牡"是雄性的意思。雄鹿生角，与雄象能生出象牙一样，这些器官都是用于求偶和防卫搏斗的武器。

鹿茸的来源是鹿科动物梅花鹿 *Cervus nippon* Temminck 或马鹿 *C. elaphus* Linnaeus。鹿茸是雄鹿没有骨化密生茸毛的鹿角，幼嫩的鹿角表面生满细细的茸毛，触感是柔软、有弹性的。鹿角长老后会完全骨质化，表面的茸皮也会脱落，质地和骨头一样硬，这时入药称为鹿角。

野生梅花鹿为国家一级保护动物，野生马鹿为国家二级保护动物。而市场对鹿茸的需求量很大，目前我国药用的鹿茸都是来自人工养殖的这两种鹿。

我国各地已建立了不少专业养鹿场。梅花鹿以圈养为主，马鹿以放养为主。鹿的养殖从技术上已经过关了，但是受到市场价格的影响，鹿养殖业和鹿茸的产量也存在时起时落的现象。

2003 年，我与长白山药王严仲铠教授到长白山做过一次鹿养殖场的实地考察。吉林长春有一个以养殖梅花鹿为主的鹿乡镇，全镇当年的鹿存栏数 14 万头。取鹿茸的时间一般在春日里的四月，趁鹿角还幼嫩的时候割取。锯鹿茸相当于一次简单的外科手术。我国早已禁止过去"打鹿砍茸"的原始方式，现在采取的方法会先将鹿麻醉，然后锯下鹿茸，在创面敷上止血粉、消毒药，使伤口愈合。这也要求锯鹿茸的工作人员要经过专业培训，我们在养殖场看到了员工非常熟练、快速的操作，也让我们对鹿茸的质量和小鹿的健康放心了。

鹿茸锯掉了还会再生长出来。鹿角是鹿科动物的特有器官，是哺乳动物中唯一的大型可再生的器官。如果不人工割取鹿茸，幼角长成鹿角之后会从基部自动脱落，第二年再长出新的鹿角。换句话说，鹿茸也是中国人从《神农本草经》开始，对自然资源有效利用的一个成功的范例。

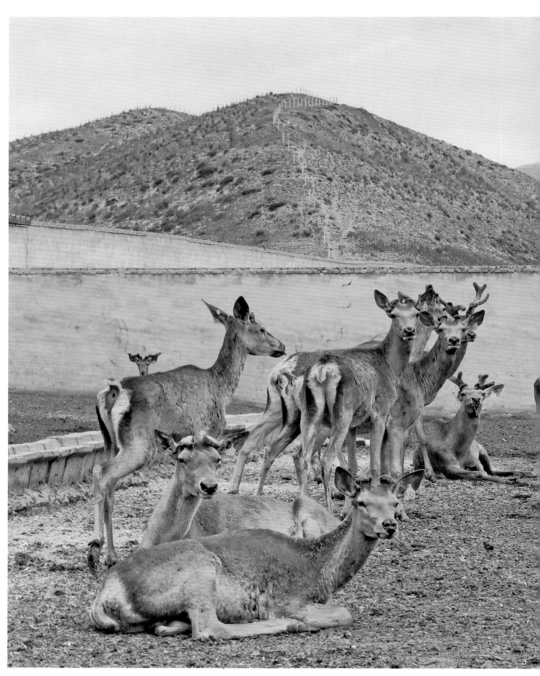

马鹿养殖场

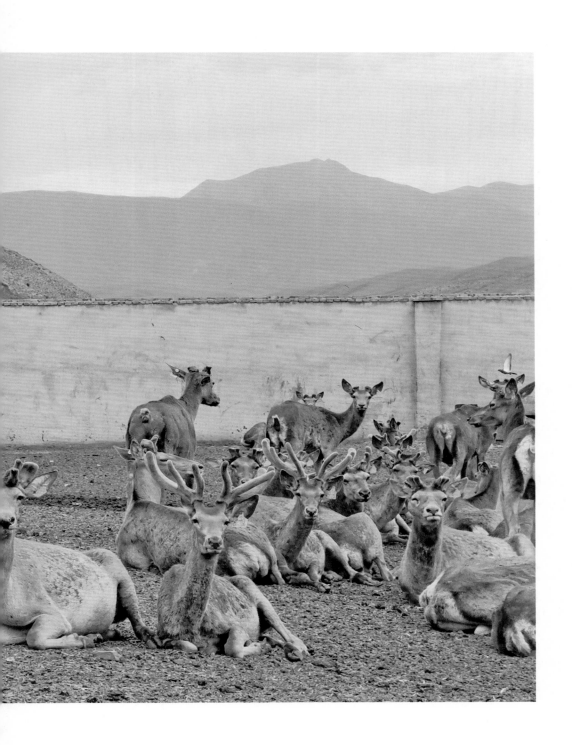

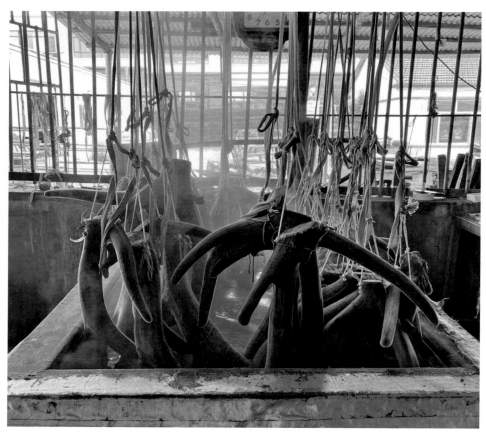

鹿茸加工进行中

鉴别与应用

鹿茸在《神农本草经》中被列为中品，可壮肾阳，益精血，强筋骨。《神农本草经》是中医药的源头之作，其中收载的一味味中药，如同中医药王国的开国将领。现在《中国药典》收载了鹿角、鹿角胶、鹿角霜以及鹿茸。来自梅花鹿的鹿茸一般称为"花鹿茸"，来自马鹿的鹿茸一般称为"马鹿茸"。鹿茸也是在临床上广泛使用的补益类贵重中药。

优质的鹿茸药材，外观性状气血饱满。梅花鹿茸以粗壮、顶端丰满、毛细柔软、皮色红棕、有油润光泽者为佳。马鹿茸比花鹿茸要粗大些，同样以饱满、质轻、毛色偏灰褐，下部无棱线、未骨化者为好。

鹿茸根据分枝数的不同可分为"二杠""三岔"等规格。从鹿茸的顶端至基部，依次切成饮片，可分为蜡片、粉片、血片和骨片，药用价值和价格也随位置从高到低。蜡片价格最贵，呈透明略发黄的蜡样角质化薄片。

在中成药当中，鹿与龟经常在一起使用。李时珍在龟甲项下有一句话："龟、鹿皆灵而有寿。"补肾类的中成药当中，有龟鹿二仙胶、龟鹿补肾丸等。龟鹿二仙胶当中除了龟甲、鹿角外，还配合人参、枸杞子使用，有温肾益精，补气养血的功效，古人认为久服可以延年益寿。

鹿角已骨化成熟。李时珍认为鹿角生用可散热行血，消肿辟邪。制成鹿角胶则是鹿角熟用，鹿角经水煎煮、浓缩制成固体胶，可以益肾补虚，强精活血。

鹿茸、鹿角、鹿角胶虽然功效略有差异，药力有强弱之分，但整体上都有温肾阳、益精血的作用。阳和汤是主治阴疽的外科名方，其中用到了鹿角

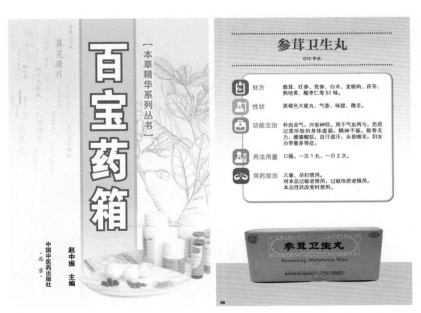

中成药参茸卫生丸（摘自《百宝药箱》）

胶。阴疽是类似于西医学中的骨膜炎、慢性骨髓炎、慢性淋巴结炎、类风湿性关节炎这类疾病。

鹿角胶亦可用于制作文房的墨。自古书法名家对墨都有很高的要求。墨的品质和制墨所用的胶有很大关系。唐代著名制墨工匠奚超、奚廷珪父子制作的墨之所以能名扬天下，秘诀之一就是用了鹿角胶。用鹿角胶制成的墨写出来的字立体感强，细腻温润。

鹿身上的药已广泛应用到中成药以及保健酒品中，造福于人类。

美丽的使者

日本奈良是一座历史古迹保存非常完好的古城，老城街巷内古韵古风，建造城市时，整座老城是仿唐长安城而建的。在日本奈良街头可以看到成群的小鹿漫步，一派和平安宁的景象。我也在奈良近距离地接触过小鹿，给小鹿喂一些鹿饼干，轻抚小鹿头上还没有骨质化的鹿茸，感受异国古城里有小

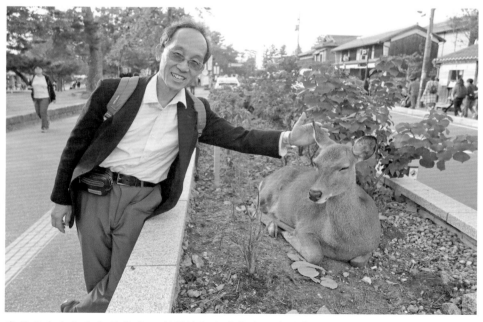

鹿是日本奈良的和平使者，在那里与人类共存了上千年

鹿陪伴的怡然自得。梅花鹿俨然成了奈良市的形象大使、和平使者。

> "参茸行"是传统经营贵重药材店铺的代名词。"参"指人参，"茸"指鹿茸，一个是植物药，另一个是动物药，二者是传统名贵中药的代表。鹿茸同时是利用人工饲养动物的可再生器官的药材代表。
>
> "为有源头活水来。"药材资源需求量如此之大，要真正解决中药资源的可持续利用，必须栽培植物、养殖动物，绝不可竭泽而渔。

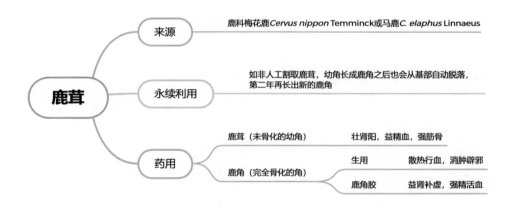

海狗肾
——南极巧遇释谜团

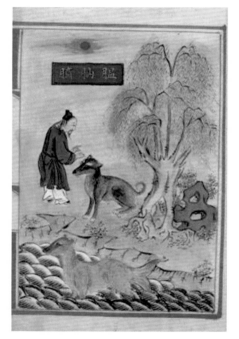

腽肭脐（摘自《补遗雷公炮制便览》）

《本草纲目》第51卷中记录了一种动物叫腽肭（wà nà）兽，来自它身上的动物药叫作腽肭脐，又叫作海狗肾。肾，多数是指肾脏，古代表达比较含蓄，肾在这里实际上指的是雄性动物的外生殖器，又称为鞭。比如，有一款常见的药酒叫三鞭酒，用的就是鹿鞭、驴鞭和海狗鞭。腽肭脐、海狗肾就是海狗鞭。

至宝三鞭丸

1995年，我曾对山东烟台某药厂生产的中成药"至宝三鞭丸"进行过显微鉴别研究。那是一种大蜜丸，药丸中共有39味药，其中38种的粉末我都鉴别出来了，还制定了标准，报到日本厚生省，拿到了批文。这个药在日本市场非常畅销，当年曾位居中成药销售的第二位。虽做完了以上工作，并发表了论文，但留下了一个问题没有彻底解决，也是一直存在我心中的谜团。那就是：这个药中的海狗肾究竟是什么？

有鱼尾的狗

李时珍在《本草纲目》中收录了众多古籍对海狗肾的描述，各家记述五花八门。有的说它是鱼类，出自东海；有的说它是生自陆地，长着狐狸尾巴；还有的说它似狗非狗，非兽非鱼，长着鱼尾巴，乃一种怪兽。

古籍上的文字描述没有定论，倒是有几部本草典籍配上了图。从古图的描绘，我认为大概可分为三类：

宋《本草图经》中的腽肭脐墨笔图与明《本草品汇精要》中腽肭脐彩图所绘动物比较相似，二者都类似现代动物分类的斑海豹的样子。

《本草纲目》中的配图腽肭兽长有鬃毛，则与有鬃毛的海狗（又称毛皮海狮）的特征比较相近。

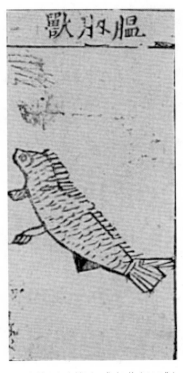

腽肭兽图（摘自《本草纲目》）

明《补遗雷公炮制便览》中，腽肭脐项下，有一幅精美生动但是画得最失真的彩图。图中的腽肭兽竟然是长着金鱼尾巴的小黄狗。可想而知，宫廷画师没见过原动物，这幅图是画师仅凭文字描述主观臆造出来的。

南极邂逅

2020 年年初，我参加了一个南极探险团，我此行的意外收获之一，就是揭开海狗肾之谜。

有朋友问我，在我去过的这么多国家中最难忘的是哪里？我的回答是一个

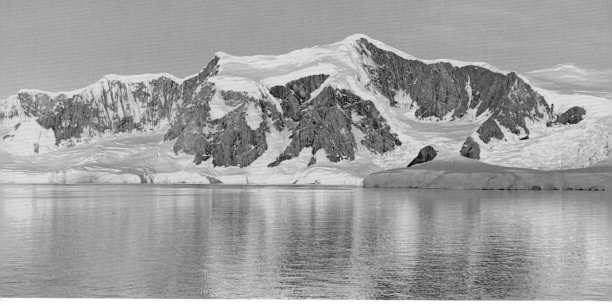

南极大陆，童话般的世界

没有国家的地方，地球上唯一的一片净土——南极大陆。

　　登上南极大陆不容易，要过几关。首先，我从中国香港到阿根廷最南端乌斯怀亚市，30 多个小时的飞行还算好对付，也是在进入无人之境之前的调整。接下来是最艰难的一关，乘船闯过被称作"魔鬼海峡"的德雷克海峡。那片海域上，12 级以上的大风、几米高的大浪都司空见惯。

　　航船一进入德雷克海峡风暴圈，我就想起了西游记中《孙悟空三打白骨精》的故事。孙悟空用金箍棒为唐僧划定了一个保护圈，外人不能进入。德雷克海峡风暴圈就是隔绝南极大陆与外界的天然屏障。历史上的航海家穿越德雷克海峡抵达南极时是九死一生，有的进不去，有的回不来。一旦闯进去了，又好似穿越大海，进入了龙宫，目之所及美轮美奂。

　　海是湛蓝的，冰是晶莹的，空气是甜丝丝的。我跟随团队到达时，正好赶上了农历正月十五，看着夜空中杏黄色的圆月出没于冰山之间，好似进入了童话般的世界，如果不是亲眼所见，很难相信这美景是真的；再回想路上的辛苦付出，一切都是那么值得。

　　以前的本草书、教科书对海狗肾原动物的描述含混不清，直到真见了动物，一眼分辨它们也不算难。

海狗和海豹的英文俗称都是同一个词"Seal"，二者外观非常相像。海狗有一对小耳朵，前鳍发达，是形似翅膀可划水的附肢，可将躯体支撑起来，在陆地上跑动速度不亚于一个成年人，皮毛较浓密，有鬃毛，别名毛皮海狮。

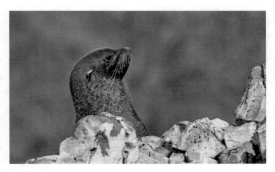

南极海狗（南极毛皮海狮）

海豹没有外耳，前鳍不发达，多喜趴卧在浮冰上。幼时全身长满白色茸毛，成年后会换毛，长出斑点花纹。别看它们平时待在冰上懒洋洋的一动不动，但一入水中，动如脱兔，橡皮艇都赶不上。

望着洋面上漂来的源源不断的浮冰、悠闲地卧在冰面上晒着太阳的海豹，不禁令我感慨造物的神奇。

与我同行的南极探险队员都是经验丰富的专家，有的人跟极地打了几十年的交道。来自美国的老航海专家鲍勃（Bob），已经82岁了。他说在南极，

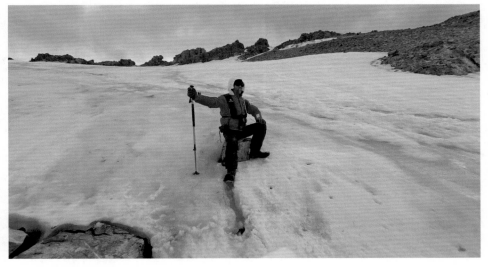

踏上南极大陆

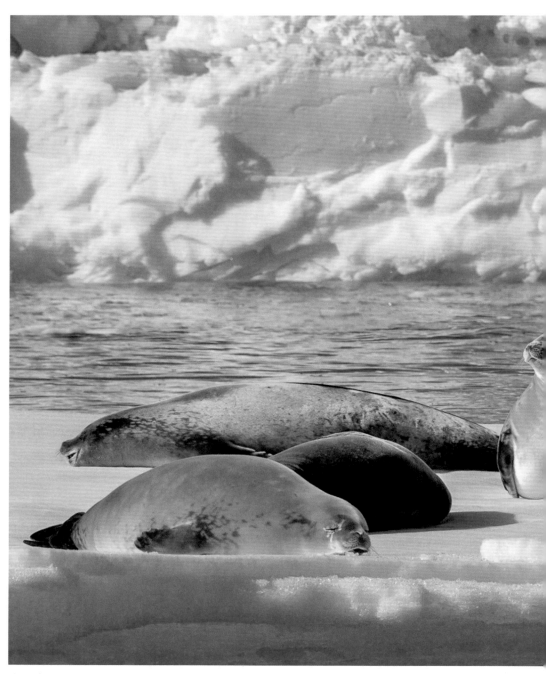

海豹在浮冰上晒太阳，何等的安逸

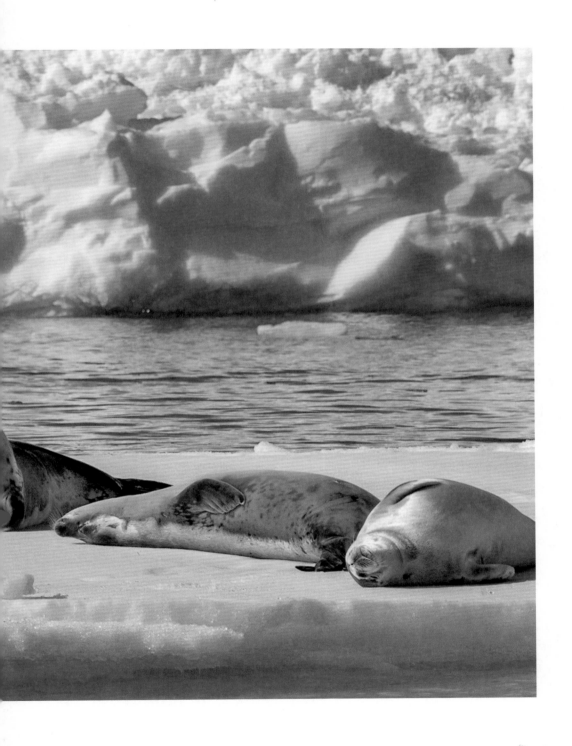

海豹的数量以百万计。曾经海豹与海狗一样，因为毛皮珍贵、动物脂肪丰富，而引来过杀身之祸。

200年前，北美的皮货商人帕尔默（Mathaniel Palmer）被毛皮贸易的利益所驱使，向更远处寻求新的海豹群栖息地。他追逐海狗、海豹类动物，从北极一路向南，后来到达南极，南极大陆西部的大片海岸和附近岛屿均以帕尔默的名字命名。

"腽肭脐"一词，属于古代的外来语，其来源也是我的一个疑问，这也是《本草纲目》遗留下来的未解答的问题。胡语无正音，"腽肭脐"的命名是根据某种语言音译的，后逐渐演变为"腽肭脐"。这一词汇的来源究竟为何还有待深入考证。

重访市场

回到香港后，我再次拜访了药界的老前辈李震熊先生，现在海狗肾可以销售，但必须要拿到特许的牌照。目前香港市场上的海狗肾药材，主要来源地是非洲南部的纳米比亚和莫桑比克。海狗肾有大小两种体形的种类，体形

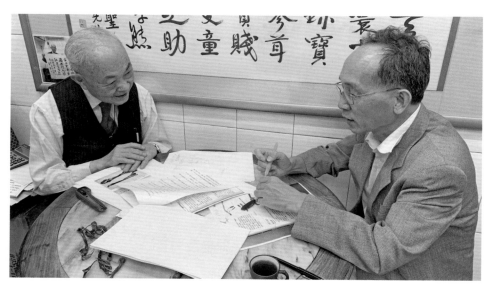

做市场调查时，李震熊先生向笔者介绍香港市场上的海狗肾

大的海狗肾每条约 50 克，体
形小的来源于未成年海狗，
每条约 4 克，每千克约 7.4
万港币。每年大型的海狗肾
在市场上被允许的销售量为
5000 具，小型的为 50000 具。

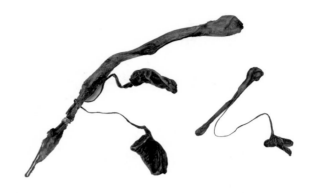

　　经考察，我推测基原动
物为非洲毛皮海狮（又名南非
海狗）*Arctocephalus pusillus*

香港市售海狗肾药材

(Schreber) 的可能性比较大。后来又经过非洲朋友提供纳米比亚来源海狗
肾原动物的照片和实物，确认了目前市场上流通的海狗肾的主流品种是非洲
的毛皮海狮。

　　目前中国内地市场中海狗肾货源稀少，主要来源为海狗的外生殖器，偶尔
可见来源于海豹与海象的外生殖器者，也有以土狗（非宠物狗）、狐狸冒充
的伪品。

　　古时人类社会一直将繁衍子孙作为重要目标。海狗肾补中益肾气，用于

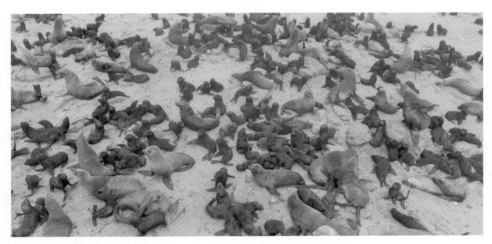

栖息在非洲南部纳米比亚大大小小的南非海狗（非洲毛皮海狮）

五劳七伤，阳痿少力，肾虚的记载被人们重视。《神农本草经》中出现了一批以补肾壮阳功效为主的药材，有的来自植物，有的来自矿物，也有的来自动物。

直到唐宋时期，随着人们对海洋认识的加深，海洋药才逐渐进入人们的视野，开始作为中医临床用药。唐《本草拾遗》收载了海马，宋《开宝本草》收载了腽肭脐。海狗肾的历史探索从近海的东海开始，随着航海与贸易的开展，逐渐扩及太平洋、印度洋、非洲沿岸，跨过赤道，进而延伸至极地。

人们对大自然有"发现—认识—利用—保护"的过程。在中医药王国中，有些中药因为资源短缺而退出了历史舞台，同时新的药用资源的发现又使临床上不断有新的品种出现。

一个中药是否可以使用，除考虑临床疗效之外，还受到历史与文化因素的影响。当今社会，更应遵从法律制度。

> 我从事生药学研究多年，养成了一个习惯，先从古文献中发现问题，文献考证解决不了时，一定要深入实地考察，回到药材市场，再做基原考察，方可获得真知。
>
> 此次南极之行，我在专业上最大的收获，就是亲眼见到了海豹与海狗，了解了它们的区别，破解了我心头的"腽肭脐"谜团。

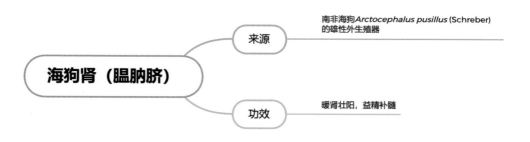

海狗肾（腽肭脐）

来源　南非海狗 *Arctocephalus pusillus* (Schreber) 的雄性外生殖器

功效　暖肾壮阳，益精补髓

人部
——人部中药知多少

《本草纲目》收载植物药、动物药、矿物药，内容十分丰富。《本草纲目》最后的第十六部中记载的是"人部"，内容是来自人体的药物。相对于植物、动物和矿物药，人部较为特殊，实则以人部入药的用法古今都有。

人乳

人部当中记录的很多药物命名是比较含蓄的。血余炭、秋石、黄龙汤等药物，难猜其名代表何物，有的药物别名更无所不有。乳汁在《本草纲目》中被记录了一个别名：仙人酒。

母亲甘甜的乳汁哺育了天下生灵，保证了人类婴儿的成长。乳汁也是人类来到世上后接触的第一个补品，婴儿的免疫力主要来自母乳，因为婴儿的免疫功能还不健全，很容易生病，而母乳含有多种免疫

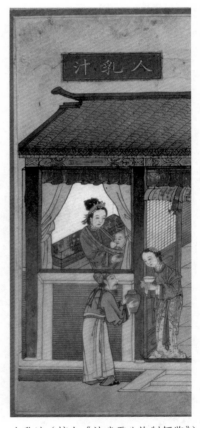

人乳汁（摘自《补遗雷公炮制便览》）

因子。人乳的功能是牛奶无法相比的，没有人能否定乳汁的营养价值。

母乳不仅可以滋养人，在危难的时候也可以救人。以1947年沂蒙革命老区为背景创作的现代舞剧《沂蒙颂》，剧中有一段感人的情节，红嫂用喂养婴儿的乳汁救活了身受重伤的解放军战士，让战士恢复了体力重返前线。

《本草纲目》中记载了乳汁的其他功效："疗目赤痛多泪，点眼止泪。"迄今这个小妙招在民间仍被普遍使用。

在我还小的时候，人们常见电焊工人用电焊枪干活，孩子们难免好奇。家长会嘱咐孩子不能盯着看。但有些孩子还是忍不住，一不小心就容易被电弧光灼伤眼睛。这时乳汁就是应急良药，把乳汁滴在眼睛里，很快就能缓解灼伤。

血余炭

中医理论认为："肾藏精，其华在发，肝藏血，发为血之余。"血余炭是人的头发经炮制而成的炭。血余炭是一味止血的良药，从《神农本草经》起就有记载，一直延续记录到现在的《中国药典》中，两千年来临床上一直在使用。

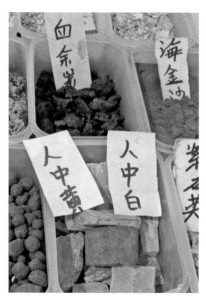

市售人中黄、人中白、血余炭

几年前一部含有中医题材的电视剧中有这样一个片段，一名中医学徒见到一个正在流鼻血的患者，让对方把头发剪下来一些，烧成灰，吹进患者鼻子里来止血。这段故事就是从本草古籍记载当中演绎而来的。

实际上临床用的血余炭要经过严格的炮制工序，需除去杂质，用碱水洗去油垢，再用清水漂净，晒干，焖煅成炭。血余炭有收敛止血、化瘀的功效，可用于吐血、咯血、鼻出血、尿血和便血等症。

秋石

秋石不是秋天的石头，实则是从童便——人尿当中制备而来的固体物。

李时珍认为药用秋石可治虚劳冷疾、小便频数、漏精白浊。秋石味咸，但此"咸"并不是简单的氯化钠盐，也不是简单可以合成的盐。咸代表其药性，也意味着这类人部药需要系统的制备。

在古人记载的基础上，李时珍又在《本草纲目》中详细记录了秋石的制备方法，称为阳炼法。秋石的制备过程需要先用皂荚汁（含有皂苷）将尿中的雄激素沉淀下来，再反复进行加热、冷却、放置，除去蛋白质和胶体等杂质以后，才可以得到秋石，即比较纯净的雄激素。

《本草纲目》中详细而清晰的记录，堪比现在做化学实验的操作流程。古人虽然还不能明确秋石的主要化学成分，但这并不妨碍古人对其进行制备。

从现代研究中可知，雄激素属于类固醇，皂苷类成分可以和类固醇形成沉淀，产生这种专属性的沉淀反应，从而制备出比较纯的甾体激素、性激素。秋石的出现为中药增添了一个非常有价值的新药。

英国剑桥大学的科学史学者鲁桂珍和李约瑟，在 1963 年 12 月的国际权威科学刊物《自然（Nature）》上发表了文章，提到了李时珍《本草纲目》中记载的以人尿为原料炼制的秋石，即性激素的粗制品。这篇文章虽非长篇大论，篇幅只有大半页，但反响是一石激起千层浪。

在此之后，日本大阪大学的

鲁桂珍、李约瑟 1963 年 12 月发表于《自然（Nature）》的论文

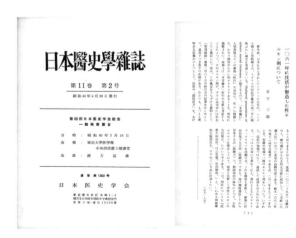

宫下三郎在 1965 年《日本医史学杂志》发表的文章

宫下三郎教授在 1965 年的《日本医史学杂志》11 卷第 2 期上，发表了他于第 66 届日本医史学会年会上的讲演摘要。

我查找核对原文后，发现宫下三郎教授在文中赞同鲁桂珍和李约瑟的观点，并且追溯到 1061 年沈括《苏沈良方》中有关秋石的记载。1989 年 5 月下旬，我在北京见到了宫下三郎教授，见面时我们谈到了李时珍，他也特别提到了秋石的故事。

回顾中国历史上对于秋石的探索，最早起源于炼丹术，后与医药相结合，使其发挥了非常积极的作用。在此之后，由于种种历史原因，这一探索在中国没能继续深入下去。

1939 年德国科学家布特南特（Adolf Friedrich Johann Butenandt）和法国科学家卢齐卡（Leopold Ruzicka）因为发现了性激素，而获得了当年的诺贝尔生理学或医学奖。

现在的《中国药典》和一般的教科书中都没有收载秋石，这味古代的良药在今天已经默默无闻了。也可以说，中国科技史上对于性激素的探索，多少留下了一些墙内开花墙外结果的遗憾。

黄龙汤

黄龙汤是一项争议更大的内容，实际它是大粪汁，也称作粪清。

东晋葛洪在《肘后备急方·治伤寒时气温病方第十三》中，记载了使用粪汁的方法，并取名黄龙汤。《本草纲目》也收载了粪清，李时珍认为粪清能解毒，治恶疮，祛热毒、湿毒。

按照现代人的观点，这些都是无法接受的。不过以上记载，也为科学的研究提供了一些启示。

近年来，科学家们已经从粪便当中提取出许多有价值的东西。例如，将健康人体粪便当中功能性的菌群，移植到患者的胃肠道当中，有助于患者重建新的肠道菌群。这种做法对某些顽固难治的肠道疾病产生了良好的效果。

在科学研究的道路上，有很多的不可思议。人类是否还能从葛洪处得到启示，通过微生物疗法再拿一个与中药相关的世界科学奖项，可以拭目以待。

木乃伊

李时珍在《本草纲目》中简短记载了一个很特别的药物，木乃伊。

木乃伊俗称人工干尸，始于古埃及文明。古代埃及人相信前世、今生和来世，为了获得永生、让灵魂不死，他们将尸体包裹起来，再经过一系列的处理和仪式，制成木乃伊保存起来。

在欧洲黑暗的中世纪时期，盛传木乃伊是一种"灵丹妙药"，很多药店里都在出售木乃伊磨成的粉末，这一用就是一千年。

《本草纲目》有一个收录原则："凡有相关，靡不备采。"所以，只要是有关治病的传闻，李时珍都会收入。李时珍对木乃伊入药做了记录，说明在明代木乃伊疗病之说已经传到了中国，但是记载内容十分简短。接着，李时珍表达了自己的疑惑，木乃伊真的有效吗？他姑且记录下来，留待日后有博学之士再来求证、解释。

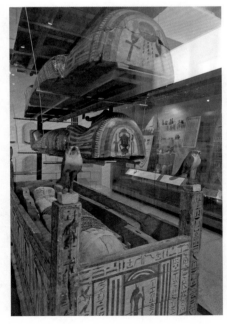

木乃伊及棺椁（埃及博物馆藏）

药林外史

　　诚然，古代本草书籍中可见一些不合理的用药，属于糟粕，但这并不是《本草纲目》药物的主体。李时珍对此态度十分鲜明。如他谈到人肉、人胆还有女子月经等物所制的红铅时，怒不可遏，大声疾呼："红铅，此皆妖人所为，王法所诛，君子当斥之！人肉，此乃愚民之见也！人胆，是乃军中谬术，君子不为也！"

　　读到此处可以想见，李时珍写下这段文字时拍案而起。对于有违伦理和公序良俗的事物，李时珍表达了否定的态度。

　　今人看待此处也不乏著作评论。郑金生教授所著的《药林外史》，生动地讲述并剖析了中国古代一些中药跌宕起伏的历史和原因，其中有一篇讲述的就是人部的用药问题。

　　北宋张择端的《清明上河图》原画中曾出现过几个乞丐，但明代仇英所绘的版本中，乞丐被去掉了。这可能因为明代画家认为，一幅展示清明盛世的画卷，出现这样几个不登大雅之堂的人物，太煞风景，而作粉饰。《清明上河图》似一幅全息图片，反映当时汴梁城中社会的真实写照。

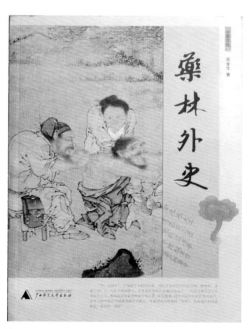

《药林外史》郑金生著

　　研读《本草纲目》也是一样，应当以更加宽阔的视野、更加博大宽容的胸怀和开放的态度看待它。摒除了迷信糟粕后，对于未知的内容，不要轻易地否定。

　　学习典籍、研读《本草纲目》时，读者最好把自己置身于500

年前的中国，在了解时代背景、了解那个时代人们的认识水平与接受程度后，有助于更好地理解其中的内容。

古书没有标点，现在校勘出版的《本草纲目》也看不到任何原文的句读。但我在品读《本草纲目》时，眼前的字里行间总是浮现三个符号：句号、感叹号和问号，我的感受是：肯定的、否定的和疑问的。

今天学习研究《本草纲目》，应从中汲取精华，剔除糟粕。《本草纲目》告诉了后人很多知识，同时也留下了很多未解之谜，我想这也正是这部伟大著作的魅力所在。在中医药宝库中的寻宝、探宝之旅还将继续。

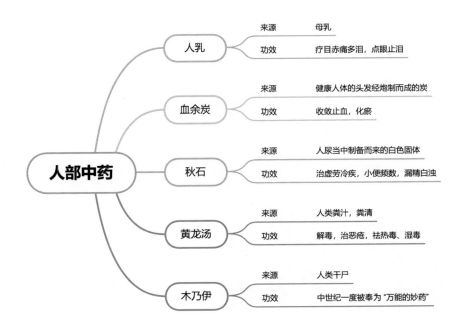

	来源	母乳
人乳	功效	疗目赤痛多泪，点眼止泪
血余炭	来源	健康人体的头发经炮制而成的炭
	功效	收敛止血，化瘀
秋石	来源	人尿当中制备而来的白色固体
	功效	治虚劳冷疾，小便频数，漏精白浊
黄龙汤	来源	人类粪汁，粪清
	功效	解毒，治恶疮，祛热毒、湿毒
木乃伊	来源	人类干尸
	功效	中世纪一度被奉为"万能的妙药"

金华昌
——域外岐黄一丰碑

　　早期在海外的华人会抱团形成聚落，一个个唐人街在世界各地建立。美国最早的唐人街在西海岸著名城市旧金山。也是在美国西部，有一条已没落的唐人街，150年前曾经繁荣一时，与旧金山唐人街齐名。现在知道那里的人恐怕不多了，而那里与中医药有一段很深的渊源，保留了一座被遗忘的中医药博物馆。

～ 启程 ～

　　2017年，我得到一条信息，美国西部还有一座鲜为人知的中医药博物馆，我立刻开始筹划行程，决定前去考察。8月，我和考察组一行6人，从美国俄勒冈州波特兰市出发，沿着哥伦比亚河峡谷，一路开车进入西部腹地。沿途的植被从郁郁葱葱的大树，渐渐变为枯黄的灌木丛，进入不毛之地。事先探过路的美国博士生白效龙已经心中有数，跟大家开玩笑说："我们要去的是一个鸟不拉屎的地方。"一路颠簸了

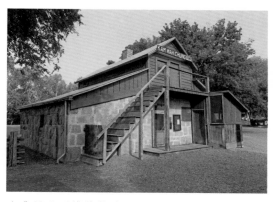

金华昌公司博物馆外观

七八个小时后，我们终于到达了目的地，一座名为约翰迪的小镇。

面对着现在如此荒凉的小镇，很难想象这里曾经的热闹景象。这里曾聚集了 2000 多位华人在此生活，而现在，镇上一个华人都没有了，全镇人口不到 2000 人。

淘金

19 世纪中叶，美国的西海岸发现了黄金矿，引发了淘金热。约翰迪地区华人聚集得越来越多。异国他乡的孤独情绪，加上当时美国社会对华人的歧视与欺凌，那里自然形成了一个华人抱团取暖的社区。

哪里有华人，哪里就有中医药。在这支华人淘金的队伍当中，出现了中医药人的身影。

1888 年，来自广东新会的梁安与来自广东台山的中医大夫伍于念，合伙开办了一家多功能的公司——金华昌。取名金华昌，图的是个好彩头，盼望事业红红火火。这一年，梁安 25 岁，伍于念 26 岁。从此，梁安、伍于念开始了长达半个世纪的友谊与合作，成了一对真正的金牌搭档。

梁安是商业人才，受过良好的教育，精通英文，善于社交，他很快融入了当地社会，负责公司的多种经营项目，生意越发兴隆。

伍于念大夫专注于看病。他的医术高超，远近闻名，求医的不仅有当地的华人，还有很多来自外州的洋人。

但不幸的是，梁安先生在 1940 年去世了。好似俞伯牙失去了钟子期，伍大夫悲恸之下仍坚强地独自撑起了金华昌。

尘封

在大淘金浪潮过去之后，当地的经济萧条了，华裔居民纷纷离去，另谋出路。1948 年，伍大夫不慎跌伤，不得不离开金华昌，住进了波特兰的安老中心。20 世纪 50 年代初，伍大夫在波特兰去世。他生前留下遗言，想把自己的诊所和公司全部捐给政府作为博物馆。

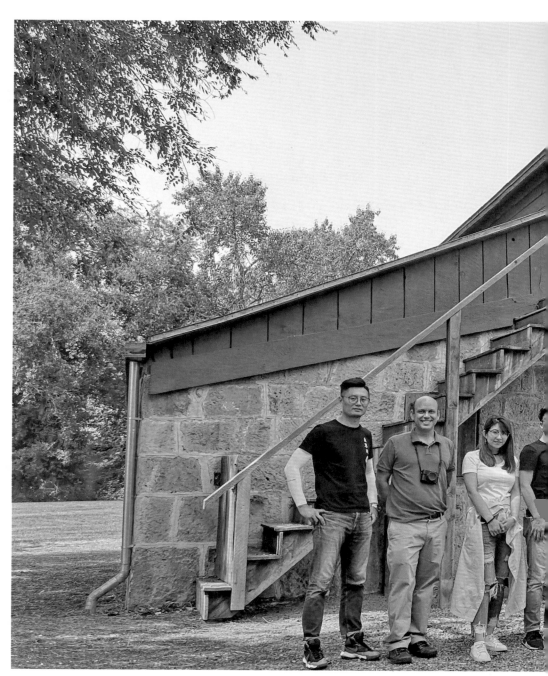

纪录片《本草无疆》拍摄团队

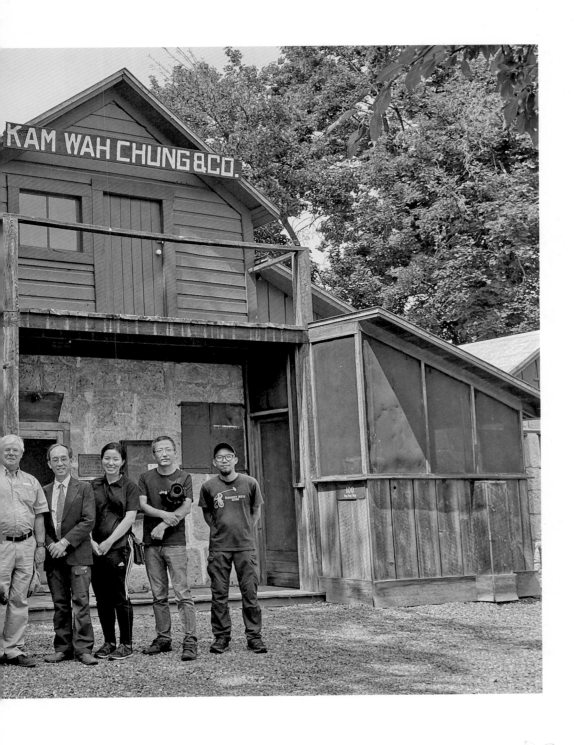

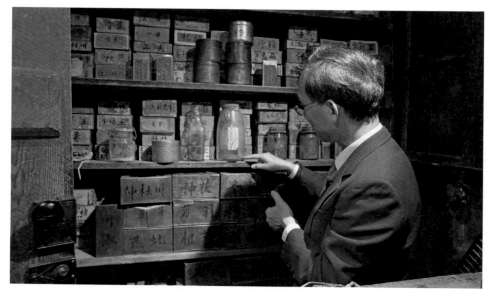

笔者在金华昌的小药房里，如同进入了尘封的时空中

由于约翰迪太荒凉偏僻了，当地政府竟然把这件事忘了。直到 20 世纪 70 年代，人们准备在金华昌的位置建一个游乐场时，才发现那里还有一栋建筑。调查后方知，原来那栋建筑是伍大夫捐给政府的金华昌公司。

时隔 29 年，金华昌的大门才被再次打开，昏黄的灯光下，浓郁的中国味扑面袭来。木门、木地板、木墙、木柱、二胡、民国时期的画报，还有用毛笔写的对联、香案上干瘪的水果……所有的陈设好似被封存在一个时间胶囊里一样，一切都停留在伍大夫离开的那一天。

室内一边是杂货店，一边是诊所兼药房。向内走还有厨房、主人的卧室，以及一个简易的客栈。这里曾是收容华人、容纳生老病死的场所，展示的是一个浓缩的中国社会。

重启

当我走进金华昌时，体会到一种进入敦煌莫高窟的感觉，一个中医诊所、老药铺原原本本地展现在我的面前，真实的中医老物件触手可及。打开药柜上的药盒，依然可以闻到几十年前的中药香。

金华昌保存的中药饮片有 400 多种，常用中药应有尽有，其中也有不少贵重药材，如人参、三七、沉香等；动物药材有麝香、羚羊角、蛤蚧、鹿茸；中成药有广州地区常用的保济丸等。非常有意思的是，在一个白兰地酒瓶中泡着一条来自李时珍家乡的蕲蛇，好似东方的书画作品被装进了西洋的玻璃镜框里。

伍大夫寿终 90 岁，在我看来，伍大夫医德高尚、医术精良，有超过 55 年的行医经历，如果按现在"国医"的标准，大概称得起"国医大师"了。

在金华昌内，我留意到一沓没有兑换的支票，总额超过 23000 美金。在半个多世纪前，这是一笔不小的数目，可以把当年的半个村子买下来。但每张支票都是小面额的，6 美金、8 美金、10 美金。我想这可能是一般老百姓支付的诊金加药费。但伍大夫没去兑现的原因，我个人的解读，伍大夫可能只想默默地帮助患者做义诊，无偿地为贫困患者服务，他尊重患者的情面收了支票但不去兑现。

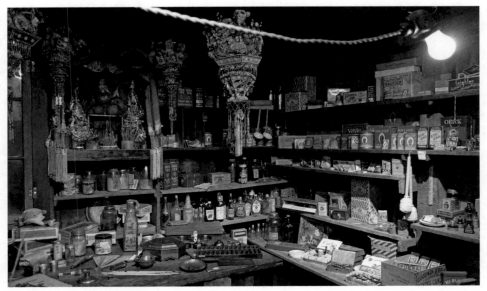

金华昌博物馆内杂货铺

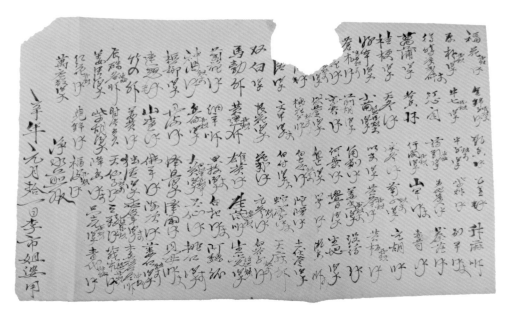

伍于念写下的药方之一

　　金华昌原封不动地保存着上万份伍大夫留下的大量病例病案，其中有的大处方，用药差不多有 100 味，且所列的都是常用中药，按照中药的理法方药来分析处方，看不出治法逻辑。这时，旁边一本小黑皮书引起了我的注意。小书像是一本字典，翻开看到里面写的蝇头小楷，手抄得工工整整，内容却有些难懂。后来我请教了中医药文献学家王家葵教授，他推测该书记载的可能是洪门帮会的"切口"，类似于密码暗号。也许按照某种规律解开一组代码，就可以在处方相应的位置将中药找出来。

　　其实类似在大方子里隐藏小处方的做法，在金元时期就已经出现了，一直流行至清末，还流行到了日本。有时一位医生开出了处方，患者按方抓药，药到病除了则无碍，万一患者再拿着处方到别处抓药，出了事就会影响原先开方子的大夫。这个处方别人看不懂没关系，患者需要在开方大夫的诊所里抓药，只有大夫自己才明白其中的奥秘。这在知识产权不受保护的年代，也算是一种自我保护的办法。

丰碑

当我结束考察走出金华昌博物馆时，门前20米左右的地方有一棵7～8米高的大树。那是一棵枝繁叶茂的杏树，灰褐色深裂的树皮似一位饱经风霜的耄耋老人脸上深深的皱纹。这棵树仿佛诉说着"杏林"的故事。传说三国时期的董奉，为百姓治病不取钱物。患者康复后栽几棵杏树表达敬意。几年后，他家门前杏树有10万余株，郁然成林。根据这个传说后人用"杏林"称颂医家的高尚品质。

金华昌周围除了这棵杏树没有一棵与杏树相似的树，我想，这棵树可能是某位患者为了感谢伍大夫特地栽种的，也可能是伍大夫自己为了明志而种下的。

金华昌门前的杏树就像一面百年不倒的中医旗帜，一直在北美飘扬。

在中国人的心目中，墓地的位置非常重要。"我生本无乡，心安是归处。"

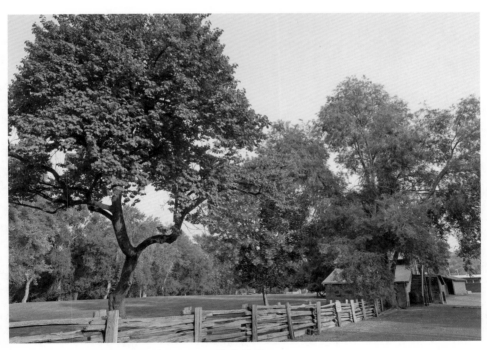

金华昌门外一株高大的杏树如一面不落的锦旗

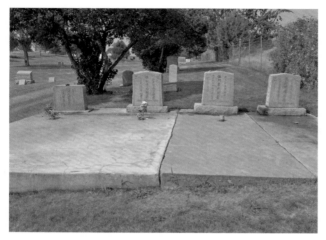
约翰迪墓园伍于念和梁安墓

伍大夫和梁先生选择了过世后就埋葬在漂泊创业的约翰迪小镇。离开小镇前，我决定去祭奠一下他们。

伍大夫和梁先生安葬在半山坡上的墓园里，俯瞰着金华昌。我们转了大半个镇子，终于买到了一束花。我把花献到了他们的墓前，鞠躬致意。直起身来，一回头我突然发现墓地旁的篱笆墙上，自然攀缘生长着淡淡的白色小花，那是一种常用的中药威灵仙。威、灵、仙三个字

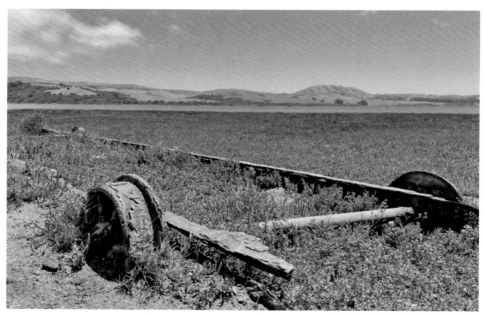
俄勒冈州淘金时代留下的火车铁道和枕木

可以代表伍大夫的医术和医德。威、灵、仙也正是海外华人顽强不息、奋斗精神的赞颂。

有关金华昌的故事，我在《中华医史杂志》上发表了一篇考察报告《沧海遗珠——被遗忘的中医药博物馆》，之后我陆续接到了有关媒体的采访。就在我们考察后没多久，美国探索频道（Discovery Channel）的摄制组也去探访了金华昌博物馆。2018年，纽约的华人博物馆举办了金华昌的专题特展。

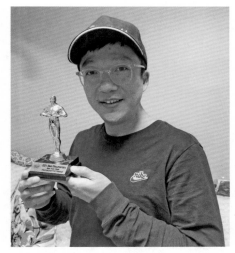

中医药纪录短片《金华昌》在纽约州国际电影节摘冠，导演浣一平手捧金奖杯

告别金华昌时，我在留言簿上写下了临别赠言：“海外华人创业之先驱，北美杏林拓展之楷模。”

曾经被人们遗忘的海外中医药博物馆现已开始焕发青春，当地政府也拨了款用于馆内资料的管理。

文化需要发掘，需要整理，需要弘扬。金华昌重新成为吸引人们的关注点，其他尚未为人所知的文化地点，正在等待重新开启的人。

序之鉴赏
——功在千秋当一歌

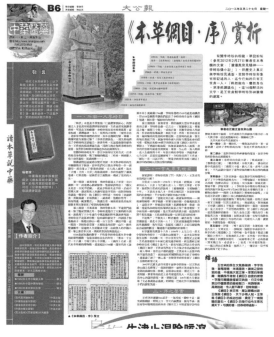

笔者发表在《大公报》上的《本草纲目·序》赏析

平常读书时，我第一眼看到书名、作者后，一般紧跟着读序言、目录、插图，有了大致印象后才通读全文。这一次，我反而把解析《本草纲目》开篇的序言放在了全书的最后，因《本草纲目·序》内容言简意赅、文采飞扬，对《本草纲目》的出版和后世传承起到极其重要的作用。我们在浏览一遍《本草纲目》之后再回顾序言，更容易体会其中的深奥和精妙之处。

本草典籍李时珍

2021年5月2日，中央电视台播放了大型文化节目《典籍里的中国》的第4集：《本草纲目》。这档节目演绎了一段古今穿越的故事，通过合理的

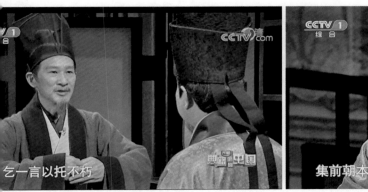
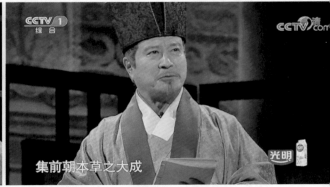

乞一言以托不朽　　　　　集前朝本草之大成

中央广播电视总台推出的大型文化节目《典籍里的中国》第 4 期《本草纲目》

场景编排，收获了普遍好评。

很荣幸，我受邀担当《典籍里的中国》第 4 集的学术顾问。在和创作团队进行沟通的过程中，我首先向他们提议参考的就是王世贞为《本草纲目》所作的序言。因为与李时珍见过面并且对李时珍的形象留下文字记录的人，只有王世贞，制作组考虑后也采纳了我的意见。节目播出时随着大幕的拉开，舞台剧以"从医难、写书难、出书难"为脉络，将李时珍向王世贞求序的故事穿插其中，对李时珍进行了艺术的再现，令人耳目一新。

弇山园觅王世贞

王世贞究竟何许人也？现在人人皆知李时珍，可是知道王世贞的人并不多。时光如果回到 400 多年前，情况则恰恰相反。

在明代，王世贞是个声名显赫的大人物。王世贞（公元 1526—1590 年），20 岁出头就考中了进士，后来官至正二品南京刑部尚书，去世以后又被追封太子少保。他一度是明代的文坛领袖，享有极高的社会地位和声望。后世对王世贞的评价是：独领风骚，文坛驰骋 20 年。要想与他见上一面是很难的，向他求字、求引荐，更是难上加难。王世贞晚年号弇（yǎn）州山人，居住在江苏太仓，现属于苏州市，他为自家的园子写了一篇《弇山园记》，弇山园当时号称"东南第一名园"。

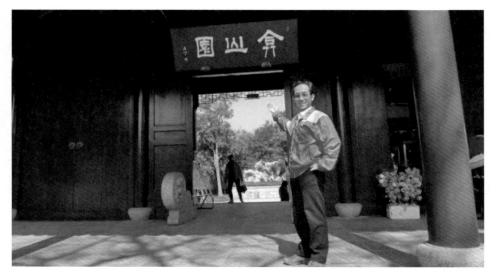

寻访弇山园

　　为追思先贤，我专程前往江苏太仓做了一次实地考察。我先飞到上海，找到当地旅游公司，打听王世贞的故居，可是工作人员都不知道其下落。找来找去，一位耳目灵通的出租车司机与我达成了协议，包车一天，开到太仓，找到目的地为止。烟花三月，春光明媚，从上海出发走高速公路，两个多小时就到了太仓。可一路问到的太仓当地人都不知道王世贞是谁，更不知道王世贞的故居在哪儿。几经周折，我们终于找到了弇山园。

　　原来南宋时这里曾为海宁寺，后辗转成为王世贞居所弇山园。2002年在原址上修了一座以儿童游乐园为中心的新公园，并把王世贞故居弇山堂前两个柱基迁移到了新的弇山堂前。虽然古迹保留得不多，但看园子的占地面积和风格，可以想象这座江南园林曾经的规模和秀美。

❧ 形神速写真伯乐 ❧

　　古时医生的社会地位其实并不高。李时珍身为一名民间医生，欲完成并出版《本草纲目》这部190万字的皇皇巨著，所要挑战的难度可想而知。客观地说，即使完成了书稿，若没有重量级名人的推荐，书商可能都不愿印刷

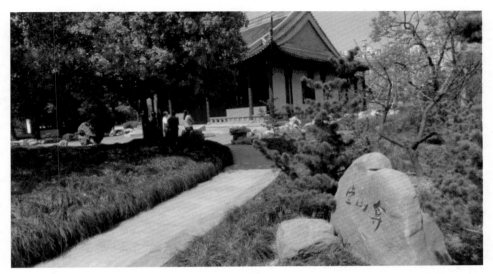

今日弇山园

出版，连书中的内容都会受到质疑，导致李时珍一生的心血付诸东流。

李时珍一生追真求实，刚正不阿。可能对他来说，弯下腰来登门求序，比挺直腰板写书更难。但是李时珍为了这部书，放下了一切，贡献了全部。古稀之年的李时珍，不远千里，两次前往江苏太仓求见王世贞。"愿乞一言，以托不朽。"李时珍的诚意，打动了王世贞。

王世贞见到了李时珍，他写道："解其装，无长物，有本草数十卷。"李时珍打开行囊，除了几十卷书稿以外，没有一点儿多余的东西，更没有见面礼、润笔酬劳。

王世贞这样形容李时珍的相貌："晬（suì）然貌也，癯（qú）然身也，津津然谈议也。""晬然貌也"是孟子形容的君子之貌，是贤德之人才具有的温润祥和的面容，腹有诗书气自华。"癯然身也"，可见李时珍身材清瘦，十分精干。"津津然谈议也"，描述了李时珍谈吐不凡，应对自如。这14个字是王世贞对李时珍形神兼备的速写。在王世贞的眼里，李时珍的气质令人见之不忘。称赞李时珍是："真北斗以南一人。""北斗以南"指北斗星以南的地域，也就是"天下"。李时珍真乃天下之奇才。

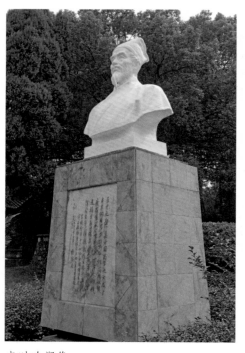

李时珍塑像

担任《典籍里的中国——本草纲目》节目顾问之时，我也向节目组讲述了莫斯科大学李时珍像的故事，这可能更易引起现在观众的兴趣。大剧开头，从当代画家蒋兆和创作李时珍肖像开始。蒋兆和根据王世贞留下的鲜活文字创作了李时珍像，后来苏联的艺术家又以此为蓝本，进行再创作，制作出了马赛克镶嵌画的李时珍像，并请进了莫斯科大学。

节目中展示的李时珍像，就是我与专业团队赴莫斯科大学实地考察的时候，由纪录片导演浣一平拍摄下的第一手珍贵资料。

没有王世贞的文字，就不会有蒋兆和创作的李时珍肖像；没有蒋兆和的画作，也就不会有莫斯科大学的李时珍像。

1951年，在维也纳世界和平理事会上，李时珍被评选为古代世界文化名人之一，在莫斯科大学内，李时珍与59位世界科学殿堂里顶尖的科学家，如牛顿、哥白尼、达尔文、居里夫人等比肩并列，在海内外产生了巨大的影响，推动了学习与研究李时珍和《本草纲目》的热潮。

王世贞所作的序言现在被高等中医药院校收入了《医古文》教科书。全篇只有551个字，无句不典，仅注释就多达40余条，内涵十分丰富。

开篇第一段："纪称，望龙光知古剑，觇宝气辨明珠。故萍实商羊，非天明莫洞。厥后博物称华，辨字称康，析宝玉称倚顿，亦仅仅晨星耳。"

根据古书记载，望见似龙现之光，就能够知道宝剑的所在，看见珠光宝气，便知道有明珠的存在。古代祥瑞萍实和神兽商羊这样的稀罕之物，不是聪明绝顶的人便不会认识。接着，王世贞列出了几位博学大家，汉代的张华、晋代的嵇康、春秋的倚顿都是伯乐式的人物，但是像这样的大才太难得了，如同晨星一样稀少。千里马难寻，伯乐更稀有。

序言开篇把气氛烘托到了顶点，带出李时珍的出场。王世贞同时也非常巧妙地做了自我介绍。向读者抛出一个概念，李时珍是一匹千里马，我王世贞就是伯乐。王世贞仅通过对李时珍的外貌观察，几句言谈，在阅读《本草纲目》之前就已经给出这样的断言。

事实证明，王世贞作序对《本草纲目》的推动作用确如伯乐。

字字珠玑添锦绣

有关李时珍的生平，序中直接引用了李时珍的原话，真实、可信、亲切。这一段用去了226个字。

"时珍，荆楚鄙人也。幼多羸疾，质成钝椎；长耽典籍，若啖蔗饴……古有本草一书……其中舛谬差讹遗漏不可枚数……乃敢奋编摩之志……岁历三十稔，书考八百余家，稿凡三易……"

李时珍自我介绍：我家住荆楚大地，自幼体弱多病，天生资质笨拙，却酷爱钻研典籍。因痛感古代本草书中错误太多，于是立志要修撰一部新的本草书籍。用了三十年，参考了历代的典籍，前后修改了三次，终于完成了今天的书稿。在平凡谦逊的话语中，道出了李时珍坚定的信念、严谨的学风和著书背后的艰辛。

这段文字可见李时珍著书的艰辛与其精益求精、勤恳的精神，春夏秋冬，四时寒暑，问道渔父农夫，踏遍万水千山，李时珍以一己之躯撑起了千秋本草大业。读万卷书，行万里路，留万世言。立德、立功、立言，李时珍完美地演绎了自己的人生。

接下来是王世贞对《本草纲目》的评价，也是本篇序文的精髓所在，有如神来之笔，留下了不少传世的名句。

"如入金谷之园，种色夺目。如登龙君之宫，宝藏悉陈。"金谷园是西晋巨富石崇在洛阳城东建造的一座私家园林，汇集了天下奇珍异宝，不过尚属人间可以见到的。这里王世贞把《本草纲目》比作金谷园。下一比喻是传说中东海龙王的宫殿，乃世人见不到的无奇不有的宝库。从文坛大儒王世贞的角度看，《本草纲目》所载之物尚有罕见、毕生难得一见的。

仔细阅读《本草纲目》之后，王世贞发出这样的感叹："兹岂仅以医书观哉！实性理之精微，格物之通典，帝王之秘箓，臣民之重宝也。"怎么能说这仅仅是一部医书呢？大道明理，格物致知。书中既有帮助帝王治国安邦的大道理，更有百姓生活实用之物，乃写给百姓的一部实用宝典。

学习《本草纲目》后，我更加深刻体会到了李时珍博物学的大格局："博而不繁，详而有要。"《本草纲目》内容涉及了中国人的一天、中国人的一年、中国人的一生。写了世界上每一个人都会面对的生、老、病、死的大问题。《本草纲目》不仅是一部医药著作，在收录1892种药物和1万多首处方的同时，以百姓熟悉的日常生活为切入点，从吃穿用度谈起，详解米口袋、果篮子、菜篮子，厨房里油盐、酱、醋、葱、姜、蒜的学问，无一不与人们的健康息息相关，点滴中渗透着生活道理。

简而言之，本草书中多智慧，生活处处有中医。

一言九鼎王世贞

这篇序言首尾呼应，字字珠玑，气势磅礴。最后王世贞给出结论："藏之深山石室无当。盍锲之，以共天下后世味太玄如子云者。"把这部经典之作藏在深山石洞里就太可惜了，何不尽快把它刻印出来，以供天下人共享呢？

王世贞一锤定音，帮助出版商下定了决心，为《本草纲目》的成功出版奠定了一块关键的基石。《本草纲目》如无王序，则难以顺利出版；《本草纲目》的发行，也令王序名扬天下。好书与好序相得益彰。

王世贞还是一位成功的预言家。《本草纲目》自明末问世以来，先后出现了160多个版本，其中有中文的再版，也有外文译本，翻印者更是不计其数。我想就这个数字而言，又可算是一项世界纪录了。

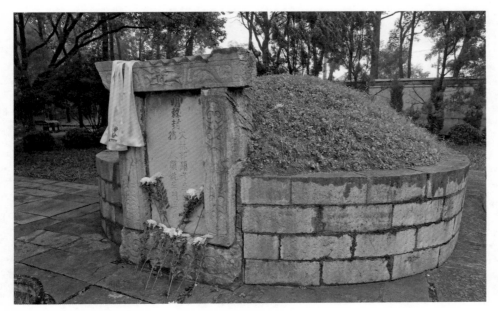

湖北蕲春李时珍墓

1590 年，王世贞在作序当年的秋天，溘然长逝。

三年之后，当《本草纲目》刻成开印在即时，李时珍也倒下了。李时珍的一生，犹如春蚕吐丝，为本草大业而拼搏、呕心沥血，尽管他生前没能亲眼看到《本草纲目》问世，可他把这部伟大的著作留给了世人。

功在千秋当一歌

致敬李时珍，致敬《本草纲目》。我和中国文化研究院的鲁军院长，共同创作了一首《本草之歌》，作曲家洗凡老师谱曲。最后谨以《本草之歌》作为本书结尾，与读者共勉。

本草之歌

万年辟蒿莱，民苦疾患多。

神农亲身尝百草，足迹遍崇阿。

性分寒热温凉，味别酸苦甘辛；

滋养烝黎，祛病解厄——成我中华泱泱国。

后世五千载，岁岁不蹉跎。

杏林英才迭代起，著书广立说。

平登岐伯之堂，径访轩辕之座；

品类详晰，功效精核——临床一剂起沉疴。

濒湖纲目出，豁然开寥阔。

志随先圣除民瘼，尽此一生搏。

贞骨傲雪凌霜，慧心高迈超卓；

福佑亿兆，晖丽万有——功在千秋当一歌！

后 记

从 2020 年元月开始，新冠病毒肆虐全球。三年来，这场人类历史上的劫难使得人们的生活模式和工作方式都发生了巨大的变化。

我参加工作以来，第一次这么长时间没有外出考察。在不得不"宅家"的日子里，我再次系统研读了《本草纲目》这部鸿篇巨著。

2020 年 5 月 26 日，时值李时珍诞辰 502 周年纪念日，"赵中振《本草纲目》健康智慧 200 讲"节目在喜马拉雅音频平台开播。从那天起，每隔三天播放一讲，每一讲的文稿平均约有 3000 字。我在准备下一讲的同时，也和听众在线下互动，真有点直播的感觉。

开弓没有回头箭，在那段时间里，我躲进小楼，心无旁骛，没有节假日，没有春夏秋冬，夜以继日地重复着初稿—试录—整理—补录的过程，大脑维持着高强度运转。2022 年 3 月 15 日，200 期节目终于完成了。

我以为可以松口气，可回过头来，更艰巨的任务摆在了面前。

节目播出后，反响热烈，不少听众希望能尽早出版书籍。一条条留言是鼓励，更是动力。几家出版社也向我约稿，让我不能解甲卸鞍。音频讲座相对说比较轻松，如有疏漏尚有借口。这次 60 万字的《中振话纲目》文稿，一经印出，留给历史的是白纸黑字，容不得半点马虎。

研读本草，要下大气力。专业上，古文字学是一项基本功，还要有一定的中医药学、动植物学、矿物学、历史学、地理学、民俗学知识，但这些还远远不够。李时珍从田野到书斋，也从临床到书斋，历时 27 年才完成了《本草纲目》。作为读者和学习者在研读这部书的过程中，我们若能走出书斋，亲身探寻，接触到李时珍描绘的山水草木，对书中的学问会有更为深刻的理解，也会有不一样的感受。很多在书斋里百思不得其解的问题，置身草木间往往会迎刃而解。虽有跋山涉水、身困体乏之艰辛，更有茅塞顿开、满载而归之甘甜。

本书全名为《中振话纲目——走出书斋探本草》，副标题"走出书斋探本草"用了一个"探"字，代表探索、探险、探求、探讨，也概括了我学习本草的过程。对于一部《红楼梦》，百人百解。同样对《本草纲目》这样一部190万字的中国古代的"百科全书"，也可以有不同的解读途径，《中振话纲目》从博物学的角度入手，也算作一个尝试、一种特色吧。

回顾这趟本草探索之旅，感触良多。说句心里话，从事如此庞大的工程，以一己之力就是累得吐了血也难有作为。我要感谢我们的团队，这是一个相互学习、不断创新的团队。2009年以共同研习本草为契机，我们发起并成立了本草读书会，2014年在香港浸会大学启动了本草文化工程，在2018年举办了纪念李时珍诞辰500周年系列活动。众人拾柴火焰高，此后社会上的众多有识之士陆续加盟，共同的理念、共同的事业把我们聚在了一起。

我首先要致谢郑金生、张其成、康廷国三位教授，他们是我学术生涯中的良师益友。几位师长慷慨为拙作赐赠序言，鞭策后学，导航并揄扬。还要特别感谢安徽中医药大学的王德群教授，在我录制音频的过程中，王老师正在住院。他在病榻之上，仍旧是每篇必读，每篇必评，并通过手机把手写的建议拍照传来。这些资料我都一一珍藏起来，因为其不仅体现了对小弟的关爱，更凝聚了一种对本草大业的历史责任和担当精神。

在书稿整理过程中，承蒙周梦佳、刘靖、吴孟华、叶俏波、洪雪榕、朱利霞等给予大力协助。我的博士毕业生梁鹏在读书的过程中，认真做了读书笔记，并归纳为思维导图，将"小梁读书笔记"贡献于每篇之后，起到了画龙点睛的效果。

本书有约2000幅照片，除自己以往的积累之外，还得到我的老搭档陈虎彪，以及邓家刚、邬坤乾、冼建春、周重建、郭巧生等新老朋友的支持。中药科学画界的常青树，九十高龄还在创作的陈月明老师的作品为小书的版面锦上添花。

还要特别感谢王家葵、沈澍农、郭平、邬家林、李震熊、王文全、梅全喜、曹晖、郝近大、万芳、张永贤、张永勋、张瑞贤、赵凯存、鲁静、裴妙荣、杨锐、卫明、蒋明、彭华胜、张志斌、董小萍、段煦、邵旻、王锦秀、侯俊玲、安剑星、何仲涛、郭佩玲、真柳诚、久保辉幸、李民、徐启河、王梅、梁之桃、黄丽丽、区靖彤、彭勇、李建生、戴昭宇、陈学毅、华碧春、张林碧、屠鹏飞、张厚宝、许亮、苏大明、白效龙（Eric Brand）、王维波、齐加力、孙鑫、孙立国等专家。在音频节目录制与文稿整理过程中，他们提出了许多中肯的建议。他们专业上的指导、把关，实乃笔者之幸、读者之幸。

在节目创作的过程中，我和对本草和诗歌有研究、感兴趣的王昌恩、刘纪青、刘斌、张铁军等共同发起创办了本草诗社，后增加到几十人之众。朋友们在学习本草时创作诗词，在品味诗词时学习本草，相互切磋，共同提高，以更加新颖活泼的方式诠释弘扬中医药。以张林碧、吴振武、王冠明等为主力制作的公众号有声有色，为本草研究带来了新的活力。有些佳作已经陆续在《健康周报——【本草诗社】》栏目上发表，相信不久的将来，一本《诗画本草》必将成为杏林中的一束馨香。

"中振说本草纲目"公众号自 2020 年 6 月 23 日开设，日常管理与维护是由张志杰教授负责的，迄今（2022 年 10 月 31 日）关注的读者超过 2 万人，累计阅读量超过百万次，公众号不仅受到读者的欢迎，也受到了业内同类公众号的认可，共有 26 个友好公众号转载。公众号采编过程中，得到了林燕靖、黄冉、陈潘、丁一明、杨慧捷、张志、张志飞、郭永华、李虹、陈洁丽等小伙伴的大力支持。

与此同时，书稿在《健康周报》《生命世界》系列转载，相关视频在央视网络平台的《节气新生活——本草 V 课堂》系列播出，北京中医药大学《本草纲目》研究所正式成立。我也作为学术顾问，参与策划了《典籍里的中国——本草纲目》一期。近年来，本草从一个冷僻的词语，变成了网络上热搜的词汇，对此我感到十分高兴与欣慰。

在完成《中振话纲目》书稿期间，我和浣一平导演团队共同完成了一部人文探索的纪录片，我把本片起名为《本草无疆》。这个片名寓意本草学是一门跨越时间、跨越空间、跨越学科的大学问。

2022年，伴随着书稿草成，也迎来了我在香港浸会大学中医药学院荣休的日子。1999年4月1日我从东京来到香港加盟浸大，转眼间已经23年了。这些年我有幸参与了学院的建设，见证了学院的发展，主持创办中药课程、负责筹建中药标本中心及中医药博物馆、发起本草文化工程。我能在将工作告一段落之际，以《中振话纲目》做一个阶段性总结，对我来说，也是一个很好的纪念。

惜别浸大之际，毕业生林燕靖、古全辉博士送来了一对精美的礼物，是两个精心制作的人偶，达意传神师生情。

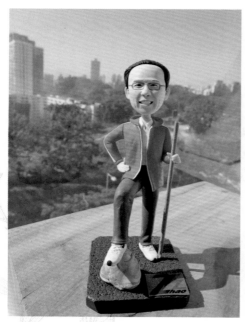 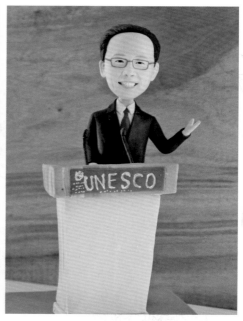

本草的世界：徜徉在山水之间　　　　世界的本草：跻身于国际讲坛

2024 年，是我的恩师谢宗万教授诞辰百年。虽然老师已经驾鹤西去，但弟子时刻能够感受到老师在身旁耳提面命。谨以此书，向老师交上一篇作业。

文末，还要感谢胡梅博士，她曾是我的大学同学，后来与我携手 40 年。她全力支持我的事业，作为同行，她总是为我添薪加油，帮我完善节目和文稿；作为妻子，她也了解我的弱项，经常批评质疑，给我不时发热的头脑降温。

中医药文化之旅，刚刚开始，道阻且长，但行则将至！我一直坚持自己做事的几个基本原则：做对社会有用的事，做自己喜欢的事，做自己能做的事，做别人还没有做的事。努力去用自己的双脚丈量地球，用自己的眼睛观察世界，用自己的头脑思考问题，用自己的笔墨记录人生，用自己的声音传播中医药。愿中医药之花开遍全球！

赵中振

2022 年 11 月 2 日台风尼格访港时

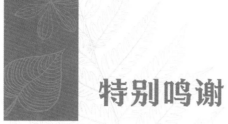

特别鸣谢

《中振话纲目》的文稿在撰写与整理过程中，得到团队成员周梦佳、刘靖、吴孟华、叶俏波等的鼎力相助。

书中图片，除作者本人实地拍摄的照片，得到了朋友们的慷慨支持。药材照片取自香港浸会大学药用植物图像数据库及中药材图像数据库，感谢陈虎彪教授的大力支持。

感谢友情提供照片的好友：

浣一平、林燕靖、梁鹂、洪雪榕、苏大明、徐克学、文树德、段煦、冼建春、张焕平、彭勇、郗效、侯俊玲、张镐京、辛文锋、周梦佳、严仲铠、屠鹏飞、邬家林、李晓瑾、郑汉臣、吴光弟、御影雅幸、胡雅妮、吕光华、董小萍、张厚宝、吴孟华、陈亮俊、杨明宏、罗诗遂、安剑星、李震熊、Steven Foster、庞玉新、唐得荣、邓家刚、王智鹏、雷海民、杨莉、邵旻、邬坤乾、郑河、陈学毅、周重建、侯小涛、黄克南、黄冉、郎海胜、区靖彤、彭绪荣、刘孟军、崔海鸣、华碧春、张林碧、孙立国、康廷国、李民、董小花、许军、万利淼、宋清泉、季申、裴妙荣、郭佩玲。

谨此一并鸣谢。

编辑后记

　　终审书稿，于我来说是工作也是任务，职责所在，爱看的要审，不爱看的也要审。每天伏案，那些爱看的、爱不释手的好稿子可遇不可求。《中振话纲目》就是我近年来少见的、读来引人入胜的好稿子，真是令人喜出望外！

　　喜欢这本书的另一个原因，还有作者赵中振——我的校友师兄。我们大学都毕业自北京中医学院（北京中医药大学前身），中振兄中药系 77 级，我是中医系 78 级，"药 77" 1978 年 3 月入学 4 年制，"医 78" 同年 9 月入学 5 年制，我们在同一个校园，同一栋宿舍楼，同一个食堂，一起待了三年半。不仅如此，我和中振兄还都是校运动队成员，在一个操场训练。大学时的中振兄个儿不高，白面书生，一个京腔京韵的北京小哥儿，我是一身肌肉、黝黑黝黑的"山东大汉"，我短跑，他中长跑。有一年我们共同参加北京高校万米越野赛，前 60 名有名次，不用说，中振兄在名次内，我跑了个第 64 名。在校时没有跟中振兄畅谈过啥，也就是校园见面或运动队碰面打打招呼而已。77 级、78 级是个特殊的群体，有"老三届"入学时已 30 岁出头，也有"学制要缩短"情形下 15 岁的应届生，大家也不好问年龄，通常根据面相猜，老相的我一直被中振兄称为"兄"。

　　我毕业后分配到了卫生部中医研究院（中国中医科学院前身），在中医杂志社做编辑，中振兄先我一年半考进中药所在谢老门下读了三年硕士研究生，1987 年由谢老推荐去了日本。谢老的老伴滕兰英是我杂志社的同事，于是我与中振兄又有了隔空交际，无论在单位还是到谢老家蹭吃喝，都能听到我的师兄赵中振多么多么能干、多么多么优秀。我当研究院排球队长时，组织训练的场地就是中药所门前的小空场，中振兄进出路过时，也就是点点头儿，打打招呼而已。突然有一天，中振兄在研究院出了大名儿，他的课题"树皮年轮研究"获得了国家科学技术进步二等奖，为此，30岁出头的他被破格提拔为副研究员，成了全院千百号青年人励志的榜样。再后来，中振兄去了日本学习和发展，落脚点是日本的著名药企——星火产业。我创办的《中医杂志日文版》的日本赞助商也是星火产业，于是又有了隔空交际。20世纪90年代，日本星火产业的北京办事处设在后圆恩寺七号的友好宾馆东院，南北正房，而我与日本合作的办事处设在东院厢房，那是一个十分安静的庭院，除非中振兄回国，早晨在小院儿里噼噼啪啪踢踢腿、打太极，才打破一时的宁静。那时毕业10多年了，中振兄依然是大学里那副硬朗的身板儿，只是额头越发有点儿偏大光亮了，而我已经大腹便便增加了几十斤，所以不好意思出来跟中振兄聊天叙旧，只能隔着窗户仔仔细细地观看，羡慕并叹服中振兄的自律与坚持。

自那以后一晃又是20多年，接触中振兄大都是在会议、书刊和电视讲座里。所以，我与中振兄，是属于那种"思君不见君，共饮长江水"的神交，这次通过鸿篇巨著《中振话纲目》，有幸细细品味中振兄集40多年研究成果之大成，看他走遍全国、踏遍世界的寻草问药故事，算是一种极其深入的交流了。随着工作调动我从中医杂志社到中国中医药出版社、人民卫生出版社、中国人口出版社，在这些出版单位中，中振兄一直是重要的作者，年轻时是文章作品重要，现在是人与作品都重要。我在出版界40年，知道出一位学者很难，能写出业内专著更难，能把专业的知识明明白白地向大众普及更是难上加难，能以"讲故事"的方式把受众扩大到全世界则比登天还难，而这一切中振兄都做到了！40年的从业不敢说练就了一双慧眼，对《中振话纲目》做这个判断我还是敢用名誉担保的。

《中振话纲目》也是出版创新之作，这部巨著不得不分成四册才便于手持阅读。时间上贯穿古今；地域上纵横世界；内容上有医药学术、有大众科普、有诗词歌赋，甚至还有艺术；形式上图文并茂，图有照片、彩绘、线条，还有时髦的"思维导图"；文体采用第一人称"讲故事"，亲切感、临场感爆棚；学术上涉及中药学、中医学、植物学、文献学、考古学、农学、法学、社会学、工程学，还有旅游、体育、烹饪……从出版角度考量，门类像是百科，风格酷似文学，版式赛过画册，定位偏重科普……或许自此"中振体例"流行开来也说不定。

中振兄做学问是极其认真的，决不放过任何的疑问和细节，在他的字典里没有"大概""可能"的字眼；中振兄记忆是超常的，小学三四年级的合影照片他都能一一地叫出名字，说出每个人的故事，小学 7 任班主任全都记得名号；中振兄是非常有心的，小学的三好奖状、大学时发的帆布饭袋，他一直留存至今；中振兄是相当谦逊的，你见到他时永远是那张和蔼面善的笑脸。这些看似无足轻重，却都是成就中振兄的潜质吧。

中振兄无疑是我们北中医的骄傲，就做学问的严谨、科研教学的成果、推广中医药的影响、著书立说的传承来说，不敢说北中医的校友后无来者，但前者寥寥是已经的事实。我作为这部书稿的先睹为快者，作为《中振话纲目》出版的参与者，感到无比骄傲，也为有这样的好校友深感自豪。

杨钢

2023 年 3 月

总索引

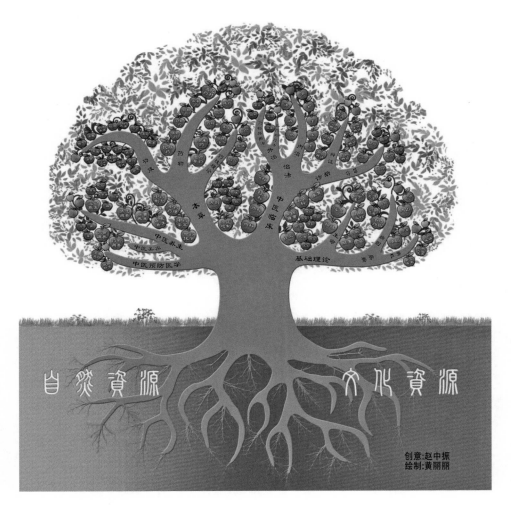

创意:赵中振
绘制:黄丽丽

中医药源自中华大地，得益于丰厚的自然资源与文化资源。

中医药似一棵参天大树，根深叶茂、枝繁果丰，矗立于世界传统医药之林。

中医药是中华文明的瑰宝，不仅护佑了中华民族的繁衍昌盛，也将为全人类的健康事业做出新的贡献。

本草之中有世界，世界之中有本草。

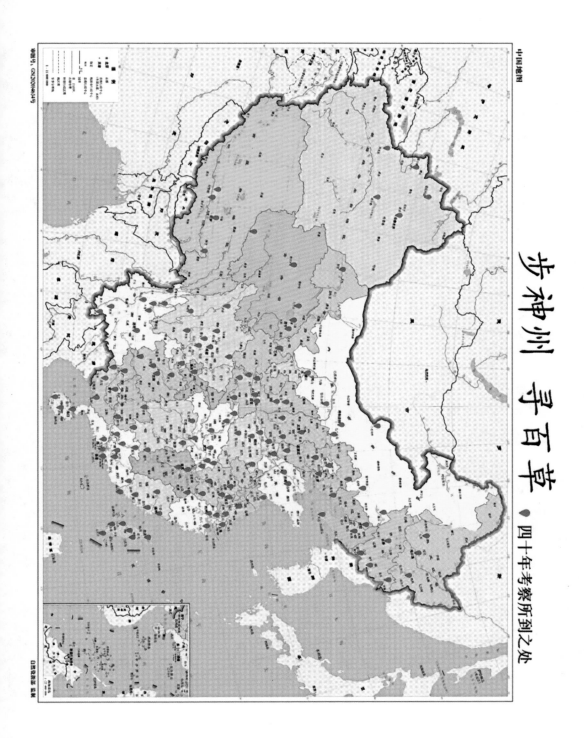

步 神州 寻 百 草 ● 四十年考察所到之处

世界地图

行天下 探歧黄

● 四十年考察所到之处

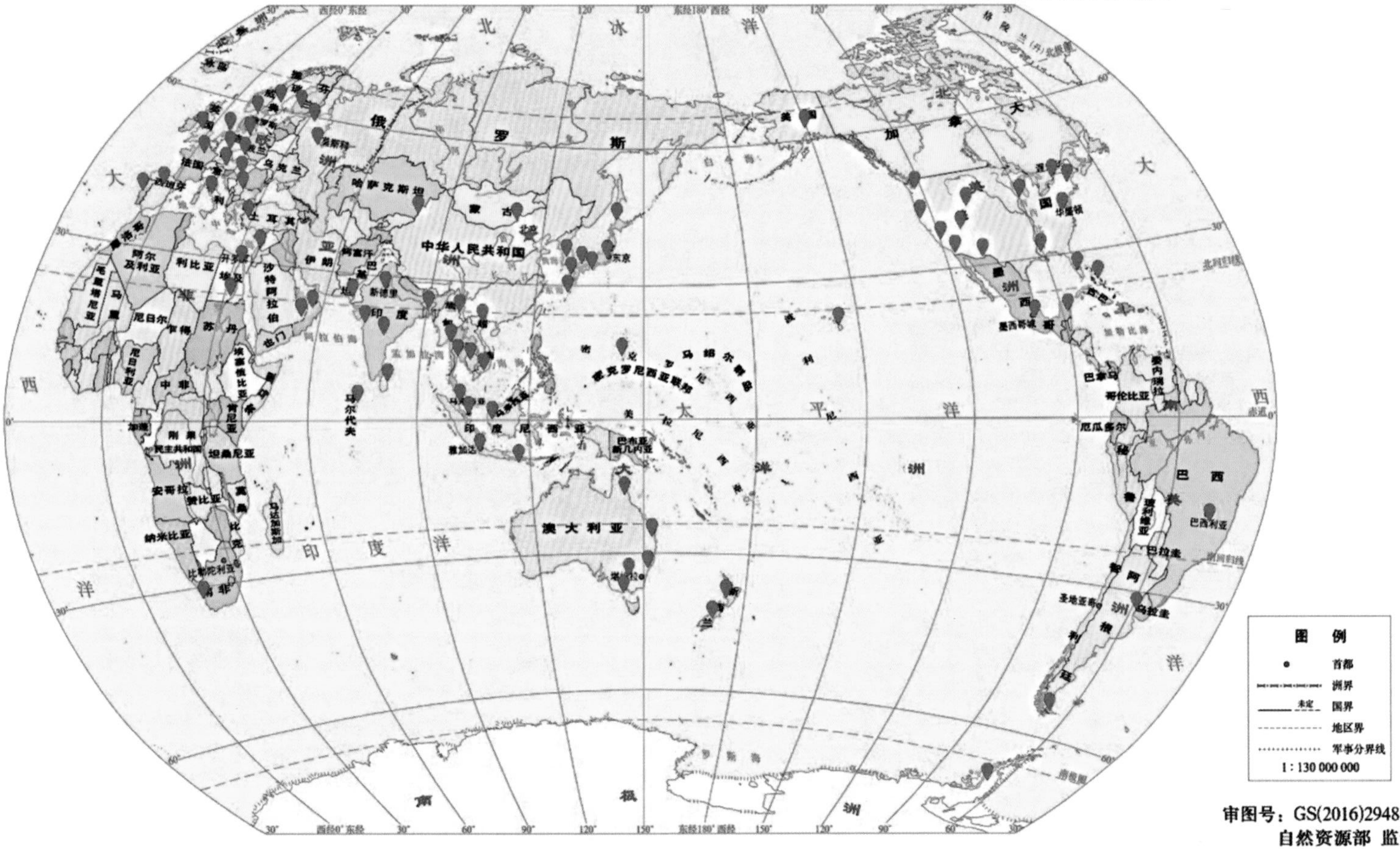

审图号: GS(2016)2948号
自然资源部 监制

图　例

首都
洲界
国界
未定
地区界
半年分界线
1：130 000 000